자연에서 온 정직한 재료들로 나만의 비누를 만들어보세요.
당신의 하루가 더욱 아름답고 건강해질 거예요!

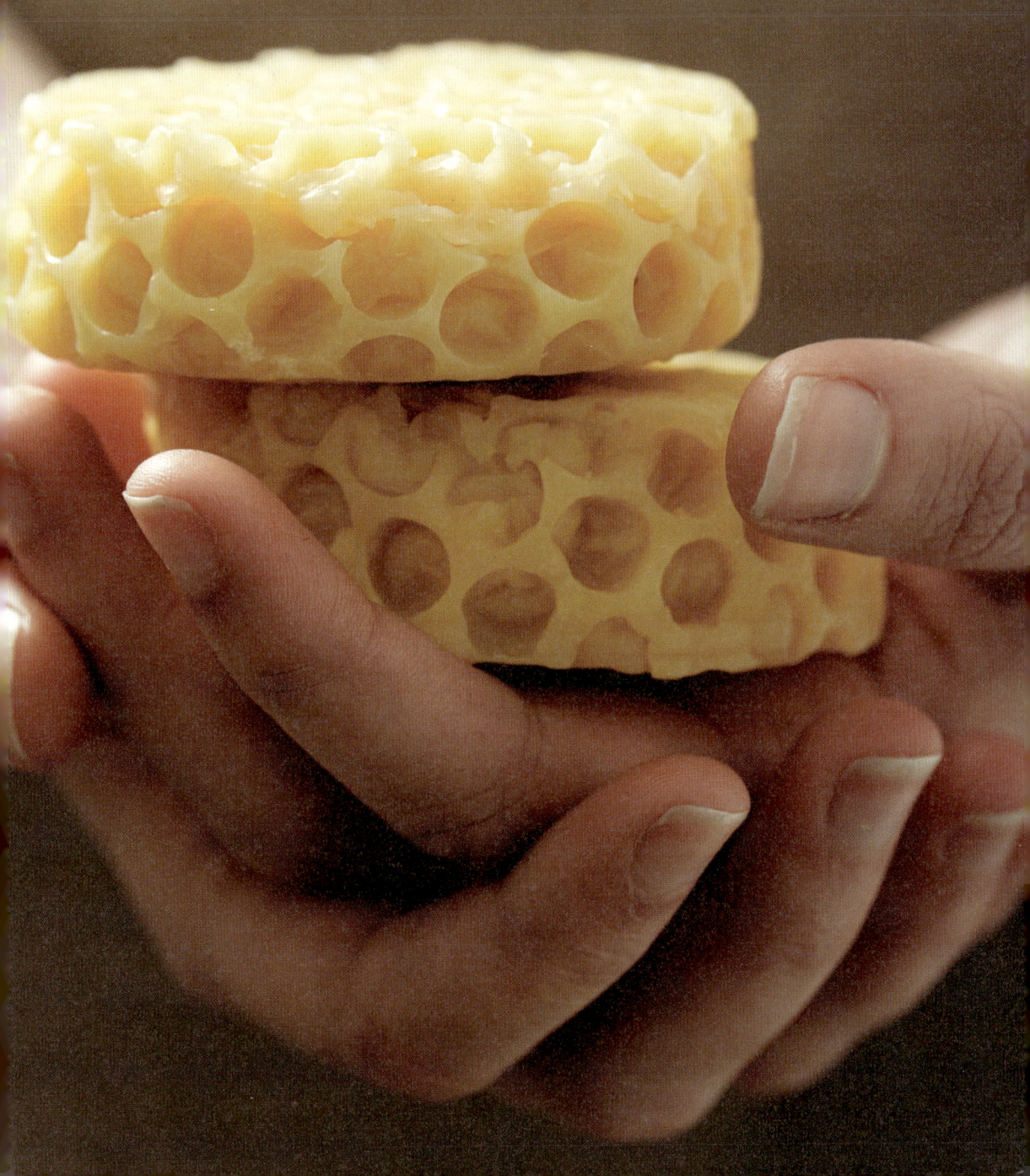

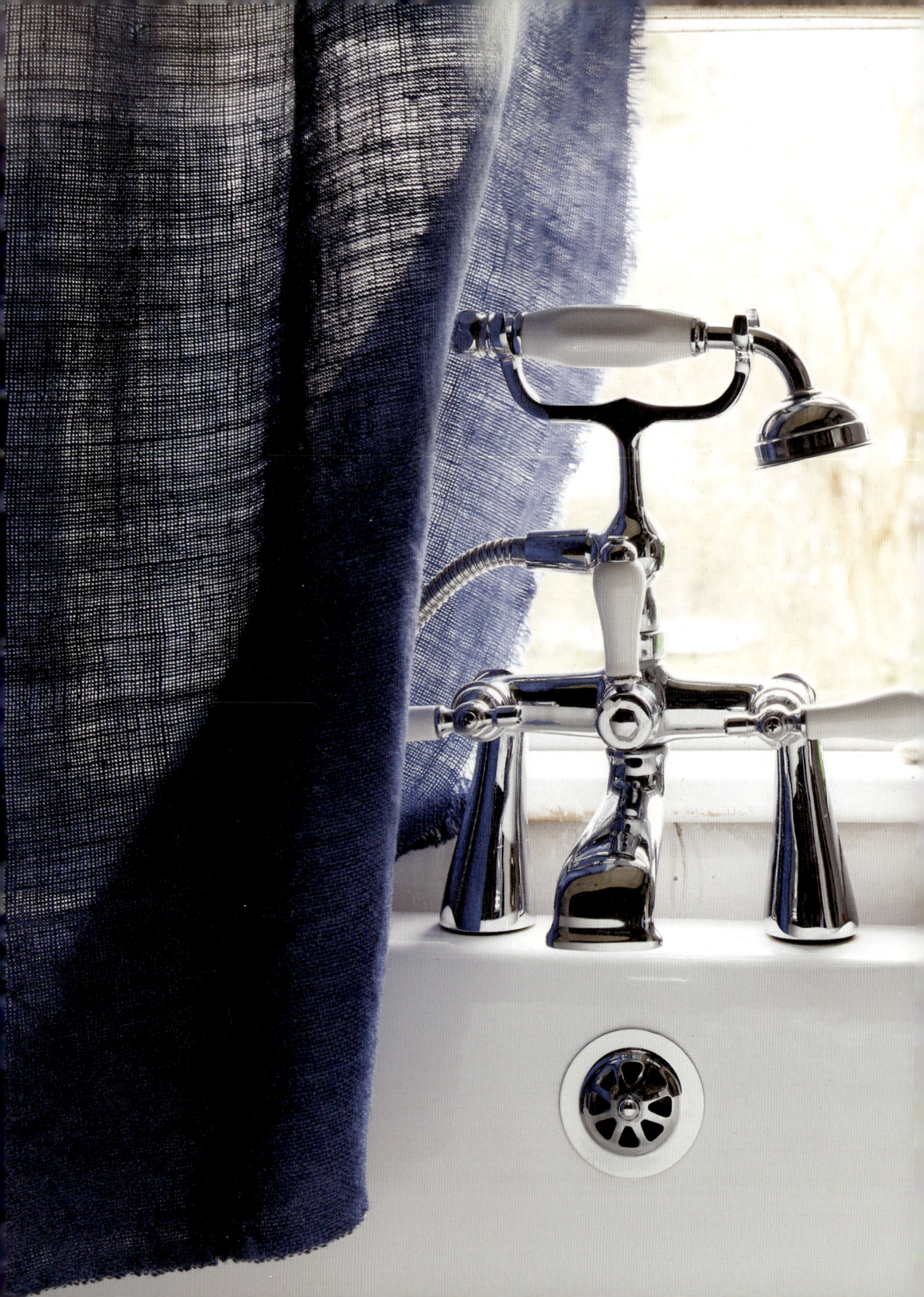

자연의 정직함을 담은
아름답고 특별한
비누 레시피

앤마리 파이올라 지음 | 피설녀 감수 | 김은지 옮김

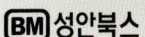

Copyright ⓒ 2016 by Anne-Marie Faiola
Originally Published by Storey Publishing LLC, USA
Korean translation ⓒ 2017 SungAnBooks

이 책의 한국어판 저작권은 Icarias Agency를 통해 Storey Publishing LLC.,와 독점 계약한 도서출판 성안북스에 있습니다. 저작권법에 의하여 한국 내에서 보호를 받는 저작물이므로 무단전재와 복제를 금합니다.

자연의 정직함을 담은
아름답고 특별한 비누 레시피

2017년 3월 10일 1판 1쇄 발행
2018년 9월 10일 1판 2쇄 발행

지은이 앤마리 파이올라
감수자 피설녀
옮긴이 김은지
펴낸이 최한숙
펴낸곳 BM 성안북스
주소 04032 서울시 마포구 양화로 127 첨단빌딩 5층(출판기획 R&D 센터)
　　　 10881 경기도 파주시 문발로 112 출판문화정보산업단지(제작 및 물류)
전화 02)3142-0036
　　　 031)950-6386
팩스 031)950-6388
등록 1978. 9. 18 제406-1978-000001호
출판사 홈페이지 www.cyber.co.kr
이메일 문의 sunganbooks@naver.com
ISBN 978-89-7067-323-3　13590
정가 25,000원

이 책을 만든 사람들
본부장 전희경
교정 이소정
디자인 앤미디어
홍보 박연주
마케팅 구본철, 차정욱, 나진호, 이동후, 강호묵
제작 김유석

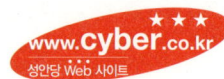

이 책의 어느 부분도 저작권자나 BM 성안북스 발행인의 승인 문서 없이 일부 또는 전부를 사진 복사나 디스크 복사 및 기타 정보 재생 시스템을 비롯하여 현재 알려지거나 향후 발명될 어떤 전기적, 기계적 또는 다른 수단을 통해 복사하거나 재생하거나 이용할 수 없음.

※ 잘못된 책은 바꾸어 드립니다.

지은이의 말

가장 먼저 남편인 크리스 르노에게 이 책을 바치고자 한다. 이 책을 쓰는 동안 남편이 두 아이를 돌보며 바쁜 집안일을 도맡아준 덕분에 비누에 관한 이야기를 쓰고 고치는 집필에만 몰두할 수 있었다.

어머니와 아버지는 내가 새로운 사업의 길을 걷는 내내 많은 도움을 주셨는데, 이번에도 마찬가지였다. 책에 쓰일 아이디어에 대한 의견을 아끼지 않으시고 늘 응원을 보내주신 부모님께 감사의 말을 전하고 싶다.

브램블베리의 팀원들과 함께 일하는 것은 내 인생에서 가장 큰 즐거움 중 하나다. 그들이 이런저런 어려운 일을 도맡아준 덕분에 창의성에 중점을 두고 손으로 하는 작업에 매달릴 수 있었다. 그들이 없었다면 이 책을 쓰지 못했을 뿐만 아니라 아마 쓰고 싶지도 않았을 것이다. 특히 비누 만드는 방법을 개발하고 테스트하는 과정 내내 레시피와 재료들, 안료들, 그리고 만드는 방법들을 잘 성리해준 나의 동료 게이틀린에게 감사의 말을 전하고자 한다.

마지막으로 이 책에 소개된 레시피를 하나하나 직접 테스트하여 매번 정말 좋은 비누를 만들 수 있는지 확인하는 데 도움을 준 새내기 솝퍼soaper들에게 감사의 말을 전한다.

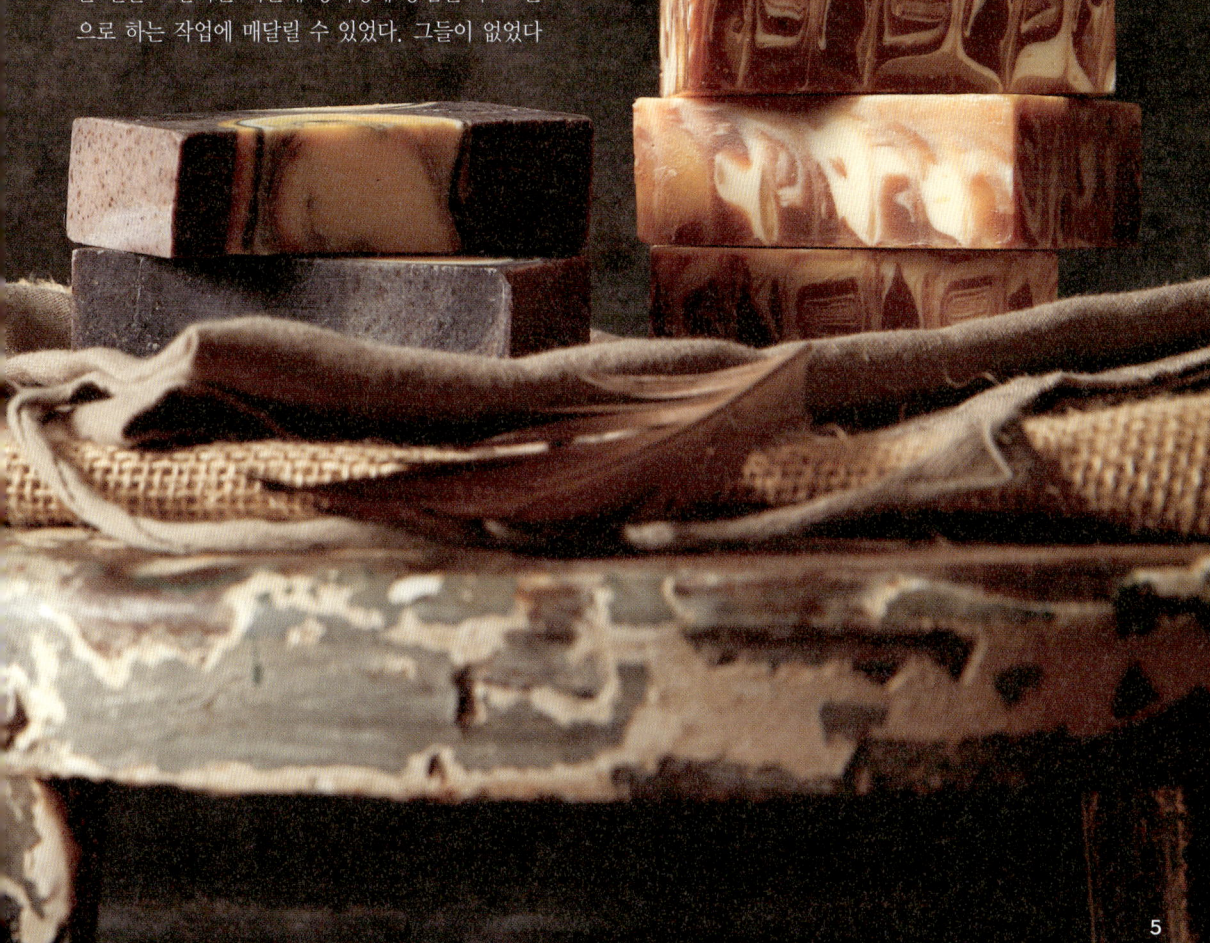

감수자의 말

처음 이 책을 접했을 때 저자 앤마리 파이올라에 대한 아련한 추억이 떠올라 너무 반가운 마음이 들었습니다. 제가 처음 비누를 만들기 시작했을 때, 좀 더 색다른 비누를 만들어 보고 싶어 그녀의 사이트를 들락거렸던 기억이 떠올랐기 때문이지요.

이 책 『자연의 정직함을 담은 아름답고 특별한 비누 레시피』는 비누 만들기를 시작하려는 초보자에게도, 비누를 만든 경험이 꽤 많은 중·상급자에게도 아주 좋은 교본이 되리라고 생각합니다. 특히 다양한 천연 분말로 비누에 색을 낼 때, 막 완성된 비누의 색과 5개월의 숙성 기간을 거친 비누의 색이 어떻게 변했는지를 보여주는 사진은 그녀가 오랜 시간 솝퍼로 활동하며 좋은 비누를 만들기 위해 얼마나 고민했는지, 그리고 비누에 예쁜 색을 입히고 싶은 솝퍼들에게 더 좋은 기법을 전달하기 위해 얼마나 노력했는지를 알려주고 있습니다. 오랜 시간 비누를 만든 솝퍼들은 그녀가 왜 그러한 내용을 담았는지 아마도 잘 아실 것입니다.

초보 솝퍼에게는 비누를 만들기에 앞서 알아야 할 기초 지식과 지켜야 할 주의 사항, 갖추어야 할 필수 도구부터 가장 많이 쓰이는 몰드의 크기와 종류까지 친절한 설명과 사진이 함께 담겨 있어 차근차근 따라 하다 보면 어느새 천연비누 만들기에 대해 다양한 지식을 얻을 수 있을 것입니다. 중·상급 솝퍼에게는 국내에서는 잘 볼 수 없는 색다른 재료들을 바탕으로 하나하나 다른 방식을 취하고 있어 비누를 만들 때 다양한 팁을 얻을 수 있을 것입니다. 또한 총 30여 가지의 기법을 통해 눈이 즐거워지는 아름답고 독특한 디자인 비누를 만들 수 있는 비누 레시피가 많이 수록되어 있어 자신의 실력을 한 단계 더 업그레이드하고 또 다른 도전을 해볼 수 있는 계기가 될 것입니다. 오랜 시간 이러한 책을 기다려온 저도 이 책을 감수하는 내내 많은 새로운 지식을 얻을 수 있었고, 앞으로도 비누를 만드는데 굉장한 도움을 얻을 것이라고 기대합니다.

이 책을 읽는 독자분들은 잘 들어보지 못한 이색적이고 낯선 재료들에 순간 난감한 기분도 들 것입니다. 저 역시 감수하면서 당황스러운 부분들이 있었지만, 그런 내용을 일일이 한국어로 푸는 것보다는 앤마리 파이올라의 한국어 판을 기다려온 독자들을 위해서라도 원서의 내용을 살려 담는 것이 더 중요하고 필요하다고 생각하였습니다. 그래서 더 정확한 비누화 값을 위해 온스(oz) 표기를 병행하였고, 감수를 볼 때 원서의 재료들을 살리면서 대체할 수 있는 재료들을 함께 적었습니다. 예를 들어 이 책의 주요 재료 중 하나인 소듐락테이트액의 경우, 국내에서 쉽게 구할 수 있는 재료가 아니기에 소금(혹은 천일염)으로 대체할 수 있음을 표기했습니다.

비누를 직접 손으로 만드는 일은 생각보다 오랜 시간과 많은 정성이 들어가는 작업입니다. 그래서 많은 분이 비누 만들기를 어렵게 느끼시지만, 그렇게 만들어진 비누들은 우리의 피부는 물론 우리의 생활까지 좀 더 건강하게 만듭니다. 때문에 만들기를 주저하셨던 분들도 차근차근 따라해 보시면 피부가 건강해지는 천연비누 만들기에 재미를 가질 수 있는 좋은 계기가 될 것입니다.

바쁜 출간 일정 속에서도 제게 감수할 기회를 주신 성안북스 관계자분들에게 다시 한번 감사드립니다. 기다리던 책을 한글판으로 된 가장 먼저 볼 수 있던 경험은 굉장히 즐겁고 신나는 일이었습니다.

- '글루미의 비눗가게' 솝퍼 퍼설녀 -

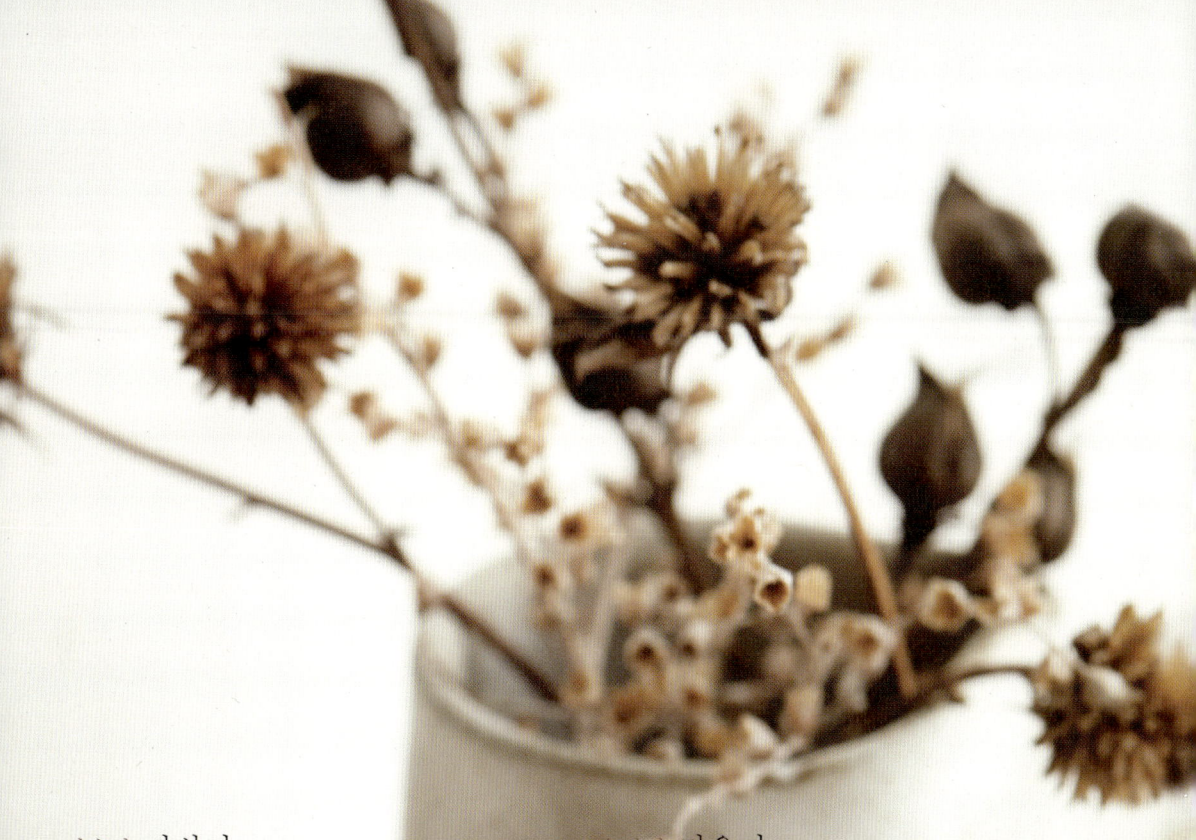

감수자 **피설녀**

눈 속에서도 따뜻함을 지켜주는 이글루처럼 포근한 공간이 되고 싶은 마음을 담아 만든 공방 '글루미(이글루의 gloo와 나를 뜻하는 Me의 합성어)의 비눗가게'의 대표이자 천연 비누, 화장품, 캔들 등 직접 만드는 모든 것에 저마다의 이야기를 담고 있는 다정하고 유쾌한 숍퍼이다.

'영국 대체의학협회(BCMA) 정회원'이며 '한국 핸드메이드협회 분과장'을 역임했다. 'NAHA 아로마테라피 DIY 강사' '한국 수공예협회 천연비누&천연화장품 전문 강사' '영국 ITEC 아로마테라피 디플로마 자격' '영국 ITEC 해부생리학 디플로마 자격' '한국 아로마테라피 강사협회(KAIA) 정회원&수석 강사'을 취득하였고, 현재 한국 아로마테라피강사협회 '아로마 수석 강사' '천연비누&스킨케어 수석 강사' '디자인 비누 수석 강사' '캔들 크래프트 강사'로 활동하고 있다.

옮긴이 **김은지**

미국에서 고등학교 졸업 후 워싱턴 대학교 경영학과를 졸업했다. 현재 번역에이전시 엔터스코리아에서 출판 기획 및 전문 번역가로 활동하고 있다.

주요 역서로는 『식초 양말』 『아프리카의 보석 모란앵무』 『레고 어드벤처 북 리턴즈』 『레고 어드벤처 북』 『우리 아이를 이야기 영재로 키우는 스토리텔링 놀이 40』 『레고로 만드는 놀라운 자동차 1, 2』 『21일 만에 완벽한 고양이 만들기』 『21일 만에 완벽한 강아지 만들기』 『애견 놀이훈련 101』 『크리슈나무르티의 마지막 일기』 『해피니스: 몰랐던, 잊었던, 작은 행복 500가지』 『세계를 읽다: 호주』 『시티스케치 in 파리』 『종이접기, 마음 펴기』 등 다수가 있다.

CONTENTS

지은이의 말 5
감수자의 말 6

시작하며
천연 핸드메이드 비누의 매력 10

제1장
비누를 만드는 과정 13

제2장
올바른 도구와 몰드 선택하기 20

제3장
저온법으로 비누 만들기 29

제4장
다양한 종류의 오일 38

제5장
허브와 천연 첨가물 사용하기 44

제6장
비누에 향 추가하기 56

제7장
나만의 비누 레시피 만들기 62

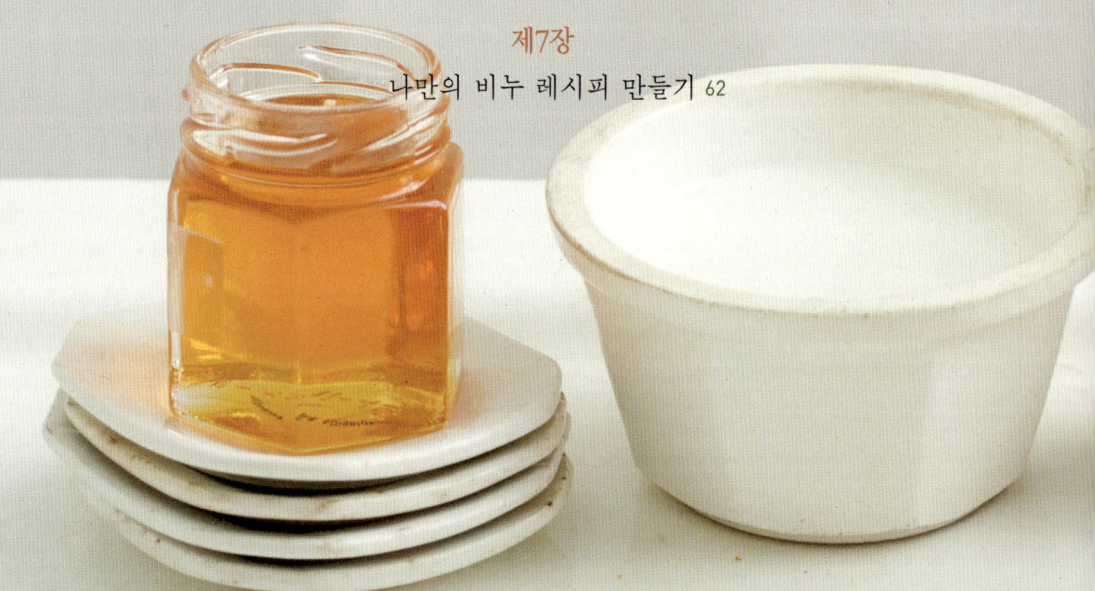

제8장
심플한 비누 레시피

알록달록한 컴프리 & 스피룰리나 큐브 비누	73
도장을 찍은 100% 캐스틸-소금 비누	77
아기에게도 좋은 순한 오트밀 비누	81
피부 정화에 도움이 되는 네틀 & 야로우 비누	85
버터밀크를 넣은 벌집 모양 비누	89
레몬 스월 비누	93
바나나 크림 파이 레이어드 비누	97

제9장
순수하고 아름다운 비누 레시피

아나토-야로우 임베드 비누	105
꼭두서니 뿌리 옴브레 비누	111
오이 레이어드 비누	115
화이트 티를 넣은 포 퍼넬 포어 비누	121
커피 분말을 넣은 스크럽 비누	125
토마토 레이어드 스월 비누	129
커피 스월 레이어드 큐브 비누	133
연필 라인이 들어간 알카넷 레이어드 비누	137
노른자가 들어간 숨은 깃털 스월 비누	143

제10장
화려하고 창의적인 비누 레시피

블루베리를 담은 동그란 비누	151
하트 모양으로 장식한 숯 비누	155
여러 색의 비누 조각이 들어간 아몬드 밀크 비누	161
누에고치를 넣은 반반 비누	165
인디고-아나토 네거티브 스페이스 퍼넬 포어 비누	169
밀크 인더팟 스월 비누	175
알로에베라 행거 스월 비누	179
감자 레이어드 비누	185
홍차 퍼넬 포어 비누	189
로제 & 샴페인 피크 비누	193
코코넛 밀크 사이드웨이 스월 비누	199
코코아 분말을 넣은 페일 에일 비누	207
산양유로 만든 노을 모양 비누	213
다크 에일 루파 비누	221
얼룩말 무늬의 민들레 비누	227
백포도주 & 적포도주로 만든 음양 비누	233

색인	239

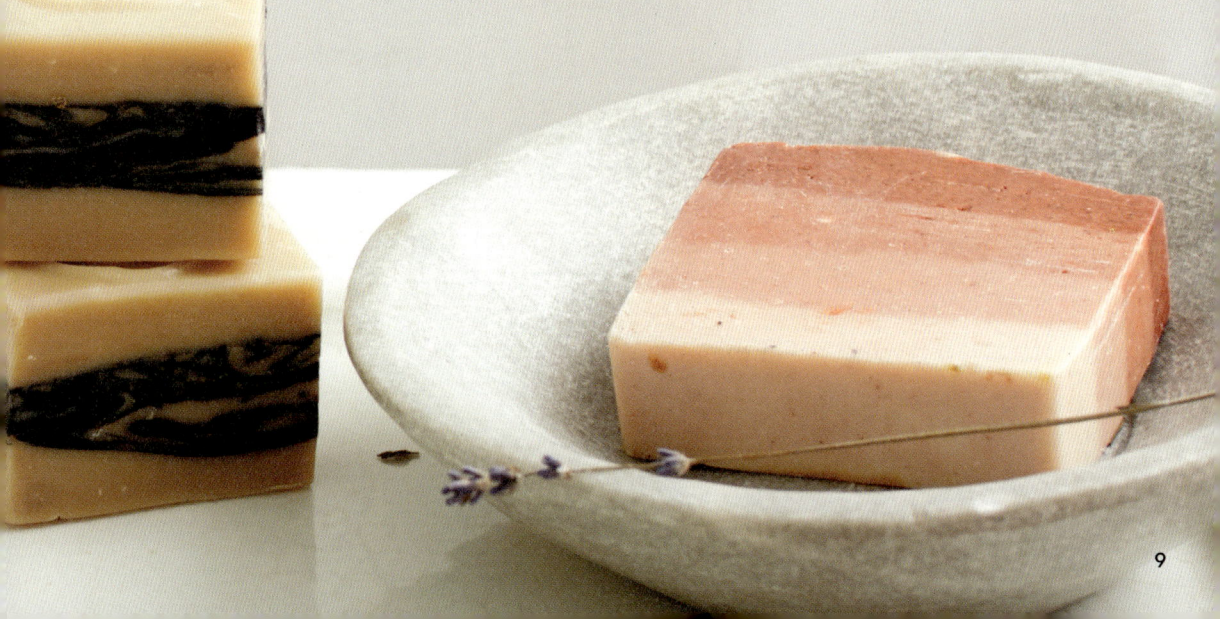

시작하며
천연 핸드메이드 비누의 매력

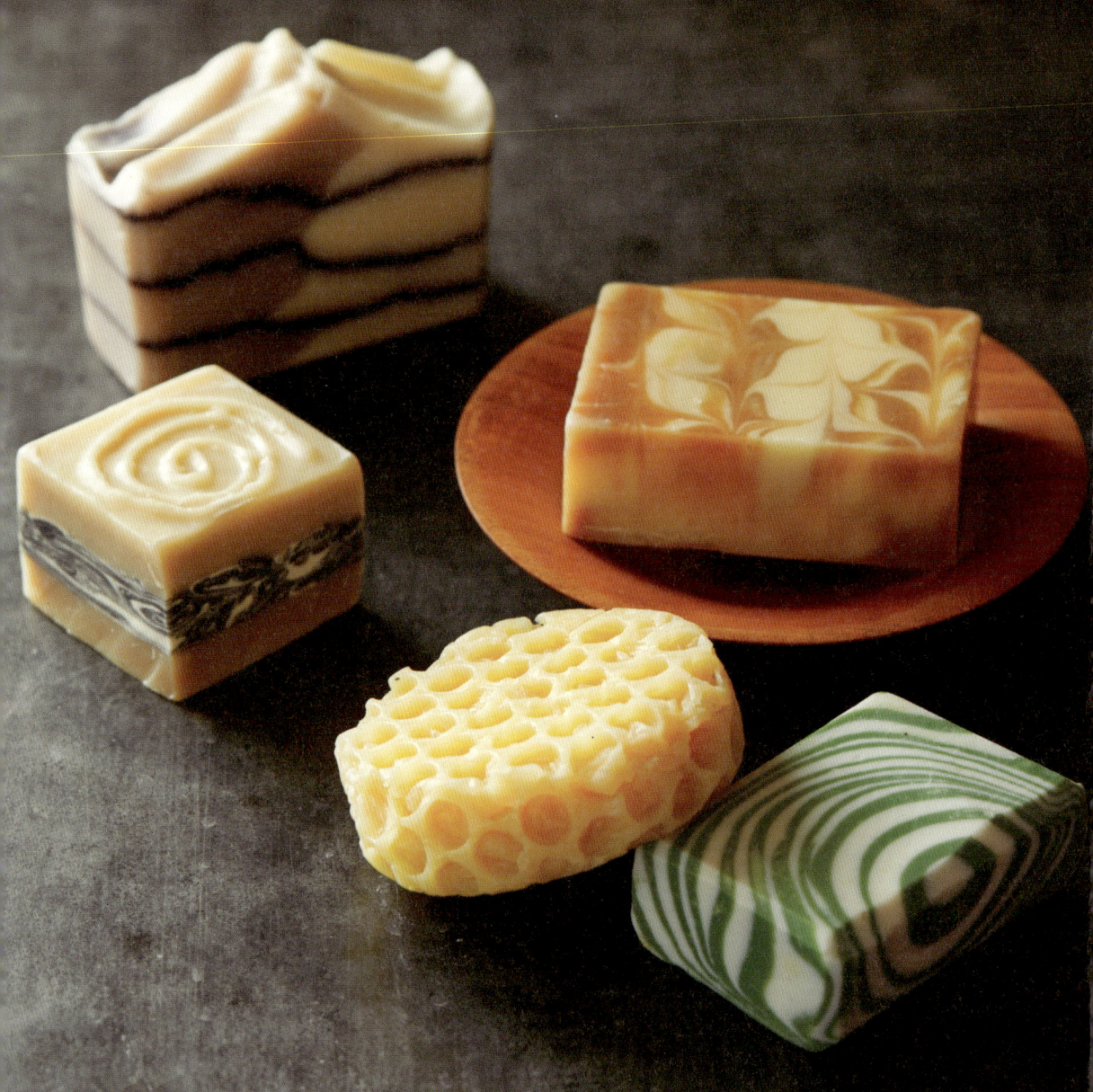

이 책을 든 당신은 아마도 생활 속에서 화학 제품의 사용을 줄이는 데 관심이 많은 사람일 것이다. 직접 만든 천연 핸드메이드 비누도 시중에서 판매하는 비누만큼 거품도 잘 나고 세정력도 좋다. 몸에 나쁜 재료는 과감히 뺄 수 있고 여러 천연재료를 혼합하여 나에게 꼭 맞는 비누를 만들 수도 있다.

예를 들어 코코넛 오일은 거품이 잘 일어나 훌륭한 클렌저 역할을 하지만, 코코넛 오일만 100% 사용할 경우 피부에 따라 건조함을 느낄 수 있다. 따라서 피부에 알맞도록 적절한 균형을 유지하려면 여러 가지 좀 더 순한 오일과 섞어서 사용해야 한다. 올리브 오일은 피부에 좋을 뿐만 아니라 미용 효과가 뛰어나며 안전하게 쓸 수 있는 비누를 만들 수 있어 자주 사용하는 재료다. 피부가 좋아하는 지방산과 비타민이 듬뿍 들어 있는 아보카도 오일과 스윗 아몬드 오일, 미강 오일은 비교적 저렴하게 구할 수 있다. 피마자 오일은 거품을 내는 데 효과적이고 시어 버터와 코코아 버터는 피부 보습에 아주 좋다.

집에서 직접 비누를 만들면 내가 원하는 천연 재료를 넣을 수 있다. 커피 분말과 호두 분말은 순한 각질 제거제로 안성맞춤이다. 오트밀은 가려운 피부를 진정시키는 효능을 가지고 있으며, 보습과 진정 효과가 뛰어난 인퓨즈 오일은 여러 가지 피부 문제점을 해결하는 데 도움이 된다. 이처럼 천연재료를 때에 따라 다양한 방법으로 활용하면 내 피부에 꼭 필요한 핸드메이드 비누를 만들 수 있다. 이 책에 소개된 30여 개의 비누 만들기 레시피는 모두 꼼꼼한 테스트 과정을 통과했으며 거의 모든 피부 유형에 적합하다.

천연비누를 만드는 작업은 내 피부뿐만 아니라 환경에도 좋은 영향을 준다. 강과 시내의 녹조 현상과 관계가 있다고 알려진 인산염 등 여러 화학 재료에서 벗어나기 위해 천연비누 만들기를 취미로 삼거나 아예 전문적으로 비누를 만드는 사람이 지난 몇 년간 점점 늘어나고 있다. 동물실험을 하지 않고 천연자원을 훼손하지 않는 재료들을 찾는 사람들 역시 천연비누 만들기에 관심을 보이고 있다.

하지만 100% 천연재료 역시 환경문제를 초래할 수 있다. 예를 들어 이 책에 소개된 레시피의 절반 이상은 팜 오일을 포함하지 않는다. 팜 오일 제조 과정이 오랑우탄 생태계에 미치는 영향을 우려하는 이들을 위해서다. 수마트라 섬과 보르네오 섬에서 행해지는 무분별한 벌목 탓에 오랑우탄 서식지의 90% 가까이가 파괴되었고 오랑우탄은 멸종 위기에 처했다. 이러한 대규모 산림 파괴는 수마트라 호랑이와 태양곰, 구름무늬 표범, 그리고 코주부 원숭이의 서식지에도 영향을 끼친다. 비누를 만들 때 팜 오일의 사용 여부는 개인적인 선택에 달렸다. 팜 오일 없이도 천연비누를 만들 수 있지만, 완성된 비누의 딱딱함과 거품의 풍성함이 떨어지는 것은 사실이다. 지속가능한 방법으로 재배되었다는 인증을 받은 팜 오일을 구입하는 것이 해결책이 될 수 있다(p.42 '지속가능한 방식으로 재배된 팜 오일이란?' 참조). 내가 사용하는 재료가 어디에서 어떻게 재배되었는지를 알면 원하는 제품을 정확하고 양심 있게 만드는 데 큰 도움이 된다.

화장품 제조에 흔히 사용되는 일부 오일에 유전자 변형 농산물Genetically Modified Organism, 즉 GMO가 함유되어 있다는 사실 역시 천연비누 만들기에 관심을 가질 만한 또 다른 이유다. GMO가 들어 있지 않은 오일과 재료로 대체하면 완성된 천연비누를 더욱 안심하고 쓸 수 있다. 이러한 재료는 집 근처에 있는 유기농 전문점 혹은 건강 제품 전문점에서 구입하거나 온라인 쇼핑을 통해 구할 수 있다. 콩기름과 캐놀라 오일은 대표적인 유전자 변형 농산물이다. 이를 피하려면 GMO 식품 표시를 잘 살펴봐야 한다. 또는 구입처에 유기농 재료인지 문의하는 것도 좋다.

사전에 꼼꼼하게 검색하거나 구입처에 확인하는 등의 노력을 기울인다면 논란의 여지가 있는 재료를 피할 수 있다. 조금만 신경 쓰면 나뿐만 아니라 환경에도 좋은 비누를 만들 수 있다.

무엇보다 비누 만들기는 무척 재미있다! 손쉽게 구할 수 있는 재료를 활용하여 실용적이고 아름다운 창작물을 만드는 일은 그 어떤 취미보다 흥미진진하고 매력적이다. "내가 직접 만든 거야"라고 말할 수 있다는 것만으로도 성취감과 만족감을 얻을 것이다. 나만의 비누를 만들면 그림을 그리거나 조각 작품을 만드는 취미와는 다른 방식으로 자신의 개성을 마음껏 표현할 수 있다. 비누 만들기는 누구에게나 흥미를 끌 수 있는 알록달록한 디자인과 아름다운 패턴을 바탕으로 창의력을 마음껏 발휘하도록 도와준다. 단순하고 실용적이며 수수한 매력을 뽐내는 심플한 디자인의 비누를 만들어도 좋고, 다양한 색깔이 섞인 레이어드 또는 스월 무늬의 화려한 비누를 만들어도 좋다. 아니면 여러 재료를 담아 만든 임베드 디자인으로 눈길을 사로잡는 비누를 만들 수도 있다(p.151 '블루베리를 담은 동그란 비누' 또는 p.213 '산양유로 만든 노을 모양 비누' 참조).

뿐만 아니라 비누는 소비 가능한 형태의 예술이다. 많이 만들수록 더 많이 쓰고, 더 많이 나누고, 더 많이 판매할 수 있다. 비누가 다 떨어지면 새로운 비누를 만들면 된다. 따라서 비누 만들기는 끝나지 않고 계속되는 창의적이고 지속적인 과정이라고 할 수 있다.

참조할 점 | 이 책을 효과적으로 활용하려면 먼저 기초적인 이론 부분을 읽은 후에 실질적인 비누 만들기 부분으로 넘어가는 편이 좋다. 이제 막 비누 만들기에 입문했다면 반드시 p.29 '저온법으로 비누 만들기'를 읽도록 하자. '아기에게도 좋은 순한 오트밀 비누'(p.81)와 '도장을 찍은 100% 캐스틸-소금 비누'(p.77)는 입문자에게 적절한 비누 만들기 레시피로, 충분히 연습하면 한층 복잡하고 어려운 비누 만들기 레시피에 도전할 때 도움이 된다.

즐거운 비누 만들기가 되기를!

Anne-Marie

P.S. 천연비누 만들기에 계속 도전하고 싶다면 저자가 쓴 첫 번째 책 『비누 크래프팅Soap Crafting』과 저자가 운영하는 블로그 'SoapQueen.com'을 참조하면 도움이 될 것이다.

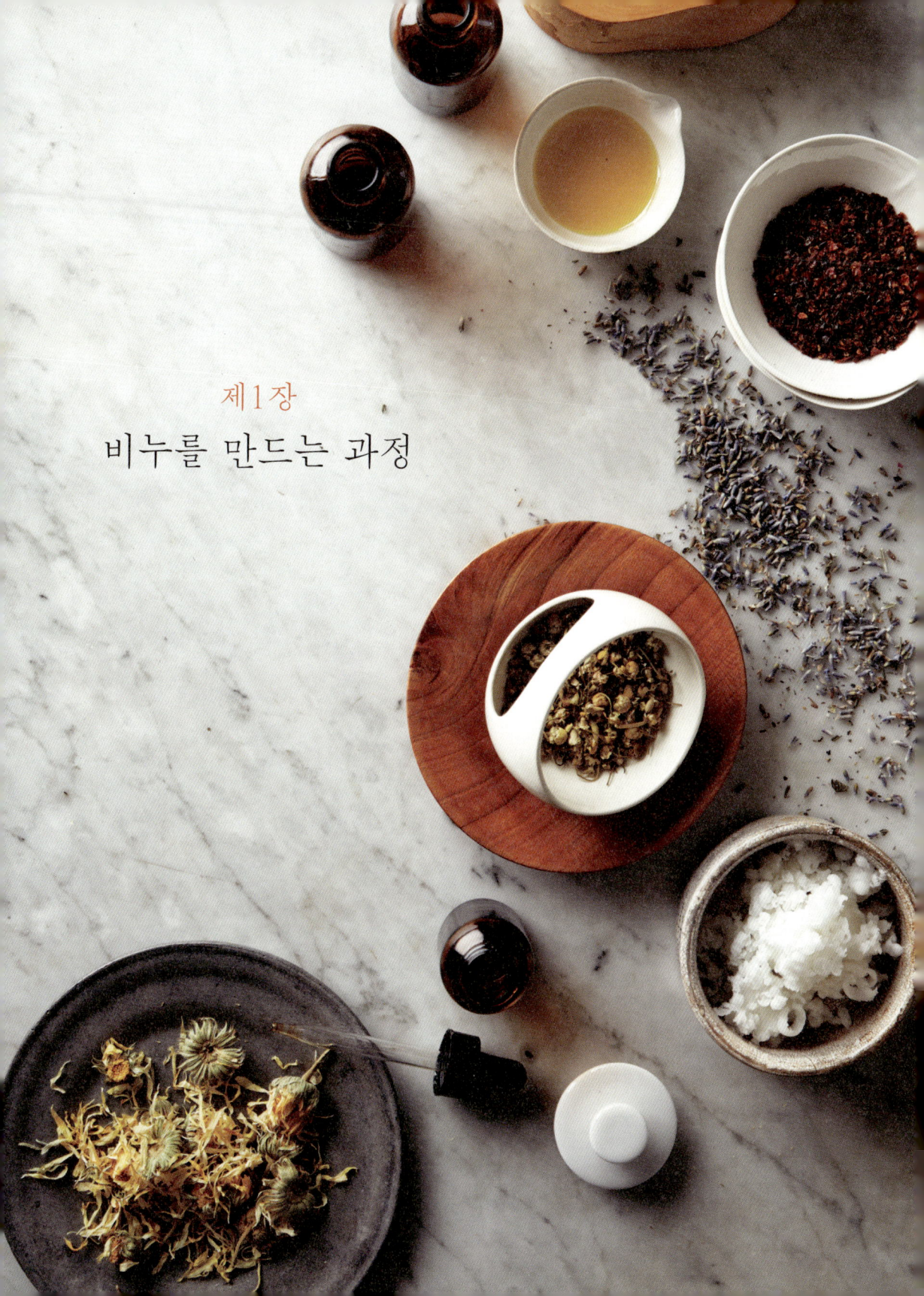

제1장
비누를 만드는 과정

비누를 만드는 방법과 기초가 되는 과학적 이론을 이해하면 실패를 줄이고 문제점을 해결하거나 나만의 비누 레시피를 만드는 데 도움이 된다. 뿐만 아니라 비누를 만드는 전체적인 과정이 더욱 즐거워진다. 이 책은 주로 '저온법cold-process' 방식을 바탕으로 한다. 저온법이란 비누를 만들 때 가스레인지 등 외부의 열을 사용하지 않고 재료들을 혼합하는 방법을 의미한다. 물과 닿은 수산화나트륨이 발열 반응을 일으켜 최대 93℃에 달하는 열을 만들어내기 때문에 외부의 열이 없어도 비누를 완성할 수 있다.

비누 만들기의 과학

비누 만들기 공식은 다음과 같이 정리할 수 있다.

트리글리세라이드(지방산) + 수산화나트륨
= 비누 + 글리세린

쉽게 말해 기름이 수산화나트륨에 닿으면 반응을 하여 고체로 변한다. 기름은 글리세린 분자와 연결된 세 가지 지방산 사슬인 트리글리세라이드로 이루어져 있다. 리놀레산 트리글리세라이드(비누 만들기에 필요한 오일에서 흔히 볼 수 있는 중요한 지방산)가 수산화나트륨NaOH(가성소다)에 반응하는 과정을 비누화라고 부른다. 이와 같은 비누화의 결과물이 바로 글리세린이 조금 들어간 비누다.

수산화나트륨은 대개 분말 또는 작은 조각 형태로 판매한다. 따라서 먼저 매개체로 수산화나트륨을 녹여야 오일과 혼합할 수 있다. 일반적으로 비누를 만들 때는 수산화나트륨을 물에 넣어 용해하는데, 다른 액체 또한 사용 가능하다.

물에 수산화나트륨을 넣으면 발열 반응이 일어난다. 물이 아닌 다른 액체의 경우 대개 수산화나트륨과 섞이면 더욱 높은 열을 만들어내는데, 이로 인해 다른 반응을 보인다. 예를 들어 우유와 수산화나트륨을 섞으면 높은 열 때문에 우유의 색이 노랗게 변하거나 좋지 않은 냄새가 난다. 또한 농도가 진해지며 굳는데, 이는 모두 정상적인 반응이다. 이 책에는 레시피마다 대체 용액과 혼합할 때 주의해야 할 점과 문제를 최소화할 수 있는 팁이 설명되어 있다.

오일에 따라 비누를 딱딱하게 만드는 데 필요한 가성소다 수용액의 양이 다르다. 특정 오일의 일정량을 비누로 만드는 데 필요한 가성소다 수용액의 양을 가리켜 비누화값이라고 부른다(p.19 '비누화값이란?' 참조). 오일은 짧고 긴 지방산 사슬이 얽히고설킨 줄로 이루어져 있다. 예를 들어 팜 오일에는 5개의 주요 지방산이 들어 있는 반면에 코코넛 오일에는 7개의 주요 지방산이, 올리브 오일에는 6개의 주요 지방산이 들어 있다.

지방산의 성질에 따라 오일을 비누로 만드는 데 필요한 가성소다 수용액의 양이 결정된다. 예를 들어 팜 오일의 경우 40% 이상이 팔미트산으로 이루어져 있어 상온에서 고체 형태를 유지한다. 반면에 올리브 오일은 83% 정도가 상온에서 액체 형태를 유지하는 올레산으로 이루어져 있다. 팜 오일과 올리브 오일은 수산화나트륨에 전혀 다르게 반응한다. 비누로 만드는 데 필요한 가성소다 수용액의 양 역시 다르다.

또한 지방산은 완성된 비누의 성질을 결정하는 역할을 한다. 예를 들어 코코넛 오일은 풍부한 거품을 내는 데 도움이 되고, 아보카도 오일은 일반적으로 비누의 영양 공급 효능을 높인다. 메도우폼 오일과 망고 버터는 둘 다 보습과 영양 공급에 좋지만, 메도우폼 오일의 지방산은 부드러운 거품을 내는 반면에 망고 버터는 거품이 많이 나지 않는 편이다.

이 책에 소개된 모든 비누 레시피는 완성된 비누가 적절한 균형을 이룰 수 있도록 주의 깊게 설계되었다. 이제 막 비누 만들기를 시작했다면 레시피를 그대로 따라해 올바른 비누 만들기 과정을 터득하여 제대로 만들어진 비누를 직접 느껴보는 것이 중요하다. 비누 만들기에 익숙해졌다면 제7장에 있는 나만의 비누 레시피를 만들 수 있는 다양한 노하우를 읽으며 비누를 만들어보길 권한다.

오일과 수산화나트륨의 균형 맞추기

비누의 원리는 간단하다. 먼지 위에 미끌미끌한 비누 거품이 올라간 후 물이 뿌려지면 먼지와 비누 거품이 물과 함께 씻겨 내려간다. 하지만 이 과정에서 피부의 자연적인 유분기와 수분도 같이 제거된다. 비누에 들어 있는 천연 오일은 손상된 피부에 영양과 수분을 보충하는 역할을 한다.

이 때문에 많은 솝퍼soaper(비누를 직접 만드는 사람)가 비누를 만들 때 충분한 양의 오일을 넣는 것을 선호한다. 이를 가리켜 '슈퍼팻superfatting(과지방)' 또는 '수산화나트륨 디스카운트lye discounting'라고 부른다. 오일 전부를 딱딱한 비누로 만드는 데 필요한 양의 수산화나트륨을 사용하는 레시피의 경우 수산화나트륨 디스카운트율 또는 슈퍼팻률이 0%이다. 즉 비누화 이후에 남아 있는 오일이 하나도 없는 비누는 딱딱하고 안정적이지만 피부에는 다소 거친 느낌을 준다.

반면에 오일을 지나치게 많이 넣은 비누는 거품이 잘 나지 않고 유효 기간도 짧다. 또한 부드러워 습기가 많은 욕실에서 오래가지 않는다. 슈퍼팻 기술은 개인적인 선호도에 따라 응용하면 된다. 대부분의 솝퍼는 슈퍼팻률 또는 수산화나트륨 디스카운트율을 10% 이하로 유지한다. 이 책에 소개된 레시피의 경우 2~7%의 슈퍼팻률을 바탕으로 한다.

물은 얼마나 필요할까?

레시피에 필요한 오일의 양뿐만 아니라 물의 양(경우에 따라 대체 용액의 양)도 함께 계산해야 한다. 오일과 반응하는 이온을 만드는 물은 수산화나트륨을 용해하는 매개체 역할을 한다. 수산화나트륨을 충분히 녹일 수 있는 양의 물을 사용하되, 지나치게 많은 물을 섞을 경우 완성된 비누가 엉성하거나 질척거릴 수 있으므로 주의해야 한다. 일반적으로 전체 오일 양의 33~39% 정도의 물을 사용하는 것이 좋다.

대개 적절한 범위 안에서 최대한 많은 물을 사용하는 것이 효과적이다. 레시피보다 적은 양의 물을 섞는 기술을 '물 디스카운트water discounting'라고 부른다. 다 만든 비누를 말리고 굳히는 데 필요한 시간을 줄이면서 딱딱한 비누를 완성하고 싶을 때 주로 활용한다. 레시피보다 적은 양의 물을 사용하면 정량을 사용할 때보다 비누의 농도가 뻑뻑해져 비누액을 흘렸을 때 어느 정도의 점도가 생겨 자국이 남는 상태인 트레이스trace(p.16 참조)가 빨리 일어난다. 비누가 너무 빨리 굳으면 다양한 디자인을 추가할 시간 역시 줄어드니 물 디스카운트 기술은 비누 만들기 경험을 어느 정도 쌓고 난 후에 도전하는 것이 좋다(p.65 '물 디스카운트란?' 참조).

비누 건조 과정

화학 교수이자 『케이브맨 케미스트리Caveman Chemistry』의 저자 케빈 던Kevin Dunn은 비누화 반응의 대부분이 시작한 지 24시간 안에 모두 완료된다고 설명한다. 하지만 그렇다고 해서 비누를 완성한 지 하루 만에 바로 쓸 수 있다는 말은 아니다.

비누를 몰드에서 꺼내 원하는 크기와 모양으로 자르고 난 후 바람이 잘 통하는 공간에서 4~6주 동안 건조해야 비로소 비누가 완성된다. 건조하는 동안에도 며칠 간격으로 비누를 뒤집어야 비누의 윗면과 밑면이 골고루 마른다. 따라서 1월 1일에 만든 비누라면 최대한 빨리 잡아도 1월 29일까지는 기다려야 사용하거나 선물, 또는 판매할 수 있다. 비누를 건조하는 과정 동안 잔존할 수 있는 수산화나트륨이 중화되면서 비누가 순해진다. 또한 수분이 날아가기 때문에 무게가 가벼워지고 한층 더 딱딱하게 변한다. 딱딱한 비누일수록 욕실에서 오랫동안 사용할 수 있기 때문에 이 과정은 매우 중요하다.

충분한 건조 시간은 완성된 비누의 거품이 안정적이고 오래 유지되도록 하는 데에도 매우 중요하다. 방금 만든 비누의 거품은 크기가 작고 약한 편이기 때문이다. 마지막으로 비누를 만들어서 판매할 계획이라면, 최종적으로 완성된 비누의 실제 무게와 라벨에 표기된 정보가 일치하도록 건조 시간을 최대한으로 늘리는 것이 좋다.

흔히 사용하는 용어

베이스 오일 | 불휘발성 성질을 가지고 있는 식물성 또는 동물성 오일을 가리킨다. 이러한 오일은 크게 트리글리세라이드와 지방산으로 이루어져 있다. 상온에서 액체 또는 고체의 형태를 유지한다.

가속화 | 수산화나트륨과 물을 섞은 용액과 오일이 혼합되며 비누가 빠르게 굳는 현상을 가리킨다. 대개 프래그런스 오일과 에센셜 오일에 들어 있는 성분 때문에 이러한 가속화가 일어난다. 종종 가속화가 너무 급격하게 진행되는 바람에 비누가 너무 되직해져 혼합용 그릇에서 몰드로 옮기는 것이 어려울 때도 있다.

알칼리 | 베이스 오일을 비누화하려면 강력한 베이스, 즉 염기가 필요하다. 딱딱한 형태의 비누를 만들 때는 물에 녹인 수산화나트륨을 알칼리로 활용하는 반면에, 액체 형태의 비누를 만들 때는 수산화칼륨KOH(가성가리)을 쓴다.

저온법 | 팜 또는 올리브 오일과 같은 베이스 오일이 수산화나트륨과 섞여 일어나는 화학적 반응으로 생기는 열을 사용해 비누를 만드는 방법을 가리킨다.

건조 시간/건조 과정 | 일반적으로 몰드에서 꺼낸 비누는 4~6주 동안 건조한 후 사용해야 한다. 건조하는 과정 동안 비누에 들어 있는 수분이 날아가는데, 이를 통해 더욱 딱딱하고 오래 사용할 수 있는 순한 비누를 만들 수 있다.

젤화 단계 | 필요한 경우 저온법 중 응용할 수 있는 단계로 비누에 추가적인 열을 가해 색깔의 선명도나 단단함을 높인다. 일부 프래그런스 오일과 에센셜 오일을 활용하면 자연적으로 젤화 단계를 거칠 수 있다.

고온법 | 저온법과 마찬가지로 오일과 수산화나트륨을 혼합하되 외부에서 열을 가해 비누를 만드는 방법을 말한다. 대개 도기 냄비 또는 오븐을 활용해 열을 가하며, 비누가 딱딱하게 굳고 나면 완전히 중화시킨다. 액체 비누 역시 같은 방법으로 만든다.

수산화나트륨 디스카운트 또는 슈퍼팻 | 비누의 보습 효과를 강화하기 위해 레시피보다 적은 양의 수산화나트륨을 사용해 완성한 비누에 비누화되지 않은 오일이 남아 있도록 하는 기술을 가리킨다. 일반적으로 슈퍼팻률은 2~10%가 적절하다.

비누화값 | 일정량의 베이스 오일을 비누화하기 위해 필요한 알칼리의 양을 가리킨다. 오일마다 비누화값이 다르지만, 대개 특정 범위 안에 들어간다.

비누화 | 베이스 오일 안에 있는 트리글리세라이드와 알칼리 용액 사이에서 일어나는 화학적 반응을 가리킨다. 알칼리 용액은 트리글리세라이드를 지방산염(이것이 우리가 말하는 비누)과 글리세린으로 분해한다.

소다회 | 하얀 분말 형태의 탄산나트륨을 말한다. 비누 안에 들어 있는 오일 대신 수산화나트륨과 물이 공기 중의 이산화탄소와 만나면 비누 표면에 소다회가 생긴다. 쉽게 닦거나 물로 씻어낼 수 있다.

라이싱 | 비누 만들기에 적합하지 않은 프래그런스 오일이나 에센셜 오일을 사용했을 때 일어나는 현상으로, 비누가 마치 쌀알과 비슷한 모양의 여러 알갱이로 나누어지는 것을 가리킨다. 때에 따라 가속화 현상과 함께 일어난다. 건조한 비누의 경우 라이싱으로 인해 곰보 자국이 생기거나 오일 주머니가 생길 수 있다.

트레이스 | 농도가 뻑뻑해진 비누액을 가리키며, 재료들이 유화되고 있음을 뜻한다. 비누액을 흘렸을 때 자국이 남는 상태의 용액을 트레이스라고 부른다. 트레이스의 농도는 다양한데, 다 녹은 밀크셰이크처럼 멀겋거나 푸딩처럼 걸쭉하다. 일반적으로 트레이스 상태의 용액에 안료와 향을 추가한다.

물 디스카운트 | 건조 과정을 단축하고 소다회가 생기는 것을 방지하기 위해 레시피에 나온 것보다 적은 양의 물을 사용하는 기술을 가리킨다. 대개 물 디스카운트율은 전체의 5~15%가 적절하다. 물의 양을 줄이면 레시피의 완성 시간을 줄일 수 있다.

비누 만들기 안전 수칙

오일을 비누로 만들려면 강력한 알칼리성제가 필요하다. 딱딱한 형태의 비누에는 배수관 청소에서부터 페이스 크림 제조에 이르기까지 다양하게 활용되는 수산화나트륨을 사용한다. 또한 수산화나트륨은 강염기성 물질로 pH 수치가 14.0에 달한다. 레몬의 pH가 2.0이고 사람 피부의 pH가 5.0~6.0인 점을 고려하면 매우 놀랍다.

- **수산화나트륨**은 가성의 성질을 가지고 있다. 피부에 화상을 입히거나 옷을 변색시킬 수 있으며, 나무의 광을 벗기는 등 여러 가지 표면을 망가뜨릴 수 있다. 뿐만 아니라 시력을 잃을 수도 있고 마셨을 경우에는 목숨을 잃을지도 모를 매우 위험한 물질이다. 따라서 수산화나트륨을 다룰 때는 굉장한 주의가 필요하며, 특히 물과 혼합할 때 반드시 안전 수칙을 따라야 한다.

물에 수산화나트륨을 섞은 용액이 옷에 튀면 천을 뚫고 피부에 닿아 붉은 자국과 화끈거리는 상처를 남기기도 한다. 물에 수산화나트륨을 섞은 용액을 몸 위로 쏟았을 때는 바로 신발을 포함 오염된 옷을 모두 벗은 후 최소 15분간 흐르는 차가운 물에 피부를 씻어야 한다(다음 쪽에 나와 있는 '비상 대처 방법' 참조).

많은 솝퍼가 수산화나트륨에 화상을 입을 경우를 대비해 식초를 준비한다. 물보다 식초가 수산화나트륨로 인한 화상에 효과적인지에 대한 여러 의견이 분분한데, 사실 베이스인 수산화나트륨에 산성인 식초를 더하면 화학반응으로 인해 오히려 더 많은 열이 발생한다. 뿐만 아니라 수산화나트륨로 인한 화상에 식초가 닿으면 엄청난 고통을 느끼게 된다. 따라서 화상을 입은 곳은 물로 씻어내는 것이 가장 이상적이다.

식초는 수산화나트륨로 인한 피부의 상처 치료에는 적절하지 않지만, 청소하고 정리하는 과정에서 예방책으로 응용할 수 있다. 식초를 적신 걸레로 작업 공간을 닦으면 표면에 남아 있는 수산화나트륨을 효과적으로 중화할 수 있다.

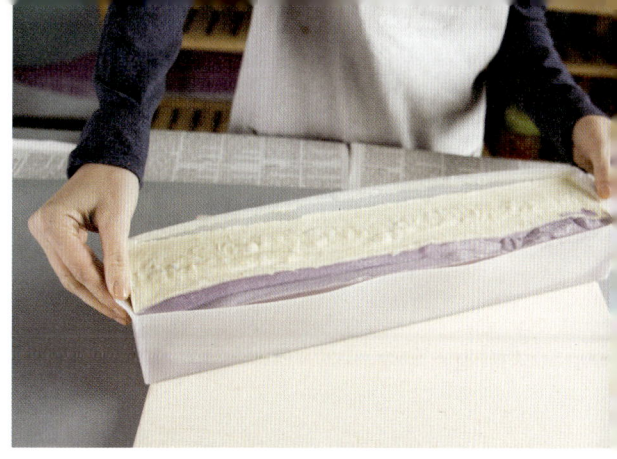

몰드에서 꺼내 자른 뒤 몇 주 동안 건조 과정을 거쳐야 비로소 비누가 완성된다.

수산화나트륨을 사용할 때는

수산화나트륨을 사용할 때는 **다음의 안전 수칙을 반드시 따라야 한다.**

1. 항상 눈을 전체적으로 가리는 안전 고글을 쓴다. **안경으로는 혹시 모를 사고를 완벽하게 방지할 수 없으므로 안전 고글이 반드시 필요하다.** 얼굴을 모두 가리는 헬멧을 쓰고 작업하는 솝퍼도 있다.

2. 니트릴장갑을 착용해야 한다(p.20에 보호용 장비에 대한 더 자세한 설명이 나와 있다). 긴 팔과 긴 바지, 그리고 앞이 막힌 신발을 신는 것이 가장 좋다.

3. 환기가 잘 되는 곳에서 물에 수산화나트륨을 섞는다. 천천히 그리고 조심스럽게 수산화나트륨을 섞은 다음 용액을 부드럽게 젓는다. 이때 연기를 들이마시지 않도록 주의해야 한다. 에어 필터 기능을 하는 마스크를 착용하는 솝퍼도 있다.

4. 작업장 주변에 신문지 여러 겹이나 판지를 깐다. 가능하다면 싱크대에서 물에 수산화나트륨을 섞는 것이 좋다. 흘러내린 용액이 싱크대로 들어가므로 혹시 모를 사고를 방지할 수 있다.

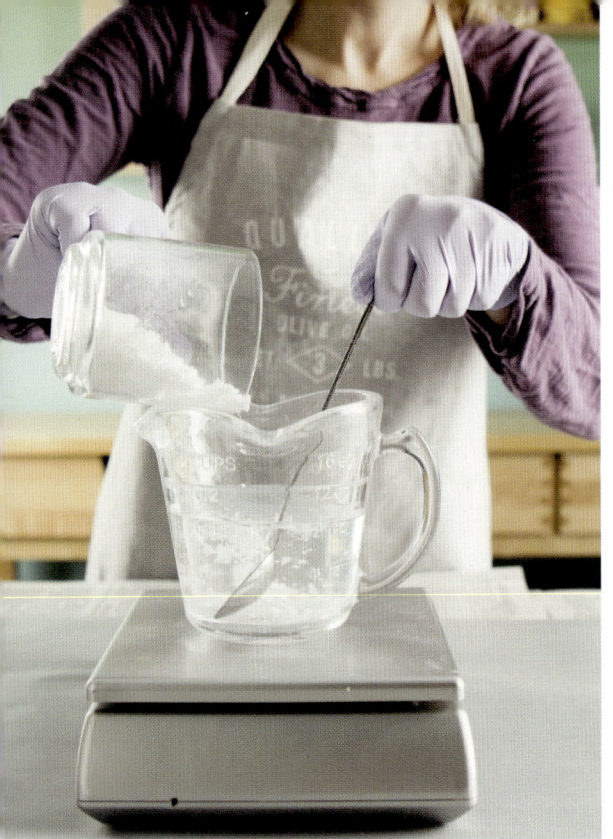

물에 수산화나트륨을 섞는 모습

5 **수산화나트륨을 섞을 때는 열에 안전한 용기를 사용해야 한다.** 혼합액의 양보다 조금 더 큰 용기를 준비하는 것이 좋다. 물에 수산화나트륨이 닿으면 최대 93℃의 높은 열이 발생한다. 다른 액체(특히 당이 들어 있을수록)의 경우 더 높은 열이 발생할 수 있다.

6 **항상 물에 수산화나트륨을 넣는다. 반드시 이 순서를 기억해야 한다.** 수산화나트륨에 물을 부으면 강알카리성을 포함한 연기가 올라와 연기가 용기 밖으로 나올 수 있다.

그 외 안전 수칙

절대 아이 또는 반려동물이 있는 방에서는 비누를 만들지 말아야 한다. 비누를 만드는 과정에 온전히 집중할 수 있도록 아이와 반려동물을 돌봐줄 사람을 구한 후 작업하는 것이 바람직하다. 고통스럽고 심각한 사고는 단 몇 초 만에 일어난다는 점을 반드시 기억하자.

비누 만들기에 필요한 재료가 알루미늄에 닿지 않도록 주의한다. 특히 알루미늄으로 만든 용기와 혼합 도구, 그리고 몰드는 피해야 한다. 비누를 망가뜨릴 뿐만 아니라 인화성이 높은 수소 가스가 발생할 수 있다.

비누 만들기에 사용되는 기구와 조리 기구는 구분해서 사용한다. 비누를 만들 때 사용한 기구로 음식을 만드는 것은 바람직하지 않다.

비상 대처 방법

• **피부** 수산화나트륨이나 가성소다 수용액, 또는 갓 만든 비누액을 몸에 쏟았다면 곧바로 해당 부위를 차가운 물로 충분히 씻어낸다. 그런 후 완전히 건조한 비누로 해당 부위에 남아 있는 화학 잔여물을 깨끗하게 씻는다. 많은 양의 용액을 쏟았다면 곧바로 옷을 모두 벗고 20분 동안 차가운 물로 온몸을 씻어야 한다. 역시 비누를 사용해 수산화나트륨을 모두 제거한다. 차가운 물로 씻은 후에도 피부가 붉거나 통증이 있다면 응급실에 가서 치료를 받아야 한다.

• **눈** 적어도 20분 동안 흐르는 차가운 물에 눈을 씻은 후 곧바로 전문 의료진의 치료를 받아야 한다.

• **목** 어떤 형태로든 수산화나트륨을 삼켰다면, 입안을 완벽하게 씻은 후 물을 큰 컵으로 1~2잔 마신다. **절대 일부러 구토하면 안 된다.** 곧바로 응급실을 찾아가서 전문 의료진의 치료를 받아야 한다. 미국에는 전국적으로 65개의 독극물 관리 센터가 있다고 하는데 국내에는 아직까지 전담부서가 없다.

비누화값이란?

비누화값은 오일 1g을 비누화하는 데 필요한 수산화칼륨(액체 비누를 만들 때 사용되는 알칼리성 용액)의 양을 밀리그램으로 나타낸 것이다. 작물에 따라 오일에 들어 있는 지방산과 트리글리세라이드의 양이 다르므로, 대개 기준 범위로 표시한다. 고체 형태의 비누를 만들 때는 수산화칼륨이 아닌 수산화나트륨을 사용하므로, 기존의 비누화값을 올바르게 환산해 레시피를 만들어야 한다.

레시피에 나와 있는 각 오일의 수산화칼륨 비누화값을 1,402.5로 나누면 수산화나트륨 비누화값을 계산할 수 있다. 이렇게 계산한 비누화값을 바탕으로 필요한 전체 수산화나트륨의 양을 정한다.

계산 공식은 다음과 같다.

수산화칼륨 비누화값 ÷ 1,402.5
= 수산화나트륨 비누화값

일반적으로 비누화값 범위의 평균값 또는 가장 낮은 값을 기준으로 계산한다. 예시의 경우 가장 낮은 값을 기준으로 하고 있다. 다음은 오일마다 약 28.34g(1온스)씩을 사용하는 간단한 비누 레시피다.

코코넛 오일 250 ÷ 1,402.5 = 0.178
팜 오일 202 ÷ 1,402.5 = 0.144
올리브 오일 188 ÷ 1,402.5 = 0.134

0.178 + 0.144 + 0.134 = 0.456온스의 수산화나트륨

다행스럽게도 매번 손으로 필요한 비누화값을 계산하지 않아도 된다. 전체 수산화나트륨 양을 쉽게 계산할 수 있는 인터넷 사이트가 있기 때문이다. 비누 계산기 사용 방법은 옆을 참조하도록 하자.

비누 계산기 사용하기

필요한 수산화나트륨의 양을 가늠하기 위해 굳이 싫어하는 계산을 일일이 손으로 할 필요는 없다. 공짜로 사용할 수 있는 온라인 비누 계산기 사이트를 통하면 몇 번의 클릭만으로 원하는 값을 얻을 수 있기 때문이다. 사이트마다 계산 과정에는 조금 차이가 있지만, 일반적으로 사용하고자 하는 오일의 양을 입력하고 원하는 슈퍼팻 수치를 선택한 후 '계산'을 클릭하면 레시피에 필요한 물과 수산화나트륨의 양을 확인할 수 있다.

가장 인기 있는 비누 계산기 사이트로는 www. brambleberry.com, www.the-sage.com, www. summerbeemeadow.com 등이 있다. 이러한 온라인 계산기 대부분이 레시피에 들어가는 재료의 양을 조정하는 데 도움을 줄 뿐만 아니라 각 재료의 비율을 한눈에 살펴볼 수 있도록 해준다. 또한 스마트폰에서 사용할 수 있는 비누 계산기도 있다.

주의할 점: 일부 비누 계산기의 경우 액체 비누 레시피를 선택할 수 있는 옵션이 있다. 따라서 고체 비누를 기준으로 값이 계산되었는지 확인해야 한다. 액체 비누는 다른 종류의 수산화나트륨(수산화칼륨)을 사용하므로, 레시피에 필요한 수산화나트륨의 양이 다르다. 실수로 액체 비누 레시피로 고체 비누를 만들면 완성된 비누의 알칼리 함유량이 많아 피부에 건조하며 사용하기에 위험할 수 있다.

Note: 수산화나트륨은 순도에 따라 사용하는 양이 달라질 수 있으니 작업 전에 꼭 순도를 확인하자.

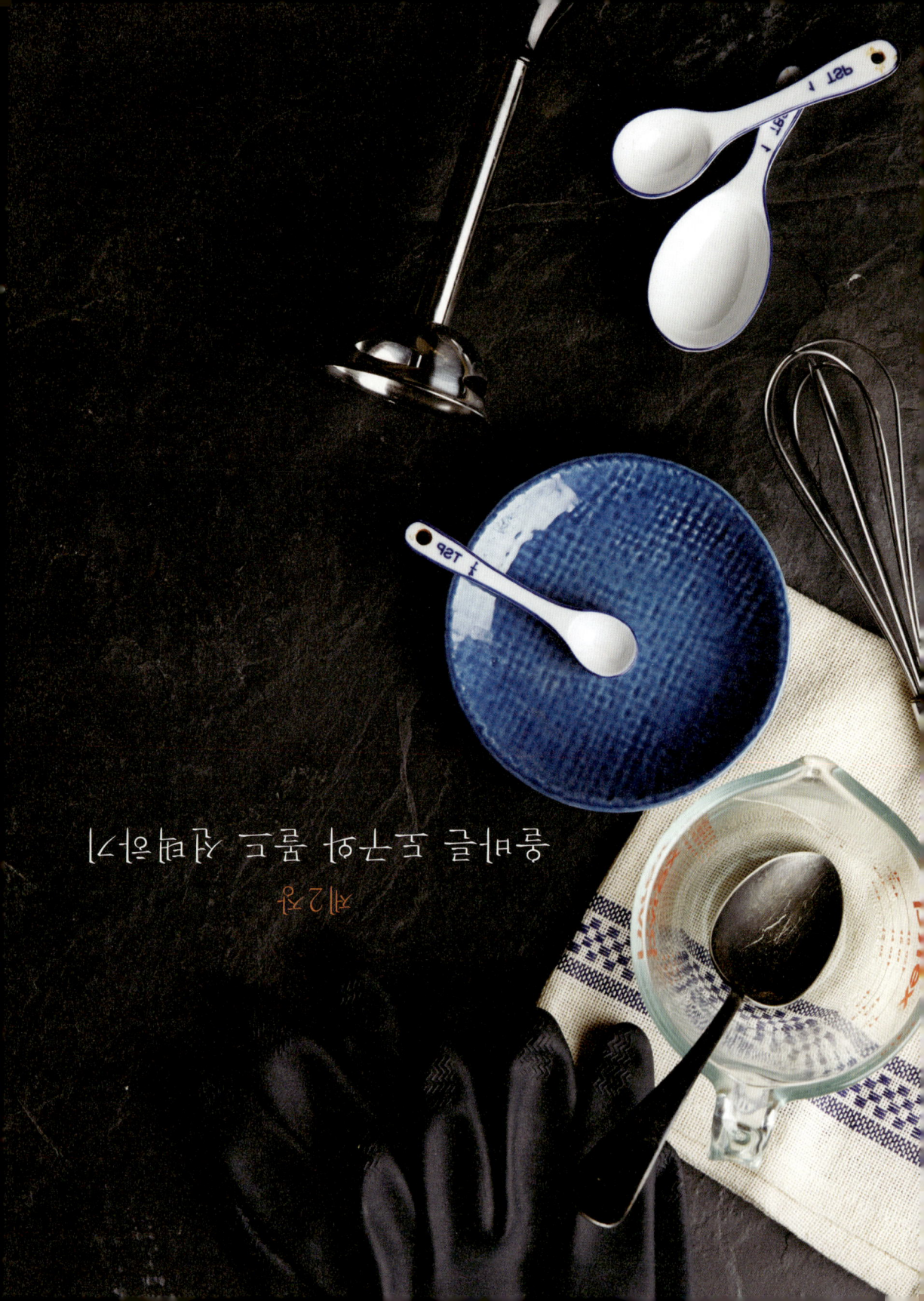

제2장

물에도 건강하고 물을 만드는 정수일기

간단한 도구 몇 개만으로도 손쉽게 핸드메이드 비누를 만들 수 있지만, 비누 만들기를 계속할 생각이라면 전체적인 과정을 더욱 수월하게 만들어주거나 더욱 화려한 디자인을 할 수 있도록 도와주는 도구들을 추가로 갖추는 편이 좋다. 하지만 입문 단계인 지금은 주방용품점이나 중고판매점에서 구할 수 있는 간단한 도구로 천연비누 만들기에 도전해보자.

올바른 도구를 고를 때는 오랫동안 사용할 수 있는지, 그리고 안전한지를 꼼꼼하게 따져야 한다. 예를 들어 나무로 만든 도구는 시간이 지나면 품질이 떨어져 비누를 만드는 과정에서 도구가 쪼개질 수 있으므로 피해야 한다. 여러 번 반복해서 데우거나 계속해서 수산화나트륨을 사용해도 안전한 내열 유리그릇을 선택하도록 하자.

시작하기

모든 주방에서 비누 만들기에 필요한 기본적인 도구들을 쉽게 찾을 수 있다. 하지만 음식을 조리할 때 사용하는 도구로 비누를 만드는 것은 바람직하지 않다. 비누 만들기 전용 집기를 구입해 조리용 도구와 헷갈리지 않도록 따로 보관하는 것이 좋다.

또한 작업 공간 전체를 보호할 수 있는 많은 양의 신문지 또는 납작한 판지가 필요하다. 비누 만들기를 위한 전용 공간이 없다면 책상이나 작업대를 보호하기 위해 종이 밑에 두꺼운 비닐을 깔아보자.

• 보호 장비 물과 수산화나트륨을 섞은 혼합액과 가공하지 않은 비누가 피부에 닿으면 화상을 입거나 심한 자극을 받을 수 있고 눈에 들어가면 심각한 손상을 입을 수 있다. 따라서 가장자리가 모두 막힌 안전 고글을 착용해서 눈 주변을 완전히 가려야 한다(안경을 쓴다면 안경을 착용한 채로 고글을 써야 한다). 또는 얼굴을 모두 가리는 헬멧이나 에어 필터 기능이 있는 보호 장비가 안전하다. 이러한 장비는 근처 가까운 마켓이나 인터넷 쇼핑몰에서 쉽게 구할 수 있다. 항상 장갑을 착용하는 것도 매우 중요하다. 라텍스나 니트릴로 만든 일회용 의료용 장갑이 가장 좋지만(손에 꼭 맞는 장갑일수록 어설픈 실수를 예방하는 데 도움이 된다), 일반 고무장갑 또한 활용 가능하다.

• 저울 액체와 오일을 포함해 비누를 만드는 데 필요한 대부분 재료는 부피가 아닌 무게를 기준으로 측정한다. 비누를 만드는 과정에서는 정확성이 매우 중요하므로, 부피보다 정확하고 정밀한 무게를 사용한다. 저렴한 디지털 저울은 구하기도 쉽고 정확한 측정도 가능하다는 장점이 있다. 수동식 저울도 좋지만 비누 만들기에 필요한 재료의 양을 넉넉하게 잴 수 있는 것으로 골라야 한다. 예를 들어 많은 양의 비누를 만들 생각이라면 2kg(약 70온스) 이상을 측정할 수 있는 저울이 좋다.

• 계량컵과 계량스푼 재료의 양을 측정하는 용도 외에도 비누의 일부에 색을 더하거나 디자인을 하는 데 활용할 수 있다. 흔히 세트로 판매되는 계량컵이면 충분하지만, 가능하다면 주둥이가 있어 액체를 수월하게 따를 수 있는 종류로 준비하자. 주둥이가 길수록 더욱 화려하고 정교한 무늬를 완성할 수 있다. 계량스푼은 각질 제거제와 안료, 클레이

알루미늄은 금물

반드시 주의할 점: 비누를 만들 때는 절대 알루미늄이 들어간 도구를 사용해서는 안 된다. 알루미늄이 수산화나트륨에 반응하면 폭발 위험이 있는 독성 가스인 수소가 발생한다. 비누가 엉망이 될 뿐만 아니라 심각한 사고로 이어질 수 있으므로 반드시 주의해야 한다.

와 같은 마른 첨가물을 넣을 때 유용하게 쓰인다. 열과 화학물질에 노출되어도 잘 견디는 소재를 골라야 한다. 알루미늄은 절대 금물이다. 대개 프래그런스 오일과 에센셜 오일은 유리 용기에 담아 무게를 측정하는데, 플라스틱으로 만든 일부 용기의 경우, 천연 에센셜 오일이나 프래그런스 오일을 담아 사용하면 부식되거나 망가질 수 있기 때문이다.

• 가성소다 수용액 용기 손잡이와 주둥이가 있는 열에 강한 계량그릇(유리 또는 플라스틱)은 물과 수산화나트륨을 섞은 후 오일에 부을 때 없어서는 안 되는 필수 준비물이다. 약 1.9L(2쿼트)짜리와 약 3.8L(4쿼트)짜리를 하나씩 준비하면 유용하게 쓰이는데, 하나만 필요하다고 생각된다면 되도록 큰 것을 고르도록 하자. 수산화나트륨과 물을 섞을 때는 그릇 안쪽에 여유 공간을 최대한 확보하는 것이 중요하기 때문이다.

• 온도계 재료의 온도를 관찰하는 것은 매우 중요하다. 온도계를 활용하면 쉽게 변질되기 쉬운 재료가 타거나 화산처럼 폭발하는 것을 막을 수 있고 유화와 비누화 과정을 균일하게 유지할 수 있다. 조리용 온도계와 디지털 온도계 모두 좋다.

• 내열용기 열과 화학물질에 강하다면 플라스틱과 스테인리스스틸, 그리고 유리그릇 모두 가성소다 수용액과 비누액을 섞을 때 사용할 수 있다. 다양한 양의 비누액을 담을 수 있도록 크기가 넉넉한 그릇을 두세 개 준비하자. 그릇의 크기가 작으면 여러 재료를 섞은 혼합액이 넘쳐흘러 화상을 입거나 작업대가 망가지기 쉽다. 특히 수산화나트륨과 물을 섞을 때는 여유 공간이 충분한 그릇이 필요하다. 가능하다면 약 0.95L(1쿼트)짜리와 약 1.9L(2쿼트)짜리, 그리고 약 2.85L(3쿼트)짜리의 그릇을 하나씩 준비하자. 또한 손잡이와 긴 주둥이가 있어 내용물을 쉽게 따를 수 있는 용기는 비누액을 몰드에 따르거나 정교한 스월 기술을 구사할 때 매우 유용하다.

• 숟가락과 거품기, 그리고 주걱 손잡이가 긴 숟가락을 적어도 한 개는 준비해야 쉽게 비누액을 섞고 디자인을 만들 수 있다. 또한 크기가 다른 거품기를 두 개 준비하면 여러 프래그런스 오일과 첨가물을 섞는 데 유용하다. 거품기는 비누를 만드는 동안 트레이스를 적절한 상태로 유지하는 데도 도움이 된다. 주걱은 혼합 그릇에 남아 있는 비누액을 마지막 한 방울까지 놓치지 않고 긁어낼 때나 정교한 무늬를 만들 때 유용하게 쓰인다. 스테인리스스틸로 만든 혼합용 도구가 가장 이상적이지만, 실리콘이나 튼튼한 고무 소재 역시 적합하다. 반면에 나무 소재는 시간이 지나면 부서지거나 조각나 비누에 들어갈 수 있으므로 피해야 한다.

• 핸드블랜더 도깨비방망이라고도 부르는 핸드블랜더는 비누 제조자의 가장 좋은 친구다. 레시피에 따라 30~90분이 걸리는 트레이스 과정을 단 몇 분 또는 몇 초로 단축해주기 때문이다. 되도록 비누액에 공기가 많이 들어가지 않는 모델의 핸드블랜더를 고르자(개인적으로 쿠진아트의 제품을 추천한다). 플라스틱 소재는 시간이 지나면 약해지거나 망가지기 쉬우니 손잡이가 스테인리스스틸로 만들어진 블랜더를 구입하는 편이 좋다. 손잡이가 전선과 분리되는 모델은 청소하기 수월하다.

비누 만들기 전용 도구를 사용하자

주방에서 사용하는 도구로 비누를 만들어도 큰 문제는 없다. 하지만 이는 결코 좋은 생각이 아니라는 점을 다시 한 번 강조하고 싶다.

왜냐하면 비누화되지 않은 비누가 기구의 틈새로 흘러들어 가거나 프래그런스 오일이 유리나 플라스틱 안으로 스며들 수 있기 때문이다. 또한 비누를 만들 때와 음식을 조리할 때 같은 도구를 사용한다면 미국 식품의약청이 지정한 우수 의약품 제조관리 기준을 어길 수 있다. 그러니 비누 만들기 전용으로 사용할 그릇과 계량컵, 그리고 다른 기구들을 구입해 조리용 도구와 따로 보관하는 것이 바람직하다.

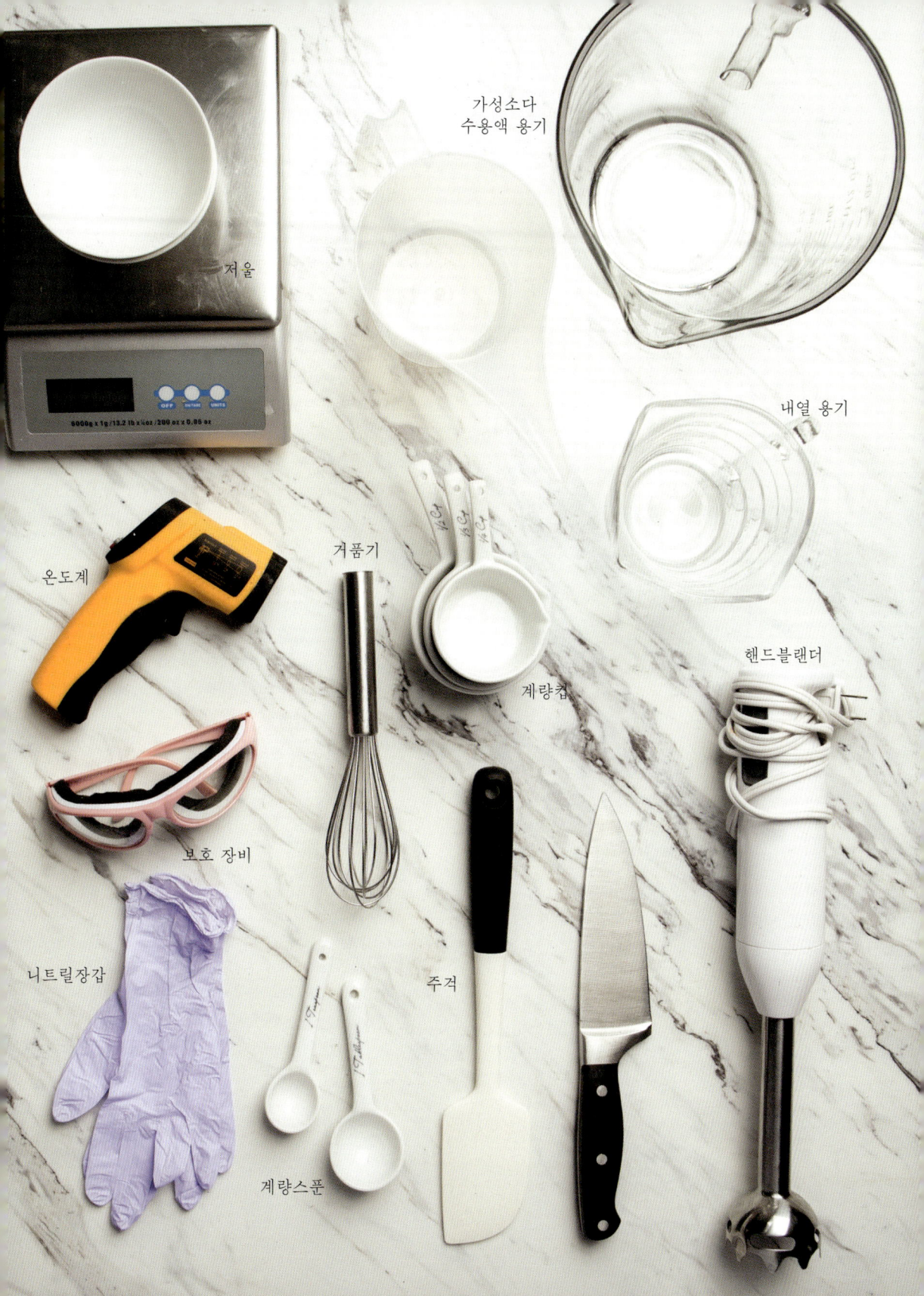

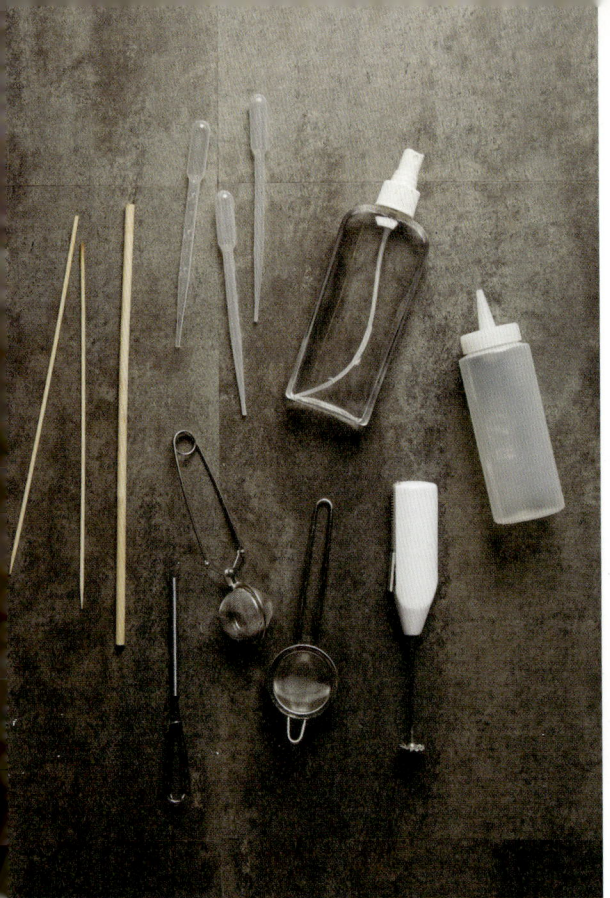

• **비누를 자르기 위한 칼** 비누 만들기용으로 특별히 제작된 철사 비누 커터를 구입해도 좋지만, 뾰족하고 톱니가 없는 칼(톱니 모양의 칼은 네모로 자른 비누의 가장자리에 지저분한 흔적을 남긴다)로도 충분히 비누를 자를 수 있다.

• **작은 유리 그릇** 여러 개의 작은 유리그릇은 첨가물과 프래그런스 오일, 에센셜 오일, 그리고 안료를 측정해 담을 때 매우 유용하다. 플라스틱 그릇은 에센셜 오일을 비롯한 많은 재료로 인해 쉽게 부식될 수 있으니 사용을 자제하자.

그 외 유용한 도구들

다음 도구들은 비누를 만들 때 반드시 필요하지는 않지만, 준비해두면 비누 만들기 과정이 한층 더 쉽고 간편해진다. 일부 도구들은 특정 무늬나 정교한 디자인을 만들 때 필요하다.

• **아이소프로필알코올** 몰드에 넣은 비누가 굳기 전에 순도 99%의 소독용 알코올을 뿌리면 비누 표면에 소다회가 층층이 생기는 것을 막을 수 있다. 하지만 꼭 해야 하는 필수 단계는 아니다.

• **꼬치 또는 젓가락** 비누에 정교한 스월 무늬를 새기거나 화려한 디자인을 만들 때 유용하게 쓰인다. 나무로 만든 것도 좋다. 다만 나무가 손상되지 않도록 사용하고 난 뒤에 바로 닦아야 한다. 사용 후 바로 깨끗하게 닦는 습관을 들이면 꼬치 또는 젓가락을 오랫동안 쓸 수 있다.

• **깔때기** 크기와 관계없이 깔때기를 준비해두면 케첩이나 드레싱 소스 등을 담아 쓰는 소스통에 액체를 담을 때 매우 편리하다. 또한 p.121의 화이트 티 포 퍼넬 포어와 같이 복잡한 디자인의 비누를 만들 때도 활용할 수 있다.

• **플라스틱 소스통** 케첩이나 드레싱 소스 등을 담는 플라스틱 용기를 활용해 비누에 소용돌이무늬나 여러 겹의 레이어를 새길 수 있다. 안료가 정확하고 균일하게 분포되도록 도와준다. 또한 희석한 안료를 담아두는 용도로 활용할 수 있다. 재활용할 용기는 먼저 비누로 깨끗하게 씻고 뜨거운 물로 헹군 다음 사용해야 한다.

• **스포이드 또는 작은 피펫** 프래그런스 오일과 에센셜 오일을 정확하게 측정하거나 아주 작은 양의 비누액으로 디자인을 만들 때 유용하다.

• **이중냄비** 허브의 색을 우릴 때 열을 사용하면 제조 시간을 단축시킬 수 있는데, 이중냄비는 많은 양의 오일을 균일하게 데울 수 있어 편리하다.

• **미니블랜더** 안료 분말을 물이나 오일에 섞을 때 숟가락 뒷면을 사용해도 좋지만, 보통 라떼 거품기 또는 우유 거품기로 판매되는 미니블랜더가 있으면 안료와 클레이를 균일하고 빠르게 섞을 수 있다.

• **그물이 촘촘한 작은 체** 비누 위에 안료를 뿌려 층을 만들 때 유용하다.

할 수 있다. 상자 안에 랩을 덧대어 나만의 몰드를 만들 수도 있고 다 쓴 우유 팩이나 음료수 팩을 재활용해도 좋다. 또는 부엌에서 흔히 볼 수 있는 플라스틱 용기(타파웨어와 같은)를 활용하는 것도 좋은 방법이다. 비누 만들기 전용으로 나온 나무, 플라스틱, 또는 실리콘 몰드를 구입할 수도 있다.

DIY 몰드

비누 만들기를 시작하고 나면, 집안 곳곳의 생활용품이 비누를 만들 때 사용할 수 있는 훌륭한 도구라는 점을 깨달을 것이다. 요거트나 두부 용기에서부터 방수 처리된 우유 상자와 주스 팩, 감자칩이나 다른 과자가 담겨 있는 동그란 통, 그리고 늘 뚜껑만 사라지는 플라스틱 소재의 용기에 이르기까지 모두 비누 몰드로 활용할 수 있다. 재활용 몰드 대부분은 한 번밖에 쓸 수 없지만, 비교적 튼튼한 플라스틱 용기나 안쪽에 랩을 덧댄 용기는 여러 번 사용할 수 있다.

음식이나 독성이 없는 재료를 담았던 용기만 재활용해야 한다. 일회용 비누 몰드는 사용하기 전 먼저 비누와 뜨거운 물로 깨끗하게 씻어야 한다.

너무 딱딱하기보다는 어느 정도 부드러운 용기가 비누 몰드로 적합하다. 굳은 비누를 몰드에서 꺼낼 수 있어야 하기 때문이다. 금속이나 유리 용기는 비누액이 굳으면서 용기 표면에 달라붙으므로 피해야 한다. 종이 또는 나무로 만든 용기를 몰드로 활용할 때는 반드시 안쪽에 랩을 덧대야 한다. 금속 용기의 경우 알루미늄 소재는 절대 금물이다. 안쪽에 랩을 덧대는 방법도 알루미늄 소재에는 해당하지 않으니 절대 사용하면 안 된다.

일반적인 몰드

시중에서 다양한 크기와 모양, 그리고 재질의 비누 몰드를 구할 수 있다. 그중 세로(위아래로 길고 가는) 모양과 가로(옆으로 넓고 납작한) 모양의 몰드가 가장 흔히 사용된다. 이 두 가지 몰드로 여러 가지 모양과 디자인의 비누를 만들 수 있다. 몰드의 소재로는 실리콘, 플라스틱, 그리고 나무가 있

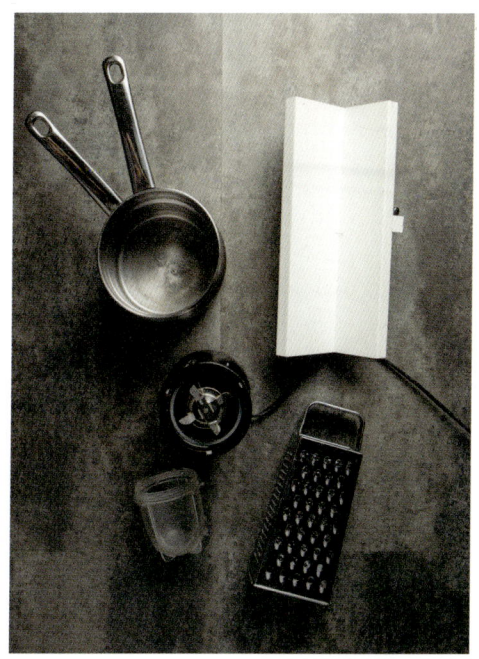

- **향신료/커피 그라인더** 향신료나 원두를 가는 그라인더가 있으면 안료와 같은 첨가물을 분쇄할 때 덩어리 없이 고르게 갈 수 있어 편리하다. 막자사발 또한 좋다.

- **그물로 된 티 인퓨져** 비누를 굳히기 전에 오일과 섞이지 않은 안료 덩어리를 걸러낼 때 사용한다. 또한 층과 층 사이에 안료로 선을 만들거나 마이카mica(운모) 또는 허브를 토핑처럼 올릴 때도 유용하다.

- **비누용 대패** 비누의 가장자리를 45도로 비스듬하게 깎을 수 있는 전문가용 도구로, 한층 더 고급스러운 비누를 완성할 수 있다. 채소의 껍질을 벗기는 도구(감자칼)로도 비슷한 효과를 낼 수 있다.

- **치즈 강판** 오래된 비누를 갈아 새로운 비누액을 만들거나 비누를 장식하기 위해 색이 들어 있는 작은 조각을 만들 때 사용한다.

다양한 몰드 준비하기

비누 만들기를 위한 몰드는 여러 방법으로 제작

다. 가공하지 않은 나무 몰드는 반드시 안쪽에 랩을 씌우거나 실리콘 라이너를 깔고 사용해야 한다. 왁스를 입힌 종이는 찢어져 비누액 사이로 들어갈 수 있으니 사용하지 않는다.

• **직사각형 몰드**는 스월이나 레이어드, 그리고 가로로 이어지는 디자인을 만들 때 주로 사용한다. 다양한 크기의 직사각형 몰드(나무 또는 실리콘 소재)를 구입할 수 있는데, 가장 큰 몰드는 약 43kg(95파운드)까지 담을 수 있다. 나무 몰드를 고를 때는 굳은 비누를 수월하게 꺼낼 수 있는지 확인해야 한다. 옆면을 접거나 밑면을 밀어서 굳은 비누를 꺼낼 수 있는 몰드가 편리하다. 몰드에 딱 맞는 실리콘틀 역시 유용하게 쓰인다. 고밀도 플라스틱으로 만들어져 따로 덧댈 필요가 없는 전문가용 직사각형 몰드를 구입하는 것도 좋은 방법이다. 하지만 이러한 몰드는 대개 나무 몰드보다 비싸고 비누가 플라스틱에 달라붙을 수 있으며 소재에 따라 열에 노출되면 수축하거나 팽창할 수 있다는 단점이 있다. 몰드를 구입하면 대부분 몰드와 함께 비누를 똑같은 크기로 자를 수 있는 커터가 들어 있다.

직사각형 몰드를 사용하는 레시피 중 일부는 부분별로 나누어 각기 다른 비누액을 부을 수 있는 분할 칸막이를 활용한다. 이러한 칸막이는 비누의 모양에 개성을 더하거나 특정 디자인을 만들 때 필요하다. 판 몰드에 사용하는 일반적인 칸막이와는 달리 비누가 굳기 전에 제거한다.

• **가로, 판, 또는 '칸막이' 몰드**는 레몬 스월 비누(p.93)와 같이 옆으로 넓게 펼쳐지는 디자인의 비누를 만들 때 쓰인다. 대부분의 가로 몰드에는 여분의 칸막이가 들어 있어 비누가 굳고 난 후에 쉽게 몰드에서 뺄 수 있다. 가로 몰드는 일반적으로 나무로 만들므로 안쪽에 랩이나 실리콘을 덧대어 사용해야 한다. 가끔 플라스틱으로 만든 가로 몰드를 찾아볼 수 있다. 칸막이는 열에 강한 고밀도 플라스틱으로 만든 제품이 대부분이다.

• **실리콘 몰드**는 주로 빵을 만들 때 사용하며 다양한 크기와 모양으로 나와 있어 비누 만들기에도 제격이다. 나무 몰드보다 저렴하고 안쪽에 랩을 덧댈 필요도 없으며 굳은 비누를 꺼내기도 수월하다. 하지만 비누를 꺼내다가 부드러운 쪽이 움푹 들어갈 수 있으니 조심해야 한다. 이러한 몰드를 쓰려면 딱딱한 비누를 만드는 레시피를 고르거나 비누를 더욱 잘 굳게 만들어주는 소듐락테이트액(소금 혹은 천일염으로 대체 가능)을 넣어 비누를 완성한다.

실리콘 몰드의 한 가지 단점으로 비누가 과열될 경우 완성된 비누에 생기는 곰보 자국(미적인 완성도를 낮출 뿐 완성된 비누의 촉감이나 효능은 변하지 않는다)을 들 수 있다. 이를 방지하려면 실리콘 몰드를 사용할 때 비누액의 온도를 낮게(49℃ 이하) 유지해야 한다.

전문가용 몰드

일반적인 몰드로는 표현할 수 없는 무늬(하늘을 나는 돼지 또는 셀틱 매듭 문양 등)를 만들 수 있으므로 전문가용 몰드를 사용하는 방법은 시간과 공을 들여 터득할 가치가 있다. 튼튼한 플라스틱 소재(HDPE 또는 PVC)로 만들어졌기 때문에 유연성은 낮은 편이라 굳은 비누를 꺼내는 과정이 어려울 수 있으니 좀 더 주의하자.

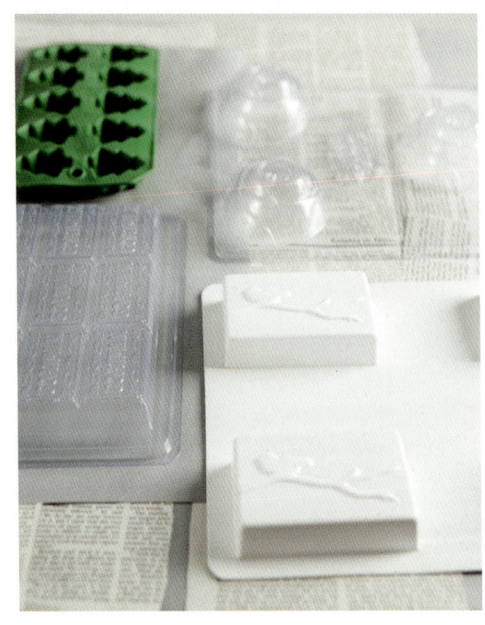

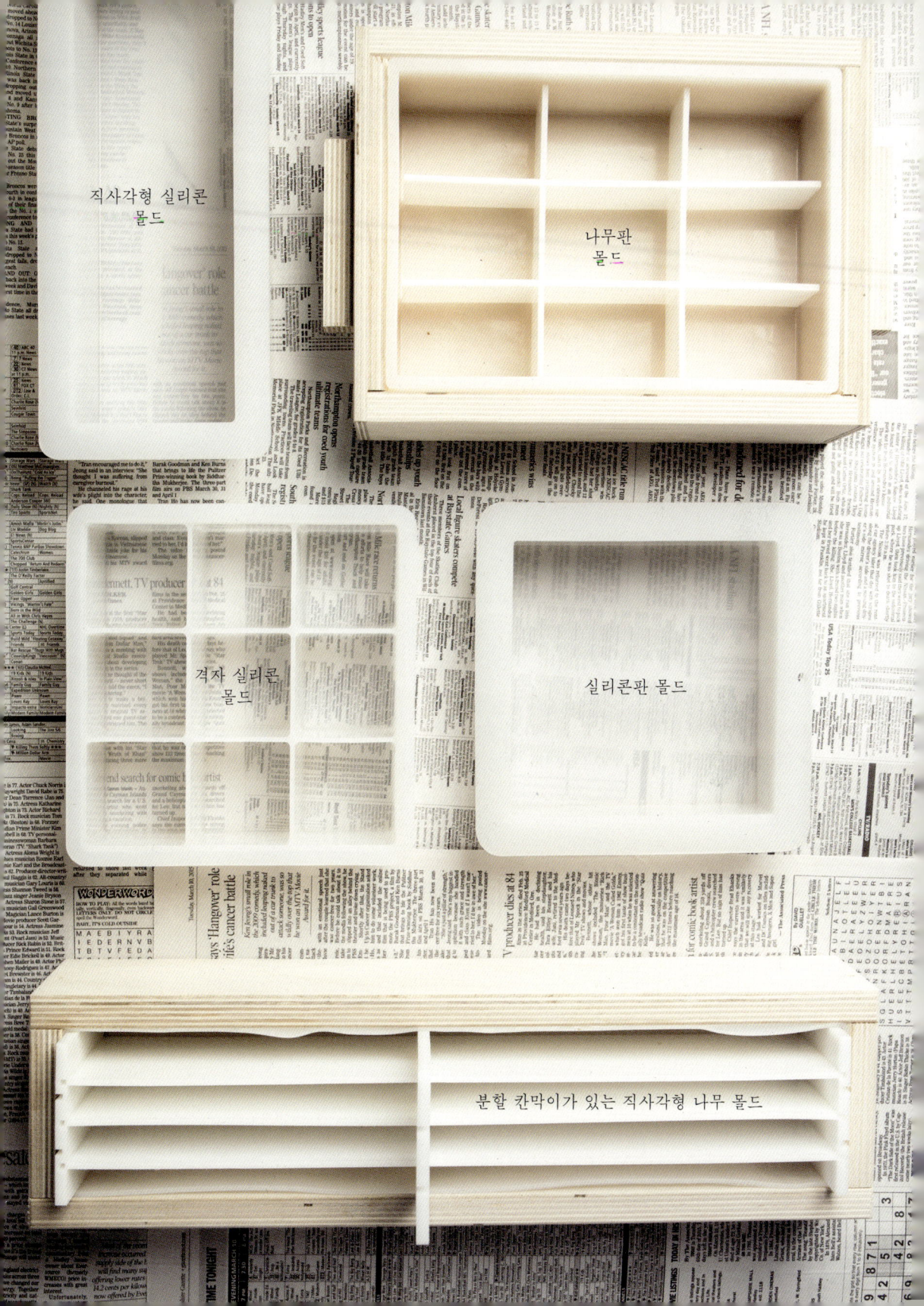

딱딱한 비누를 만들 때는 전문가용 몰드를 사용하는 것이 좋다. 가성소다 수용액에 소듐락테이트액을 넣으면 완성된 비누를 좀 더 수월하게 몰드에서 꺼낼 수 있다. 몰드 안쪽에 사이클로메티콘(액상 실리콘)이나 미네랄 오일과 같이 비누화되지 않는 오일을 충분히 바르는 것도 도움이 된다. 이때 면봉을 활용하면 편리하다.

얇고 약한 플라스틱 소재로 만들어진 마트에서 파는 사탕이나 초콜릿용 몰드는 비누를 만드는 과정에서 쉽게 망가진다. 원한다면 이러한 몰드로도 비누를 만들 수 있지만, 굉장히 딱딱한 비누를 만들 때 사용하거나 건조 기간을 더 길게 늘려야 좋은 비누를 만들 수 있다.

많은 양의 비누액에 여러 가지 재료를 담아 만드는 임베드 기술용 몰드도 있다. 이렇게 완성된 비누는 질감과 무늬가 독특하고 아름답다. 임베드할 재료들은 비누액을 만들기 전에 손질해야 하므로, 다른 비누 레시피보다 더 많은 시간과 계획이 필요하다.

청소와 정리하기

비누를 만든 후 정리하는 과정은 기름기가 많은 냄비나 프라이팬을 씻는 것과 비슷하다. 뜨거운 물과 강력한 세제, 그리고 힘겨운 노동이 필요하다. 청소와 정리를 할 때는 반드시 고무 장갑을 착용하자. 비누에는 여전히 가성의 성질이 남아 있어 화상을 입을 수 있다는 점을 꼭 기억해야 한다. 거품 또는 오일 때문에 미끈거리는 도구와 그릇을 식기 세척기에 넣는 것은 좋은 생각이 아니다.

핸드메이드 비누로 기름기 있는 도구를 닦아도 되지만, 배수관에 유막이 생기는 상태를 방지하려면 일반 세제를 사용하는 것이 좋다. 개인적으로 주방 세제 브랜드 돈Dawn의 제품을 선호하는 편이다. 기름 유출 사고 현장에서 새와 다른 동물의 몸에 남아 있는 잔여물을 제거할 때 쓰이는 세제인 만큼 효과가 강력하다. 아이소프로필알코올은 두루두루 쓸 수 있는 청소용품으로, 넘쳐흐른 용액이나 용기의 기름기를 말끔히 제거한다. 증류식초 역시 기름기를 없애는 데 효과적이며, 특히 다 쓴 작업장 표면을 닦을 때 사용하면 좋다.

1 주걱으로 그릇에 남아 있는 비누액을 남김없이 긁어 몰드에 붓는다. 고무 장갑을 착용한 상태로 종이 타월을 이용해 그릇과 식기에 남아 있는 비누액을 모두 닦아낸다. 종이 타월은 쓰레기통에 버린다. 싱크대에서 그릇에 남은 비누액을 닦은 후에 씻으면 배수관으로 흘러내려 가는 가성소다 수용액과 오일을 줄일 수 있다. 배수관이 오래되었거나 정화조를 사용하는 가정이라면 특히 종이 타월로 비누액을 모두 닦아 제거해야 한다. 비누액의 오일이 배수관 안에서 쌓이는 일은 거의 없지만, 아예 없는 일은 아니므로 주의하는 것이 좋다.

2 남아 있는 비누 잔여물을 모두 제거한 후에 사용한 용기와 그릇, 식기를 빈 싱크대에 넣는다. 싱크대에 아주 뜨거운 물을 채운 후 강력한 기름기 제거 효과가 있는 세제를 풀고 잠시 동안 놔둔다. 비누 만들기 전용 세척 스펀지에 세제를 묻힌 후 식기부터 깨끗하게 씻는다.

3 뜨거운 물이 담긴 그릇에 비누를 푼 다음 핸드블랜더의 칼날 부분을 담그고 핸드블랜더를 저속으로 켠다. 칼날 머리 부분에 남아 있는 비누 잔여물을 제거하기 위해 몇 분 동안은 낮은 속도를 유지한다. 이후 깨끗한 뜨거운 물로 꼼꼼하게 헹군다(주의: 핸드블랜더의 플러그를 꽂은 상태에서 칼날을 만지거나 청소하지 않도록 조심해야 한다).

4 그릇과 용기를 문질러 씻는다. 잔여물이 모두 제거되도록 꼼꼼하게 헹군다. 도구를 모두 씻은 후에는 일반 세제로 싱크대를 문질러 닦고 뜨거운 물로 충분히 헹군다.

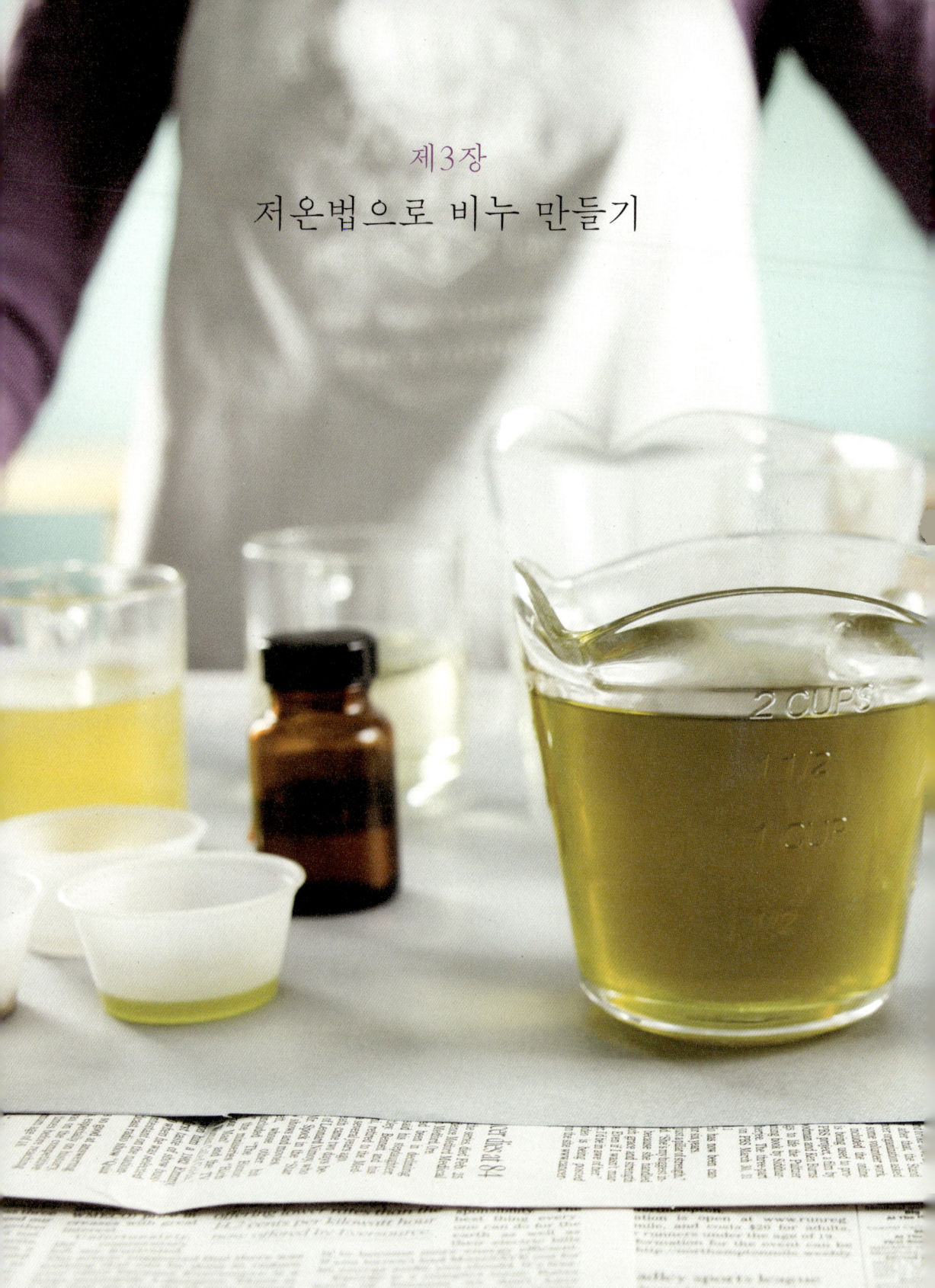

제3장
저온법으로 비누 만들기

저온법으로 비누 만들기를 해보는 게 처음이라면, 이 레시피를 따라하며 기본적인 기술을 익혀보자. 비누를 만들 때 흔히 사용하는 3가지 오일로 몰드의 형태에 따라 약 900g(2파운드)가량의 비누 또는 8개의 단단하고 아름다운 비누를 만들 수 있다. 두부나 요거트통과 같은 플라스틱 용기를 깨끗이 씻어 몰드로 재활용해보자. 약 907g(32온스)의 비누액을 담을 수 있을 만큼의 플라스틱 용기가 필요하다. 크기가 더 큰 몰드를 사용하는 경우에는 완성된 고체 비누를 네모난 모양으로 자르면 된다.

시작하기 전에 먼저 앞장에서 설명한 내용을 읽은 후 필요한 도구들을 준비하고 안전한 작업 공간을 마련해야 한다. 기본적인 비누 만들기 도구는 p.20~p.28에 자세히 나와 있다.

가성소다 수용액
- 수산화나트륨 약 85g(3.0온스)
- 정제수 약 204g(7.2온스)
- 소듐락테이트액 2작은술(선택 사항)

오일량
- 팜 오일 약 142g(5온스) 23%
- 코코넛 오일 약 142g(5온스) 23%
- 퓨어 올리브 오일 약 340g(12온스) 54%(p.41 참조)

안료량
- 옐로우 옥사이드 0.5 작은술 - 퓨어 올리브 오일 0.5 큰술에 녹여서 사용

에센셜 오일량
- 레몬그라스 에센셜 오일 약 28g(1온스)

---

*소듐락테이트액 사용하기

이 책에 담긴 대부분의 레시피는 선택 첨가물로 소듐락테이트액을 사용한다. 소듐락테이트액은 옥수수와 비트 안에 들어 있는 당분을 발효하는 과정에서 자연적으로 생기는 액상 소금이다. 소듐락테이트액을 넣지 않아도 좋은 비누를 만들 수 있지만 저온법 과정에서 소듐락테이트액을 첨가하면 비누를 건조하는 데 필요한 시간을 크게 단축할 수 있다.

일반적으로 약 454g(16온스)의 오일을 기준으로 소듐락테이트액 1작은술을 넣거나 0.5%의 비율로 첨가한다. 가성소다 수용액에 소듐락테이트액을 넣고 젓는다.

*국내에서 쉽게 구할 수 있는 재료가 아니므로 소금 또는 천일염으로 대체 가능하다.

1. 가성소다 수용액을 계량한다

환기가 잘되는 공간에서 니트릴장갑과 고글을 착용한 후 내열 용기에 물을 담아 계량한다. 별도의 내화학용 용기에 수산화나트륨 넣고 계량한다. 디지털 저울의 경우 테어tare 버튼이 있어 먼저 측정한 무게를 제한 값을 구할 수 있다. 따라서 빈 용기의 무게를 먼저 측정한 후 테어 버튼을 사용하면 재료의 정확한 무게를 알 수 있어 편리하다. 하나의 용기에 담긴 여러 재료의 무게를 각각 계산할 때 역시 테어 버튼을 이용해 재료를 하나씩 더하면서 무게를 잰다.

천천히 물에 수산화나트륨을 섞는다. 절대 급하게 섞지 않도록 주의한다. 자칫하면 혼합액이 화산처럼 끓어오를 수 있다. 수산화나트륨이 모두 녹을 때까지 혼합액을 부드럽게 젓는다. 소듐락테이트액을 사용한다면 혼합액에 붓고 역시 부드럽게 저어 녹인다. 가성소다 수용액을 안전한 곳에 두고 식힌다. 용액이 탁한 상태에서 선명해질 때까지 기다린다.

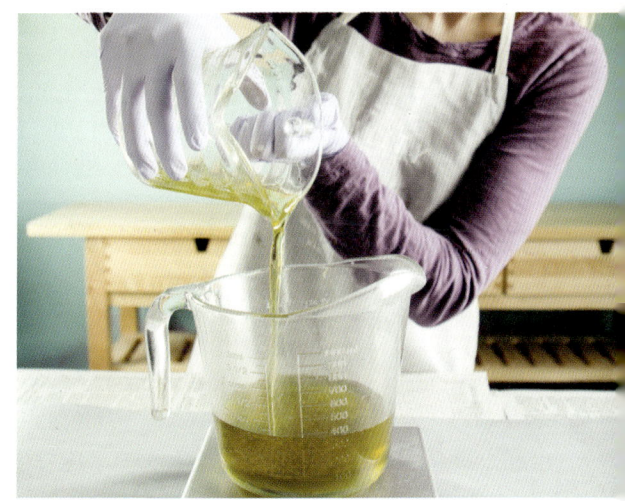

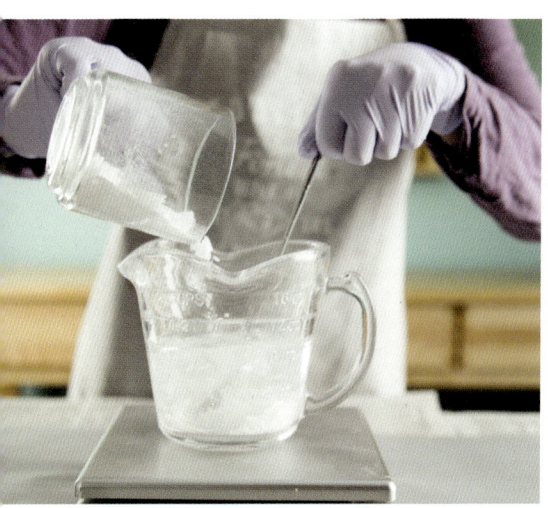

가성소다 수용액의 전체 양보다 조금 더 큰 용기를 사용하는 것이 좋다.

2. 오일을 계량한 후 섞는다

팜 오일을 기존 용기에 담은 채로 녹인 후 잘 젓는다. 가성소다 수용액과 오일을 모두 넣어도 남을 만큼 넉넉한 크기의 그릇에 계량한 오일을 넣는다 (팜 오일은 상온에서 지방산과 다른 성분으로 나누어져 있으므로 사용할 때마다 잘 저어야 오일이 균일하게 섞인 비누를 만들 수 있다).

코코넛 오일을 기존 용기에 담은 채로 녹이거나 한 덩어리를 별도의 그릇으로 옮겨 녹인다. 그런 다음 계량해 그릇에 붓는다. 올리브 오일을 넣고 섞은 후 젓는다.

3. 비누액을 섞는다

오일과 가성소다 수용액의 온도를 확인한다. 둘 다 일반적으로 60℃ 이하의 온도가 적당하다. 솝퍼마다 선호하는 온도가 다른데, 비누를 만들다 보면 자연스럽게 만족스러운 결과를 얻을 수 있는 온도를 찾게 된다. 개인적으로는 49℃ 정도가 좋다고 생각하는데, 솝퍼마다 의견이 다를 수 있다.

천천히 가성소다 수용액을 앞서 섞은 오일에 붓는다. 비누액에 기포가 생기지 않도록 핸드블랜더의 봉이나 주걱 위로 붓는 것이 좋다. 오일과 가성

오일을 쉽게 녹이는 방법

팜 오일을 이용해 비누를 만들 때는 비누액에 오일을 붓기 전에 오일 안의 성분이 잘 섞이도록 저어야 한다. 이를 위한 가장 쉽고 빠른 방법은 오일이 담겨 있는 용기 채로 녹여 충분히 저은 다음 필요한 양을 측정하는 것이다. 오일 용기가 전자레인지 사용이 가능하다면 그대로 전자레인지에 넣고 약한 열로 데운다.

전자레인지가 없다면 오일 용기를 이중냄비에 넣거나 뜨거운 물을 담은 그릇에 넣어 녹인다. 열에 바로 노출하지 않도록 주의하자. 오일이 충분히 녹을 때까지 물을 여러 번 끓여야 하므로 시간이 걸릴 수 있다. 또는 용기 안에 들어 있는 팜 오일의 고체와 액체 부분을 잘 섞은 다음 녹일 만큼의 양을 재는 방법이 있다.

소다 수용액이 분명하게 나뉘는 것을 볼 수 있다. 오일을 가성소다 수용액에 붓지 않도록 주의해야 한다. 잘못하면 거품이 일어나거나 용액이 튀어 용기 밖으로 넘쳐흐를 수 있다.

트레이스 만들기

핸드블랜더를 그릇 바닥에 놓은 다음 옆으로 기울인다. 핸드블랜더를 끝까지 담근 상태에서 그릇 바닥을 살짝 쳐 기포를 제거한다. **핸드블랜더가 용액 안에 완전히 잠기기 전에 전원을 켜지 않도록 주의하자.**

핸드블랜더를 그릇 바닥에 댄 상태에서 전원을 켜고 고속으로 작동한다. 오일과 가성소다 수용액을 30초 정도 섞으면 묽은 트레이스로 변한다.

주의할 점 | 레시피마다 테스트해보는 과정에서 원하는 농도의 트레이스를 만드는 데 필요한 시간이 표시되어 있다. 트레이스를 만드는 데 걸리는 시간은 재료의 시작 온도 또는 핸드블랜더의 힘과 속도 등 여러 요소의 영향을 받는데, 대부분 핸드블랜더로 30초 정도 섞으면 묽은 트레이스를 만들

수 있다. 상황에 따라 트레이스가 만들어지는 시점이 다를 수 있으니 트레이스를 눈으로 확인하고 판단할 수 있어야 한다(p.36 '자주 묻는 질문' 참조).

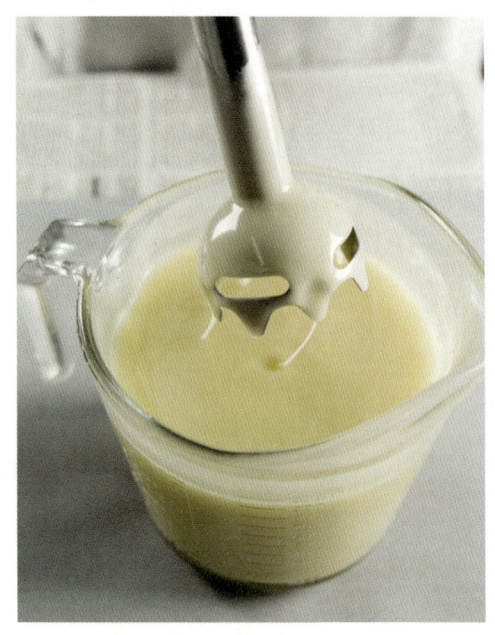

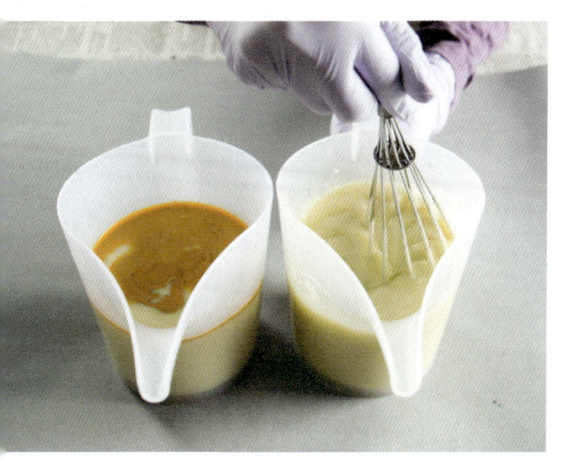 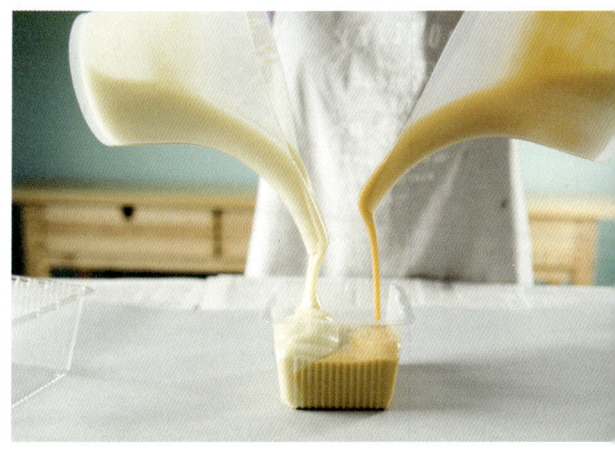

4. 첨가물을 넣는다

레시피를 참조해 비누액을 한 통씩 나누어 담는다. 미리 섞어놓은 안료 1작은술과 에센셜 오일을 넣고 잘 젓는다. 이때는 핸드블랜더보다 거품기를 사용하는 것이 좋은데, 핸드블랜더를 사용하면 트레이스가 너무 빨리 생길 수 있기 때문이다.

5. 몰드에 붓는다

필요한 몰드를 준비한다. 이 레시피의 경우 단순한 모양의 용기를 두 부분으로 나누어 각각 다른 색깔의 비누액을 담으면 좋다.

비누액을 몰드에 붓는다. 그릇 안에 남아 있는 비누액은 주걱으로 긁어 몰드 안에 담는다.

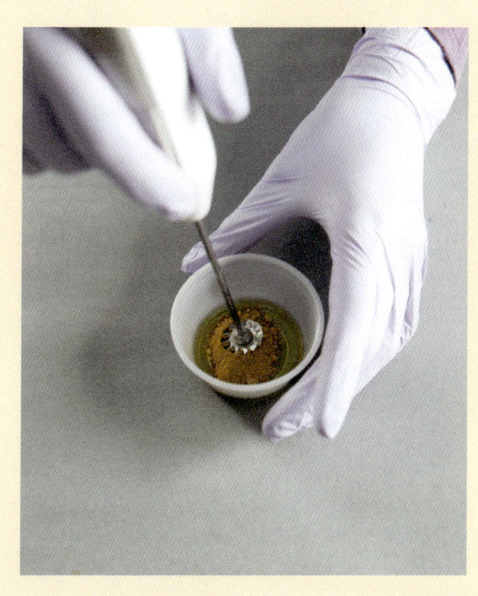

안료 준비하기

일반적으로 안료는 분말 형태다. 따라서 비누액에 첨가하기 전에 먼저 오일과 잘 섞어야 한다. 가벼운 오일(레시피에 나온 양만큼)에 안료 분말을 넣고 손으로 젓거나 미니블랜더로 섞는다. 손보다는 미니블랜더를 추천한다. 단, 블랜더를 사용하기 전에 먼저 오일과 안료 분말을 섞어 주어야만 안료 분말이 공기 중에 흩날리지 않는다.

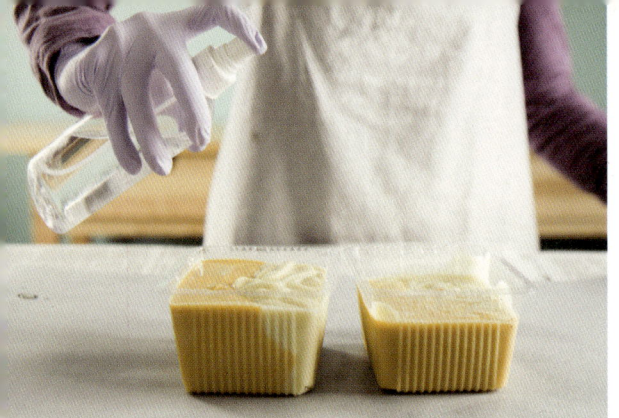

6. 알코올을 뿌린다

비누의 윗면에 99% 소독용 알코올을 가볍게 뿌린다. 알코올이 비누의 표면과 공기 사이에 막을 형성해 소다회가 생기는 것을 방지한다.

소다회는 비누를 만들다 보면 생길 수 있는 무해한 부산물로, 비누 표면에 생기는 하얀 분말을 가리킨다. 비누의 미적인 완성도를 떨어뜨릴 뿐 효능에는 아무런 문제가 없으므로 이 단계는 건너뛰어도 좋다.

7. 몰드를 덮는다

판지를 접어 몰드 위를 덮는다. 판지가 없다면 비슷한 모양을 만들 수 있는 다른 재료로 대체한다. 판지가 몰드와 닿지 않도록 세운 다음 타월을 전체적으로 덮어 열 손실을 막는다. 젤화 단계를 거치기 위한 기술로, 이 책에 나온 레시피 대부분이 이 과정을 포함하고 있다. 젤화 단계를 거친 비누는 더욱 선명한 색을 띠고 더 빠르게 굳는 편이다. 하지만 모든 비누가 젤화 단계를 거쳐야 하는 것은 아니다.

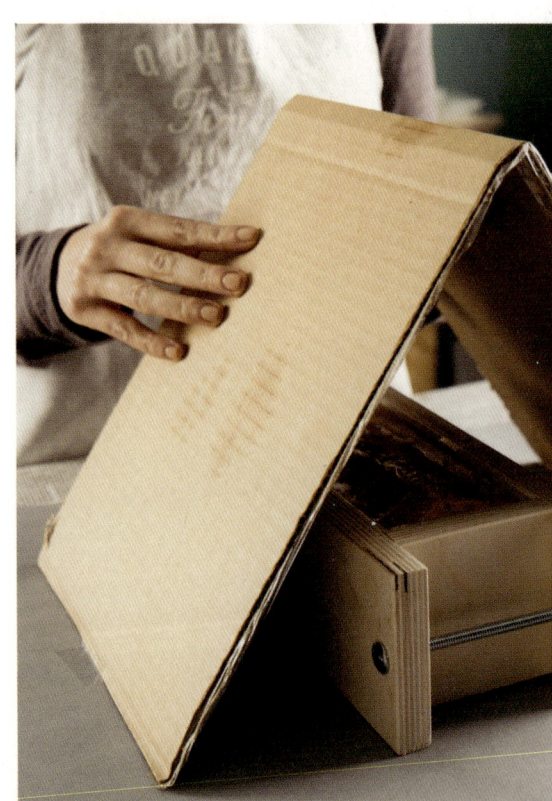

젤화 단계란?

젤화 단계는 몰드에 부은 비누액의 온도가 올라가고 수산화나트륨이 다른 재료에 반응하기 시작하면서 비누화가 진행되는 시점을 말한다. 대개 60℃의 온도에 다다르면 몰드 안의 비누가 젤 형태로 변한다. 열이 가장 집중되어 있는 비누의 한가운데부터 젤화 단계가 시작된다. 젤 형태로 변한 부분의 색깔이 짙어지고 물렁물렁해지며 반투명한 모습을 띤다. 비누가 식으면 자연스럽게 단단해지고 색깔이 옅고 선명해진다. 젤화 단계는 선택적인 과정으로, 원하지 않을 경우 건너뛰어도 상관없다. 단, 비누에 따라 젤화 단계가 필요할 수 있다.

젤화 단계는 전체적인 과정의 일부다. 49℃ 이상의 온도에서 재료들을 섞으면 자연스럽게 젤화 단계가 일어난다. 또는 가성소다 수용액과 오일의 시작 온도가 높거나 첨가물(천연 설탕 등의 당 성분)이 수산화나트륨에 반응할 때 젤화 단계가 발생한다. 이 외에도 특정 프래그런스 오일을 사용하거나 비누액을 전기방석 위에 올려놓을 때, 그리고 열 손실을 막기 위해 절연 처리를 할 때 젤화 단계를 거칠 수 있다.

어떤 비누는 젤화 단계를 거쳐야만 완벽한 아름다움이 완성된다. 알록달록한 천연 색깔을 내려면 비누를 젤 형태로 만드는 과정이 필수적이다. 하지만 젤화 단계를 건너뛰는 편이 바람직한 경우도 있다. 예를 들어 우유를 사용하는 경우 과열로 우유가 변색될 수 있으므로 주의해야 한다.

우유나 퓌레와 같이 당 성분을 함유한 첨가물을 비누에 넣으면 당이 수산화나트륨과 반응해 더 높은 열이 발생한다. 따라서 이와 같은 비누를 만들 때는 과열을 막기 위해 절연 처리는 하지 않는다.

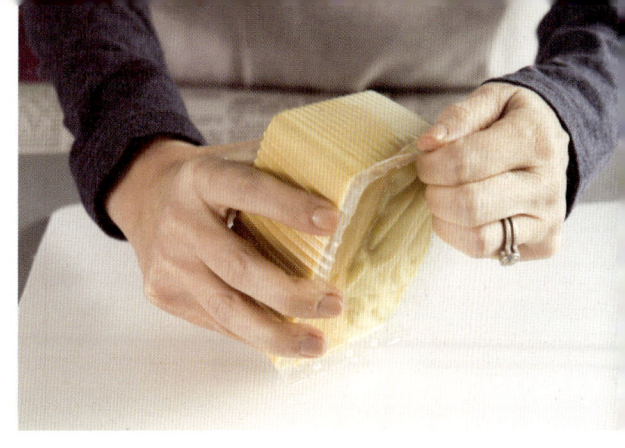

8. 몰드에서 꺼낸다

적어도 48시간 동안 비누액을 몰드 안에 두었다가 꺼낸다. 레시피마다 비누액이 식기까지 걸리는 시간이 다르다. 많은 양의 고체 오일(코코넛, 팜, 또는 코코아 버터)을 사용할 때보다 많은 양의 액체 오일(아몬드 오일과 올리브 오일 같은)을 사용할 때 더 많은 시간이 필요하다.

비누를 몰드에서 꺼내려면 먼저 몰드의 가장자리를 비누에서 살짝 떼어낸다.

비누가 부드럽게 빠지지 않거나 깨지고 금이 간다면, 강제로 꺼내지 않는 것이 좋다. 48시간 동안 기다렸다가 다시 시도한다(오른쪽의 '까다로운 비누 꺼내기'를 참조).

9. 자른 후 굳힌다

비누를 몰드에서 꺼낸 후에 자른다. 자른 비누의 크기와 모양은 사용한 용기에 따라 다르지만 한 손으로 쉽게 잡힐 만한 크기로 자르는 것이 좋다. 톱니가 없는 날카롭고 매끈한 칼로 비누를 한 번에 자른 후 비누를 칼날에서 잡아당기는 대신 부드럽게 밀어서 떼어낸다. 이렇게 해야 비누가 깨지는 것을 막을 수 있다. 비누가 칼에 달라붙거나 칼이 밀리는 경우, 공기가 잘 통하는 선반에 두고 며칠 동안 비누를 말린 다음 다시 시도하자.

비누를 사용하거나 판매하기 전에 환기가 잘되는 공간에서 4~6주 동안 건조해야 한다. 며칠에 한 번씩 비누를 뒤집어 사면을 골고루 말린다. 건조 기간 동안 비누에 남아 있던 수분이 날아가며 더욱 순하고 거품이 잘 나는 비누가 된다.

까다로운 비누 꺼내기

이 책에 소개된 모든 레시피에는 선택 준비물로 소듐락테이트액이 들어가 있는데, 소듐락테이트액은 비누가 몰드에서 잘 빠질 때까지 기다려야 하는 시간을 짧게 단축시키는 역할을 한다. 소듐락테이트액을 빼고 비누를 만들었다면 몰드에서 꺼내는 과정이 조금 더 힘들 수 있다. 이 외에도 몰드에서 비누를 꺼내기 어려운 가장 흔한 이유로 비누에 들어간 오일을 꼽을 수 있다. 이 책에 소개된 레시피의 절반 이상은 팜 오일을 사용하지 않는다. 팜 오일은 비누가 더 빨리 식도록 도와주는 고체 오일이다. 팜 오일 대신 다른 오일을 넣은 후 몰드에서 비누를 꺼내기가 쉽지 않다면, 며칠 동안 더 기다린 후 시도하자.

비누를 몰드에서 쉽게 꺼낼 수 있을 때까지 기다릴 수 없다면, 만든 지 최소 24시간이 지난 몰드를 하룻밤 동안 냉동실에 넣어두면 비누의 옆면이 살짝 떨어진다. 비누를 망가뜨리지 않고 몰드에서 꺼내려면 두 손으로 몰드의 한쪽 모서리를 잡고 천천히 옆에서부터 떼어낸다. 비누가 몰드에서 떨어져 나올 때까지 같은 방법으로 네 모서리를 떼어낸다. 비누에 따라 몇 주 동안 몰드와 붙어 있는 경우도 있다. 이럴 때는 비누를 꺼내기 위해 몰드를 망가뜨리지 않도록 인내심을 가져야 한다.

자주 묻는 질문

왜 정제수를 써야 하나요?

정제수를 사용하면 더욱 오랫동안 쓸 수 있는 비누를 만들 수 있다. 수돗물에는 염소와 미네랄, 배수관에서부터 흘러들어온 중금속 등등 여러 잔여물이 들어 있다. 미네랄과 중금속은 DOSDreaded Orange Spots라고도 부르는 주황색 자국을 남길 수 있다. DOS는 인체에 위험하지는 않지만, 좋지 않은 냄새가 나거나 비누의 아름다운 디자인을 망칠 수 있다.

수산화나트륨은 알칼리성이 강한데 왜 비누 만들기에 꼭 필요할까요?

비누는 오일과 지방, 그리고 수산화나트륨으로 이루어진다. 수산화나트륨이 없으면 오일이 비누를 만드는 데 꼭 필요한 화학반응을 일으킬 수 없다. 잘 계산된 레피시의 경우 오일과 반응하는 데 필요한 만큼의 수산화나트륨을 넣기 때문에 완성된 비누에는 수산화나트륨이 전혀 남지 않는다. 이 책에 소개된 모든 레시피 역시 완성된 비누에 수산화나트륨의 잔여물이 남지 않도록 설계되었다. 수산화나트륨이 전혀 들어가지 않았다고 광고하는 비누 대부분은 진정한 비누 역할을 하지 못하므로 '미용 바' 또는 '클렌징 바' 등등의 이름으로 판매된다. 이러한 제품은 세정 기능이 있는 계면활성제를 포함하고 있다.

'트레이스'란 정확히 무엇인가요?

잘 섞은 비누액에 디자인 또는 이름 등을 '그리다 trace' '자국이 남다'라는 의미로, 핸드블랜더에 묻은 비누액을 비누액 위로 떨어뜨리면 트레이스가 잘 되었는지 확인할 수 있다.

- **묽은 트레이스**는 오일이 가느다란 선이나 동그란 모양으로 뭉친 부분 없이 가성소다 수용액과 잘 섞인 상태를 말한다. 비누액이 이제 막 걸쭉해지기 시작해 녹은 밀크셰이크와 비슷한 농도를 가지고 있다. 묽은 트레이스 상태의 비누액을 떨어뜨리면 표면 위에서 바로 없어지지 않고 몇 초 동안 자국이 남는다.

- **걸쭉한 트레이스**는 다 녹은 밀크셰이크와 비슷한 농도에서 케이크 반죽과 비슷한 질감으로 변한 상태를 가리킨다. 양귀비 씨와 같이 비누액 속에 가라앉으면 안 되는 첨가물을 넣거나 겹겹이 층을 쌓기에 적절한 상태다. 비누액의 표면 위에 글자를 썼을 때 첫 번째 글자가 사라지기 전에 여러 개의 글자를 쓸 수 있다.

- **뻑뻑한 트레이스**는 비누액이 된 푸딩과 같은 질감을 나타낼 때를 가리키며, 숟가락으로 뜨거나 따랐을 때 모양을 그대로 유지한다. 질감이 있는 표면을 표현하거나 임베드 장식을 하기에 적절하다.

주의할 점 | 블랜더를 사용하는 중간에 잠시 멈춰 트레이스의 농도를 확인하자. 트레이스를 더 뻑뻑하게 만드는 것은 가능하지만, 한번 짙어진 트레이스를 묽게 만드는 것은 어렵기 때문이다.

트레이스가 만들어지지 않는 이유는 무엇인가요?

무엇보다 블랜더의 기능과 힘이 트레이스를 만드는 데 큰 영향을 끼친다. 이 책에 소개된 레시피는 쿠진아트의 블랜더를 기준으로 트레이스를 만드는 데 필요한 시간을 계산했다. 집에서 쓰는 블랜더의 힘이 약하다면 트레이스를 만들기 위해 더 오랜 시간이 필요한 것이다. 원하는 농도의 트레이스가 만들어질 때까지 블랜더를 최대 5분 정도 더 길게 사용해보자.

핸드블랜더에 아무런 문제가 없다면, 레시피에 따라 정량의 오일과 수산화나트륨, 그리고 액체를 사용했는지 확인해야 한다. 오일 또는 물을 너무 많이 넣었거나 수산화나트륨이 부족한 경우 트레이스가 만들어지지 않는다. 천연재료를 정량만큼 정확하게 넣었다면 실수 없이 매번 완벽한 비누를 만들 수 있다.

그런데도 트레이스가 만들어지지 않는다면, 아예 트레이스가 만들어지지 않을 가능성도 있다. 우선 몰드에 비누액을 붓고 단단하게 굳는지 기다려 보자. 지나치게 많은 양의 물이 원인이라면 수분이 날아가며 비누가 딱딱해진다.

고온법으로 트레이스 되살리기

종종 어떤 방법을 동원해도 트레이스가 만들어지지 않는 경우도 있다. 특히 핸드블랜더 대신 손으로 용액을 섞으면 트레이스를 만들기 어렵다. 또는 신선하지 않은 가성소다 수용액을 사용했거나 수산화나트륨 대신 수산화칼륨을 사용했을 때, 그리고 재료의 양을 잘못 계산했을 때도 역시 트레이스가 만들어지지 않는다. 이럴 때 트레이스를 다시 되살릴 방법이 있지만, 매우 까다롭다. 우선 비누액을 두세 시간 정도 놔둔 다음 안전 장비를 착용하고 다음의 방법을 시도해보자.

1. 문제의 비누액을 비누액보다 3배 정도 큰 스테인리스스틸 냄비 안에 붓는다.
2. 가스레인지 위에 올리고 중약불에서 끓인다. 질척한 비누액이 더 단단해져 으깬 감자와 비슷한 질감이 될 때까지 자주 젓는다. 이 과정은 15분에서 1시간까지 걸릴 수 있으니 냄비를 계속해서 지켜봐야 한다.
3. 질척이는 비누 혼합물을 몰드로 옮긴 후 몰드에서 꺼낼 수 있을 정도로 딱딱해질 때까지 최소 48시간 정도 기다린다. 몰드에서 꺼낸 후 평소와 똑같이 4~6주 동안 건조한다.

실패한 비누 혼합물 버리기

어떤 방법으로도 실패한 비누액을 되살릴 수 없다면, 일회용 용기로 혼합물을 옮긴 후 최대한 딱딱해질 때까지 식힌다. 비닐봉지에 세 겹으로 포장한 다음 쓰레기 봉지에 버린다.

완성된 비누 표면에 붙어 있는 하얀색 분말은 무엇인가요?

소다회는 저온법 비누에서 자주 볼 수 있는 무해한 물질로, 미처 반응하지 못하고 남아 있던 수산화나트륨이 이산화탄소와 반응하며 생긴다. 대개 비누를 식히는 과정에서 99% 소독용 알코올을 뿌려 비누 표면과 공기 사이에 보호막을 만들면 소다회가 생기지 않는다.

소다회가 생기는 이유는 다양한데, 그중 가장 큰 두 가지로 비누의 온도(차가운 비누는 젤화 단계를 거친 비누보다 소다회가 더 많이 발생한다)와 너무 묽은 트레이스를 꼽을 수 있다. 소다회를 예방하려면 비누 온도를 49℃ 이상으로 유지(레시피에서 별도의 안내가 없다면)하고 비누액의 표면 위에 자국이 선명하게 남을 정도로 트레이스를 걸쭉하게 만드는 것이 좋다.

그 외에도 비누액에 물이 너무 많으면 소다회가 생길 수 있다. 따라서 경험이 많은 솝퍼라면 액체 준비물을 레시피의 정량보다 10% 줄여 혼합하는 것도 좋은 방법이다. 단, 물이 적게 들어간 비누는 그만큼 수명이 짧아진다. 또한 소다회를 줄이기 위해 묽은 트레이스 상태에서 높은 온도(60℃ 이상)의 녹인 밀랍을 아주 조금 첨가하는 솝퍼도 있다.

제4장
다양한 종류의 오일

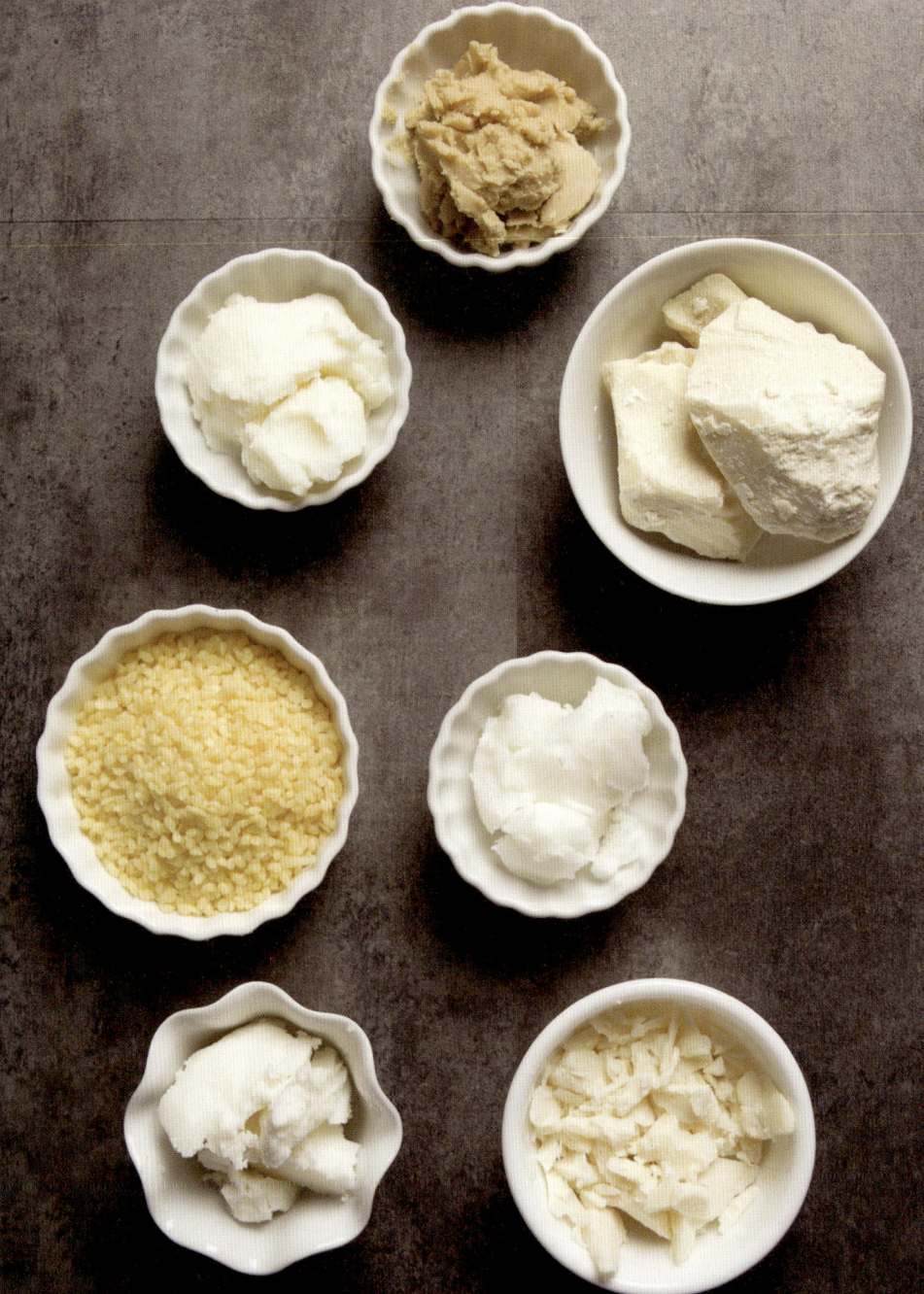

비누를 만들 때 다양한 오일을 첨가할 수 있는데, 오일이 가지고 있는 특성에 따라 완성된 비누의 성질이 달라진다. 예를 들어 포화지방을 많이 함유한 오일을 첨가하면 거품이 잘 나고 단단한 비누를 만들 수 있는 반면에, 불포화지방을 많이 함유한 오일을 첨가하면 수분과 영양 공급 기능이 뛰어난 비누를 만들 수 있다. 이번 장에서는 비누를 만들 때 흔히 사용하는 다양한 종류의 오일에 대해 알아보자.

살구씨 오일 Apricot Kernel Oil

(비누화값: 0.135)

살구의 씨앗에서 추출한 오일로, 지방산과 비타민 A, C, 그리고 E가 다량 함유되어 있다. 불포화지방이 많이 들어 있어 영양과 수분 공급에 효과적이지만, 비누의 세정력과 단단함은 떨어진다. 비누를 만들 때는 대개 살구씨 오일을 15% 이내로 사용한다.

아보카도 오일 Avocado Oil

(비누화값: 0.133)

아보카도 씨앗에서 짜낸 좀 더 무거운 오일(한국에서는 일반적으로 아보카도 과육에서 추출한 오일을 사용)로, 추출 방법에 따라 초록색에서 노란색을 띠지만 완성된 비누의 색과는 관계없다. 아보카도 오일은 비누의 보습과 영양 공급 기능을 강화하는데, 비누를 만들 때는 대개 20% 이내로 사용한다.

캐놀라 오일 Canola Oil

(비누화값: 0.133)

값이 저렴한 경제적인 오일로 제조 시간이 길거나 무채색의 비누를 만들 때 적합하다. 기존의 캐놀라 오일보다 올레산이 많이 들어 있는 캐놀라 오일이 쉽게 산패하지 않는다. 코코넛 오일이나 팜 오일과 같이 고체 형태의 오일과 함께 사용했을 때 가장 좋은 효과를 볼 수 있다. 비누를 만들 때는 대개 캐놀라 오일을 40%까지 사용한다.

피마자 오일 Castor Oil

(비누화값: 0.128)

피마자, 또는 아주까리라고 부르는 식물에서 추출한 오일로, 점성이 신하고 끈적이며 특유의 향이 난다. 연한 노란색을 띠지만 완성된 비누의 색깔에는 큰 영향을 끼치지 않는다. 피마자 오일을 첨가하면 커다랗고 풍부한 비누 거품이 생기지만, 끈적임을 최소화하기 위해 비누를 만들 때는 8% 이하로 사용한다.

코코아 버터 Cocoa Butter

(비누화값: 0.137)

카카오 열매로부터 추출한 코코아 버터는 견과류와 초콜릿이 섞인 듯한 특유의 향을 가지고 있다 (실제로 초콜릿을 만들 때 코코아 버터를 쓴다). 이름과는 달리 딱딱하고 잘 부스러지며 반드시 잘 섞은 후에 가성소다 수용액을 넣어야 한다. 코코아 버터는 탈취 오일과 천연 오일로 종류가 나뉜다. 탈취 오일은 마리아 품질 Maria grade이라고도 불리며, 천연 코코아 버터보다 색깔이 하얗고 특유의 초콜릿 향이 없다.

저온법 비누를 만들 때 코코아 버터를 첨가하면 단단한 비누를 만들 수 있다. 하지만 15% 이상 사용할 경우 완성된 비누가 자를 수 없을 정도로 딱딱해지거나 쉽게 부서질 수 있다. 코코아 버터를 넣은 비누에서는 아주 살짝 코코아 향이 난다.

코코넛 오일 Coconut Oil

(비누화값: 0.191)

요리를 하거나 빵을 만들 때, 그리고 비누를 만들 때 사용하는 코코넛 오일은 일반적으로 코코넛의 하얀 부분을 압착하여 추출한 다음 표백과 탈취 작업을 거쳐 만든다. 용해제로 추출한 코코넛 오일은 품질이 떨어진다. 코코넛 오일은 녹는 온도가 여러 개인데, 24℃, 35.5℃, 38℃, 그리고 43℃

에서 녹는다. 모두 비누 만들기에 적합한 온도이지만, 24℃에서 코코넛 오일을 녹여 쓰는 것이 가장 일반적이다.

코코넛 오일은 커다란 거품을 내는 역할을 한다. 또한 번질거리는 유분기를 제거하는 데도 효과적이다. 세정력이 매우 뛰어나 25% 이상 사용할 경우 피부에 자극을 줄 수 있다. 유효 기간이 길고 안정적이라 비누 만들기에 아주 좋은 오일이다.

커피 버터 Coffee Butter
(비누화값: 0.132)

아주 살짝 탄 커피 향이 나는 매우 고급스러운 오일이다. 커피 씨앗에서 추출한 오일과 수소를 첨가한 식물성 오일을 혼합한 것으로 버터처럼 부드럽게 발린다. 창백한 갈색을 띠며, 완성된 비누에서는 미세한 커피 향이 나고 은은한 구릿빛이 돈다. 커피 버터에는 천연 카페인이 0.5~1% 정도 들어 있다. 유효 기간은 1년까지다. 비누의 단단함이나 거품에는 큰 도움을 주지 않지만, 보습 효과가 있는 것으로 알려졌다. 비누를 만들 때는 대개 커피 버터를 10% 이하로 사용한다.

햄프시드 오일 Hempseed Oil
(비누화값: 0.135)

대마씨 오일이라고도 부른다. 햄프시드 오일과 햄프 오일에는 씨앗에 들어 있는 향정신성 약물 테트라하이드로칸나비놀이 없다. 정제 정도에 따라 연한 노란색에서 짙은 초록색을 띤다. 필수지방산이 많이 함유되어 있어 화장품 재료로 주로 쓰인다.

햄프시드 오일을 섞으면 피부에 영양을 공급하면서도 작은 거품이 나는 비누를 만들 수 있다. 어떻게 정제했느냐에 따라 유효 기간이 달라진다. 정제하지 않은 햄프시드 오일은 유효 기간이 짧아 3~6개월 정도밖에 사용하지 못한다. 반면에 정제한 햄프시드 오일은 12개월까지 사용 가능하다. 비누를 만들 때는 대개 햄프시드 오일을 20% 이하로 사용한다.

마카다미아 넛 오일 Macadamia Nut Oil
(비누화값: 0.194)

피부에 굉장히 부드럽고 무겁게 발리는 오일로 보습 효과가 강력한 크림 등에 쓰인다. 많은 사람이 비누와 화장품에 밍크 오일을 첨가하는 것을 꺼리므로 대신 마카다미아 넛 오일을 사용한다. 안정적이라 비누에 첨가하기 적합하지만, 많은 양의 거품을 내지는 않는다. 영양 공급과 수분 보충 기능이 뛰어나다. 비누의 단단함이나 거품에는 큰 도움이 되지 않으므로, 대개 10% 이하로 사용한다.

망고 버터 Mango Butter
(비누화값: 0.184)

망고 열매의 씨앗에서 추출한 오일이다. 씨앗에서 압출한 오일을 정제한 후 표백과 탈취 과정을 거치면 아이보리색의 부드러운 질감을 가진 망고 버터가 만들어진다. 유효 기간은 6개월에서 1년이다. 비누의 영양 공급 효능을 높여준다. 비누를 만들 때는 대개 망고 버터를 15% 이하로 사용한다.

메도우폼 오일 Meadow foam Oil
(비누화값: 0.120)

메도우폼 식물(학명 Limnanthes alba)에서 추출한 오일이다. 보기 드물게 거의 100%에 가까운 긴사슬지방산을 함유하고 있어 피부를 진정시키고 영양을 공급하는 효능이 매우 뛰어나다. 냉장고에 보관하면 3년까지 사용할 수 있다. 비누의 단단함이나 거품에는 큰 도움을 주지 않으므로 비누를 만들 때는 대개 20% 이내로 사용한다. 메도우폼 오일을 많이 사용하면 좀 더 물렁물렁하고 거품이 작게 나는 비누가 만들어진다.

올리브 오일 Olive Oil
(비누화값: 0.134)

올리브 오일은 다양한 등급으로 나누어져 판매되고 있는데, 비누를 만들 때 굳이 엑스트라 버진 올리브 오일을 고집할 필요는 없다. 대신 반드시 퓨

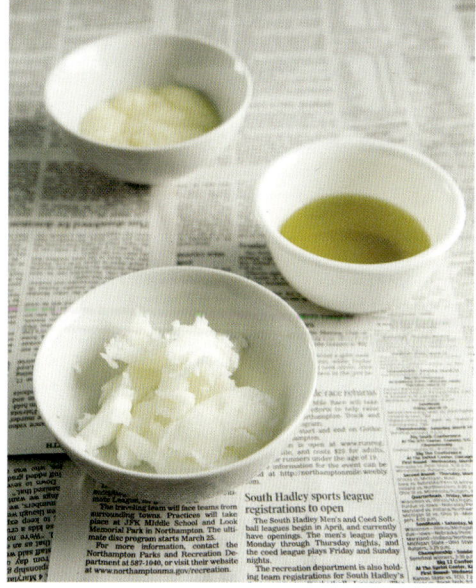

어 올리브 오일을 사용해야 한다. 일부 압출 방식은 화학 용매를 사용하기 때문에 자칫 완성된 비누에 화학 잔여물이 남을 수 있다. 이러한 화학 용매는 또한 트레이스가 만들어지는 과정을 가속화한다.

• **퓨어 올리브 오일**을 첨가하면 비누 제조 시간을 길게 늘릴 수 있다. 복잡한 스월 기술이나 다양한 색깔을 넣은 비누를 디자인할 때 적합하다. 또한 시나몬과 같이 촉진 효과가 있는 에센셜 오일과도 궁합이 잘 맞는다. 레시피에 퓨어 올리브 오일을 사용하라고 나와 있다면 절대 포마스 올리브 오일로 대체하지 않아야 한다. 포마스 올리브 오일을 넣으면 트레이스가 빨리 만들어진다.

• **포마스 올리브 오일**은 올리브 오일을 만들고 남은 찌꺼기에서 마지막으로 짜내어 만들어지는 오일이다. 비누화되지 않는 성분이 많이 들어 있으며, 트레이스 과정을 촉진한다고 알려졌다. 겹겹이 레이어드가 필요하거나 윗면에 질감을 더해야 할 때 등 비누를 더욱 빨리 식히기 위해 사용한다. 엑스트라 버진 올리브 오일로도 대체할 수 있지만 트레이스 속도가 늦어진다는 점을 고려해야 한다.

종류에 관계없이 올리브 오일은 모두 작은 거품이 나는 순한 비누를 만든다. 따라서 민감성 피부용 또는 아기용 비누를 만들 때 적합하다. 다른 오일과는 달리 올리브 오일을 100% 사용해 비누를 만들 수 있다. 갓 완성한 비누의 거품이 좀 미끈거리는 편이지만, 갈수록 아름답게 변하며 거품의 질도 나아진다.

주의할 점 | 라이트 올리브 오일은 비누 만들기에 적합하지 않다.

팜 오일 Palm Oil

(비누화값: 0.144)

야자수 나무에서 딴 과육으로부터 얻은 오일로, 비누를 만들 때 첨가하면 균일한 거품을 만들고 비누 제형을 더욱 단단하게 하며 제2의 거품제 역할을 한다. 코코넛 오일과 함께 사용하면 크고 단단한 거품을 만들 수 있다. 비누의 강도를 높여주는 성질 때문에 비누를 만들 때는 팜 오일을 25% 이하로 사용하는 것이 좋다. 정제와 표백, 그리고 탈취 과정을 거친 RBD refined, bleached, and deodorized 팜 오일을 준비하자.

팜 오일이 환경에 미치는 영향 때문에 팜 오일의 사용을 부정적으로 바라보는 시선도 있다(다음 장의 '지속가능한 방식으로 재배된 팜 오일이란?' 참조). 이 책에 나와 있는 레시피의 절반은 팜 오일을 사용하지 않는다. 물론 팜 오일은 비누 만들기에 더할 나위 없이 좋은 재료이지만, 꼭 필요한 준비물은 아니다.

팜 커넬 오일 Palm Kernel Oil

(비누화값: 0.178)

PKO라고도 불리는 팜 커넬 오일은 야자수 식물의 핵(견과류처럼 생긴 중심 부분)에서 얻은 것이다. 분말 형태로 판매되며 상온에서는 고체 상태를 유지한다. 포화지방산이 풍부해 단단하고 거품이 잘 나는 비누를 만드는 데 도움이 된다. 비누를 만들 때 팜 커넬 오일을 15% 이상 사용하면 트레이스가 만들어지는 속도가 빨라져 왁스로 만든 것처럼 잘 부러지는 비누가 만들어진다.

지속가능한 방식으로 재배된 팜 오일이란?

팜 오일은 남아시아 지역과 아프리카 지역의 몇몇 나라에서 재배된다. 갈수록 늘어나는 수요를 감당하려면 팜 오일 재배 농장으로 아주 많은 땅이 필요한데, 일부 양심 없는 농장들이 주변의 밀림과 이탄지泥炭地를 불법으로 훼손해 팜 오일을 재배하고 있다. 때문에 밀림에서 사는 오랑우탄과 다른 야생동물의 서식지가 점점 줄어들고 있다. 멸종 위기에 처한 야생동물의 서식지와 밀림 지역을 제외한 지역에서 재배한 팜 오일만이 지속가능한 팜 오일 인증Certified Sustainable Palm Oil, CSPO을 받아 판매되고 있다.

지속가능한 팜 오일 생산을 위한 협의회The Roundtable on Sustainable Palm Oil, RSPO은 CSPO 인증을 관리하는 역할을 하고 있다. 야생동물의 서식지를 보호하고 농약 사용과 불을 지펴 재배 농장을 일구는 행위를 자제하려는 노력을 기울이고 있다. 또한 국제 노동법 규정에 따라 재배 농장에서 일하는 일꾼들이 정당한 임금과 처우를 받도록 도움을 제공한다. 비누에 팜 오일을 첨가하고 싶지만 내가 쓰는 팜 오일이 환경에 심각한 피해를 주는 방식으로 제조된 것은 아닌지 걱정된다면, 구입처에 RSPO의 인증을 받은 팜 오일이 있는지 문의해보자.

복숭아씨 오일 Peach Kernel Oil

(비누화값: 0.178)

복숭아씨 오일에는 비타민 E가 풍부해 성인의 피부에 아주 좋다. 질감이 가볍고 대개 연한 무채색을 띤다. 코코넛 오일과 함께 사용하면 거품이 잘 나는 비누를 만들 수 있다. 하지만 비누의 단단함에는 큰 도움을 주지 않는다. 비누를 만들 때는 복숭아씨 오일을 25%까지 사용할 수 있지만, 일반적으로 적은 양을 쓴다.

미강 오일 Rice Bran Oil

(비누화값: 0.129)

쌀의 바깥 껍질인 쌀겨에서 추출한 오일로, 쌀겨에는 산화 방지제와 필수지방산, 그리고 비타민 E가 많이 들어 있다. 올리브 오일처럼 작고 순한 거품을 낸다. 따라서 올리브 오일 대신 사용하면 비누를 만드는 데 드는 총비용을 낮출 수 있다. 저온법 방식에서는 100%까지 사용할 수 있지만, 일반적으로 50% 이하의 비율로 사용한다.

홍화씨 오일 Safflower Oil

(비누화값: 0.135)

저렴하게 구할 수 있는 오일로 비누의 보습 기능을 강화하고 순하고 작은 거품을 낸다. 해바라기 오일이나 캐놀라 오일 대용으로 쓸 수 있다(먼저 비누 계산기를 이용해 필요한 양을 계산해야 한다). 기본적인 홍화씨 오일의 유통 기한은 1년으로 비교적 짧다. 따라서 더 오랫동안 보관할 수 있는 올레산이 들어간 홍화씨 오일을 추천한다. 비누를 만들 때는 대개 홍화씨 오일은 25%까지 사용한다.

시어 버터 Shea Butter

(비누화값: 0.128)

아프리카 시어 나무의 열매에서 채취한 것으로, 정제되지 않은 상태에서는 회색을 띠며 연기 냄새가 난다. 정제와 표백, 탈취 과정을 거치고 나면 하얀색의 크림과 비슷한 질감을 가지게 된다.

비누에 시어 버터를 섞으면 보습력이 한층 강화된다. 잘 알려진 재료인 만큼 시어 버터가 들어간 비누는 인기 있는 편이다. 시어 버터만 사용했을 때는 거품이 잘 나지 않고 트레이스가 빨리 만들어진다. 비누를 만들 때는 대개 시어 버터를 10% 이하로 사용한다.

콩 오일 Soybean Oil
(비누화값: 0.135)

　액체로 된 콩 오일과 수소를 첨가한 고체 콩 오일이 있다. 둘 다 비누의 영양 공급 기능을 강화한다. 저렴하기 때문에 비누 만들기 레시피에 자주 등장하나, 순하고 얇은 거품을 낸다. 유효 기간은 12개월까지이지만, 비누의 단단함에는 큰 도움이 되지 않는다. 비누를 만들 때는 대개 콩 오일을 50% 이하로 사용한다.

해바라기 오일 Sunflower Oil
(비누화값: 0.134)

　필수지방산과 비타민 E가 다량 함유되어 있어 피부에 영양을 공급하고 수분을 보충한다. 유효 기간이 짧으므로 냉장고 안에 보관하거나 더 오랫동안 사용할 수 있는 올레산이 들어 있는 해바라기 오일을 준비하는 것이 좋다. 올리브 오일과 팜 오일과 함께 쓰면 부드럽고 풍부한 거품을 낸다. 비누를 만들 때는 대개 해바라기 오일을 20% 이하로 사용한다. 20% 이상 사용하면 물컹물컹한 비누가 만들어질 수 있다.

스윗 아몬드 오일 Sweet Almond Oil
(비누화값: 0.136)

　독성이 있는 비터 아몬드(학명 Prunus amygdalus var. amara)가 아닌 먹을 수 있는 아몬드(학명 Prunus amygdalus var. dulcis)에서 채취한 오일로 식용 가능한 오일이다. A와 E, B6 등 여러 비타민을 함유하고 있다. 피부에 수분과 영양을 공급하지만, 완성된 비누의 단단함은 떨어진다. 비누를 만들 때는 대개 스윗 아몬드 오일을 25% 이하로 사용하며 유효 기간은 9~12개월이다.

오일 대신 동물성 지방 사용하기

　비누를 만들 때 식물성 지방 대신 정제된 동물성 지방을 선호하는 사람이 많은데, 특히 가축을 기르는 솝퍼들이 그렇다. 지난 수백 년간 비누를 만들 때 동물성 지방도 사용해왔는데, 굉장히 단단하며 순하고 미끌미끌한 거품을 내는 하얀 비누를 얻을 수 있다. 각각 소와 돼지에서 채취한 지방인 우지와 돼지기름이 가장 흔히 쓰이며, 곰과 비버로부터 채취한 특이한 지방을 사용하는 솝퍼도 있다.

　종류와 관계없이 모든 동물성 지방을 비누에 첨가할 수 있다. 다만 식물성 오일과는 비누화값에서 조금 차이가 있다. 동물성 지방은 일반적으로 0.134에서 0.141의 범위 안에 들어간다. 이 범위를 벗어나는 예외도 있는데, 라놀린의 비누화값은 0.075이고 밍크 오일의 비누화값은 0.160이다. 비누를 만들 때는 사용하는 모든 오일의 정확한 비누화값을 측정하거나 비누 계산기를 활용하는 것이 좋다. 비누화값의 아주 작은 오차 때문에 오일을 비누로 만들기 위해 필요한 수산화나트륨의 양을 완전히 엉터리로 계산할 수 있기 때문이다.

견과류 알레르기 고려하기

　다른 사람이 쓸 비누를 만들 때는 특히 견과류 알레르기에 주의해야 한다. 알레르기 증상의 정도에 따라 견과류에서 채취한 오일(과 제5장에 나올 각질 제거를 위한 견과류 껍데기 분말) 때문에 심각한 건강상의 문제가 발생할 수 있다. 그러니 판매용 비누의 경우 소비자가 비누 안에 무엇이 들어 있는지 정확하게 알 수 있도록 반드시 캐리어 오일과 안료를 섞기 위해 사용한 오일 등 모든 재료를 읽기 쉽게 표기해야 한다. 아래에는 가장 많이 사용되는 오일 중 사람에 따라 알레르기 증상을 유발할 수 있는 것들이 나와 있다.

- 아몬드 오일
  (스윗 아몬드 오일)
- 헤이즐넛 오일
- 마카다미아 넛 오일
- 땅콩 오일
- 호두 오일

미국 식품의약청이 지정한 관련 규범

상표에 표기된 내용과 사용 목적에 따라 식물성 산물은 음식이나 건강보조식품, 약물, 그리고/또는 화장품으로 분류된다. 거의 모든 식물성 산물을 비누에 첨가할 수 있지만, 미국 식품의약청은 이러한 제품의 사용 용도에 대한 규범을 정해놓고 있다. 허브를 비롯해 클레이와 같은 첨가제를 넣으면 아름다운 색깔의 비누를 만들 수 있지만, 많은 허브와 첨가물의 경우 치료제 또는 보조제 목적으로는 사용할 수 있지만 안료로 사용하는 것은 금지되어 있다.

예를 들어 스피룰리나를 첨가하면 초록색의 비누를 만들 수 있다. 하지만 미국 식품의약청은 스피룰리나를 사탕과 껌, 그리고 당과 제품의 안료로만 사용하도록 허용하고 있다. 개인적인 용도로 사용할 초록색 비누를 만들기 위해 스피룰리나를 쓰는 것은 괜찮다. 하지만 판매를 위해 만든 비누의 경우 색을 내기 위함이 아닌 치료 효능을 위한 목적으로만 스피룰리나를 첨가할 수 있다.

사전에 재료에 대한 미국 식품의약청의 관련 규범과 재료가 가지고 있는 자연적인 치유 효능을 확인해야 상품 표기와 관련한 법을 제대로 지킬 수 있다. 제품 상표에 '가온'이나 '치료', 또는 '노화 방지'라는 문구가 들어가는 경우 미국 식품의약청이 제정한 규범 중 화장품이 아닌 의약품 관련 내용을 반드시 따라야 한다.

흔히 쓰이는 첨가물

비누에 색을 넣거나 특정 성질을 더하고 완성된 제품의 상업성을 높이기 위해 수십, 아니 수백 가지의 허브와 미네랄, 식물, 그 외 재료들을 첨가할 수 있다. 이 책에 담긴 레시피에서는 다음의 천연 첨가물을 자주 사용한다.

- **클레이**는 비누에 특유의 색을 더하는 용도(p.48 '색에 대한 모든 것'과 p.51 '클레이로 비누에 색 더하기' 참조)로 쓰인다. 클레이의 종류에 따라 비누에 '드래그'(부드러운 각질 제거의 기능) 성질을 더하거나 '슬립'(미끌미끌한 촉감) 성질을 더한다. 클레이를 넣은 비누는 면도용으로 매우 적합하지만, 클레이 비누를 처음 쓰는 사람은 다소 생소하다고 느낄 수 있다. 뿐만 아니라 클레이는 냄새를 가리는 기능이 뛰어나다. 따라서 아무런 냄새가 나지 않는 비누를 만들 때 클레이를 활용하면 좋다. 하지만 에센셜 오일의 향기가 남아 있는 비누를 만들 때는 클레이를 피해야 한다.

- **커피 분말**은 각질 제거 기능이 뛰어난 비누를 만들 때 사용한다. 원두를 원하는 크기로 갈아서 사용하면 된다. 각질을 확실하게 제거하는 비누를 만들고 싶다면 알갱이가 굵은 커피 분말을 넣어보자. 반면에 좀 더 부드럽고 순한 각질 제거 비누를 원한다면 곱게 간 에스프레소 분말이 제일 좋다. 먼저 커피 분말로 커피를 내린 다음 비누에 첨가해야 완성된 비누에 갈색이 번지는 것을 막을 수 있다.

- **진정 효과가 뛰어난 콜로이달 오트밀**은 오래전부터 목욕 첨가제로 쓰여왔다. 입자가 아주 곱고 매우 부드럽기 때문에 완성된 비누 안에서 까끌거림이 아주 살짝 느껴진다. 일반적으로 약간의 회색을 띤다. 콜로이달 오트밀은 트레이스가 만들어지는 과정을 촉진하는데, 미리 물에 섞어서 사용하면 이를 방지할 수 있다.

- **꿀**은 비누에 첨가하기에는 꽤 까다로운 천연재료이지만, 그 효능은 매우 뛰어나다. 항균 작용과 보습 기능이 탁월하다고 알려졌다. 일반적으로 당이 들어간 재료는 비누의 거품을 풍성하게 한다. 당을 사용하면 만족스러운 기능의 비누를 만들 수 있지만, 몇 가지 주의해야 할 점도 있다. 당과 수산화나트륨이 만나 반응하면 과도한 열이 발생하므로 젤화 단계가 빠르게 진행될 수 있다. 또한 비누 표면에 땀처럼 물이 맺히거나 비누가 갈라지기도 하고 열로 인해 비누 한가운데 커다란 구멍이 생길

수도 있다. 심한 경우 몰드 안의 비누액이 화산처럼 폭발하기도 한다. 꿀을 사용해 비누를 만들 때는 먼저 가성소다 수용액과 오일을 38℃ 이하에서 섞는다. 트레이스가 만들어지면 꿀을 넣은 다음 핸드 블랜더를 짧게 여러 번 작동해 비누액과 잘 섞는다. 비누가 완성되고 나면 과열되지 않도록 바로 냉장고나 냉동실 안에 넣어 식힌다.

• **옥사이드과 안료**는 이 책에 자주 등장하는 재료로, 비누에 색을 더하기 위해 쓰인다. 마른 분말 형태의 옥사이드과 안료를 스윗 아몬드 오일 또는 미강 오일과 같은 가벼운 오일과 섞은 후 비누액에 넣으면 더욱 잘 혼합할 수 있다. 옥사이드과 오일은 1:3의 비율로 섞는 것이 일반적이다. 숟가락을 이용해 안료와 오일을 섞어도 상관없지만, 라떼 거품기와 같은 미니블랜더가 있으면 녹지 않은 안료 덩어리가 생기지 않아 편리하다. 여분의 안료는 냉장고 안에 보관하고 한 달이 지나면 버려야 한다(다음 쪽에 옥사이드과 안료에 관련된 내용이 나와 있다).

• **소금**은 두루두루 활용할 수 있는 첨가물로, 굉장히 딱딱하고 하얀 비누를 만든다. 미네랄이 풍부한 천일염은 비누를 만들 때 가장 흔히 쓰이는 재료로 상품 가치를 높이는 데도 도움이 된다. 소금을 넣으면 거품이 확 줄어들므로 코코넛 오일과 같이 세정력이 강하고 거품도 잘 내는 오일을 넣어 균형을 맞추어야 한다. 각질 제거 효과가 있는 까슬까슬한 비누를 만들려면 트레이스 상태의 비누액이나 가성소다 수용액(p.77 '도장을 찍은 100% 캐스틸-소금 비누' 참조)에 소금을 넣으면 된다. 소금을 넣은 비누를 만들 때는 칸이 나누어져 있는 격자 몰드가 적합하다. 직사각형 몰드를 사용하면 안 그래도 딱딱하고 잘 부러지는 비누라서 더 쉽게 망가질 수 있다.

• **터서 실크**는 들누에로부터 얻은 아주 가늘고 부드러운 섬유로 이루어졌으며, 비누를 만들 때 첨가하면 미끄럽고 부드러운 거품이 난다. 때문에 비누에 반드시 터서 실크를 넣는 숍퍼들도 있다. 아주 적은 양의 섬유 한 꼬집을 수산화나트륨을 섞지 않은 물에 넣는다. 수산화나트륨을 실크 위에 부은 다음 계속해서 젓는다. 용액을 저으면 섬유가 녹기 시작하는데, 모두 녹고 난 후 나머지 레시피를 그대로 진행한다. 완성된 비누의 겉모습에 큰 변화를 주지 않으므로 어떤 레시피에도 추가할 수 있다.

• **호두 분말**은 스킨케어 제품에 첨가하는데 특히 세안용 비누를 만들 때 빠져서는 안 되는 훌륭한 재료다. 색이 번지지 않는 편이며, 완성된 비누에서는 갈색의 아주 작은 부스러기처럼 보인다.

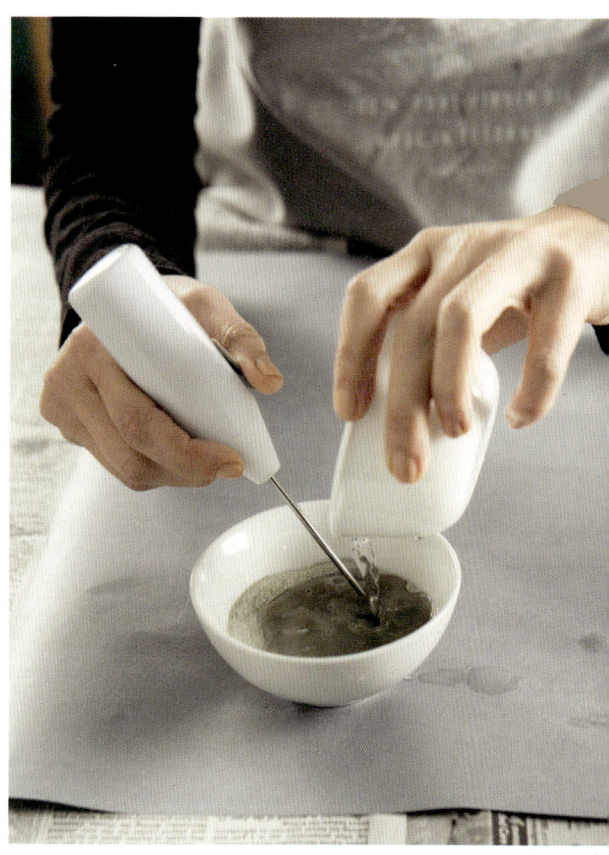

미니블랜더를 사용해 클레이를 비롯한 다른 첨가물을 균일하게 섞은 후 비누액을 넣는다.

허브 추출물 사용하기

허브 추출물은 식물에서 얻은 항산화물질과 비타민을 비누에 더할 수 있는 아주 유용한 재료다. 비누 만들기에 사용되는 추출물은 오일이나 물에 섞는 액체 형태로 허브의 유효 성분이 농축되어 담겨 있다. 팅크처tincture와 베이킹용 추출물과 같이 알코올에 섞어 사용하는 추출물은 비누를 만드는 과정에서 위험하거나 심각한 반응을 일으킬 수 있으므로 피해야 한다. 오일에 섞는 추출물 중 일부는 안료로도 활용할 수 있어 합성염료 없이도 비누에 알록달록한 색을 입힐 수 있다.

추출물은 재료를 우리거나 달여서 만든다. 누구나 손쉽게 재료를 우리거나 달일 수 있는데, 재료를 우리는 두 가지 방식은 약간 다를 뿐 비슷하다. 데콕션(달인물)을 만들려면 매우 뜨거운 액체에 허브를 담근 다음 잠시 동안 둔다(p.50 '비누에 색을 더하는 허브 인퓨즈 오일 만들기' 참조). 보통 잎과 같은 식물의 부드러운 부분을 우린다. 나무껍질이나 씨앗과 같이 무겁고 딱딱한 재료는 유효 성분이 충분히 우러나도록 더 오랫동안 끓여야 한다. 끓인 물을 체에 걸러 재료를 건져내고 남은 액체가 바로 데콕션이다.

비누를 만들 때는 반드시 제빵용 추출물이 아니라 허브 성분이 충분히 들어 있는 식물 추출물을 사용해야 한다. 제빵용 추출물은 대부분 알코올에 녹여 사용하므로 비누를 만드는 과정에서는 절대 쓰면 안 된다. 저온법 비누에 식물 추출물을 넣으면 치료와 항산화 효능을 강화하고 상품성을 높이는 데 도움이 된다.

추출물이 비누화 과정을 거치는 동안 주성분을 그대로 유지하려면 묽은 트레이스에 추출물을 넣어야 한다. 하지만 이러한 방법이 추출물의 좋은 성분을 끝까지 유지하는 데 도움이 되는지에 대한 숍퍼들의 의견이 분분하다. 때문에 많은 숍퍼가 고온법 과정에서 추출물을 넣거나 섬세한 추출물이 활성화된 수산화나트륨에 노출되지 않도록 아예 새로운 비누액을 만들기도 한다. 추출물을 사용하는 주된 이유가 비누에 색깔을 더하기 위함이라면 (p.52~p.53 '비누에 더할 수 있는 허브와 첨가물' 참조) 굳이 허브의 좋은 점을 유지하기 위해 노력하지 않아도 된다.

추출물은 유효 성분보다 훨씬 더 강력하므로 더 적게 사용해도 효과를 볼 수 있다. 주로 트레이스 단계에서 첨가한다. 이 책에 실린 레시피 중 일부는 가성소다 수용액을 독특한 방법으로 응용하기 위해 차를 사용하는데(p.67 '비누에 색을 더할 차 사용하기' 참조), 이는 추출물을 넣는 것과는 다른 방법이다.

색에 대한 모든 것

비누에 색을 더하기 위해 다양한 재료를 쓸 수 있다. 그중 FD&C 염료(식용안료), 안료와 옥사이드, 클레이, 그리고 천연 허브 추출물을 가장 많이 쓴다.

• **FD&C** Food, Drugs and Cosmetics **염료**는 인공안료로 미국 식품의약국으로부터 음식과 약품, 그리고 화장품에 한해 사용하도록 허가를 받았다. FD&C 염료는 일반적인 음식(예를 들어 양식한 연어나 선명한 색의 사탕 등)이나 여러 브랜드에서 나온 비타민, 립스틱이나 아이섀도와 같은 화장품에 쓰인다. 랩컬러스LabColors를 포함해 다양한 이름으로 판매되는데 재미있고 화려하며 다양한 색깔을 만든다. 하지만 FD&C 염료는 천연안료가 아니므로 이 책에 소개된 레시피에서는 사용하지 않는다.

• **안료와 옥사이드**는 자연에서 얻어 실험실에서 제조한 안료를 가리킨다. 자연에서 얻은 재료 안에는 당연히 불순물이 들어 있기 때문에, 안료와 옥사이드는 중금속과 납 등 위험한 물질이 남아 있지 않도록 깨끗하고 안전하게 정화하는 과정을 반드시 거쳐야 한다. 대부분의 실험실에서는 이러한 과정을 거치는 대신 사람의 손으로 순수 안료를 만든다. 이렇게 만들어진 인공안료는 중금속을 제외한 자연에서 얻은 것과 화학 조성이 똑같다. 때문에 안료와 옥사이드은 '천연' 또는 '천연과 똑같은' 안료로 여겨진다. 빛에 색이 바래지 않고 일정하게 유지되어 비누 안에 첨가했을 때 번지지 않는다.

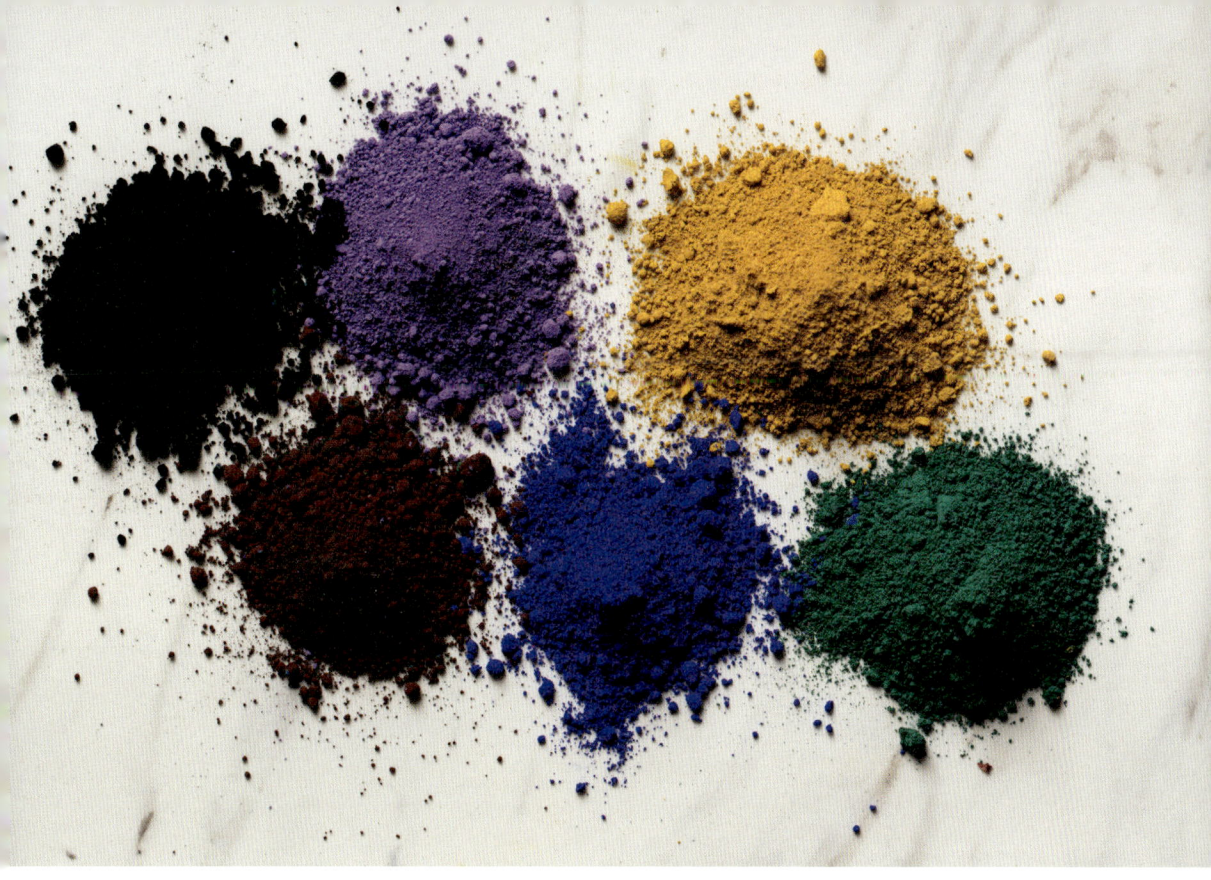

• **클레이**는 엄밀히 말해 정화한 흙이라고 할 수 있다. 자연에서 얻을 수 있는 천연 광물자원으로 아주 고운 입자의 규산염과 티타늄과 마그네슘, 구리, 아연, 알루미늄, 칼슘, 칼륨, 니켈, 망간, 리튬, 나트륨, 그리고 철과 같은 미량 무기질로 이루어져 있다. 토양과 물, 날씨 등에 영향을 받으며 출처에 따라 색깔과 종류가 매우 다양하다. 미국의 경우 토지관리국과 미국지질조사국이 관리하고 허가하는 장소에서 클레이를 추출한다. 추출한 클레이를 햇빛에 잘 말려 아주 작은 입자로 간 다음 세균 번식을 막기 위해 열과 오존 가스 처리를 거친다. 일부 클레이는 감마선을 사용하여 살균 처리한다. 따라서 뒤뜰에 있는 흙을 캐서 사용하는 것은 바람직하지 않다. 제대로 된 살균 작업을 거치지 않았기 때문이다. 찰흙이나 진흙 등 미용 목적으로 만들어지지 않은 클레이 역시 사용하지 않아야 한다.

• **허브 인퓨즈 오일**은 비누에 색을 더할 때 사용하는 방법으로, 이러한 목적으로 사용해도 좋다는 미국 식품의약청의 허가를 받지는 않았다(p.46 '미국 식품의약청이 지정한 관련 규범' 참조). 시간이 지나면 색이 옅어지거나 햇빛에 노출되면 색이 바래는 허브도 있다. 어떤 허브를 사용하느냐에 따라 색의 지속 기간이 다르다. p.52~p.53에 비누를 만들 때 더할 수 있는 허브와 첨가물에 대한 자세한 내용이 나와 있다.

비누에 색을 더하는 허브 인퓨즈 오일 만들기

천연 허브나 안료로 비누에 색을 내려면 미리 계획해야 하는데, 종종 몇 주에 걸친 사전 준비가 필요한 경우도 있다. 비누를 만들 때 첨가하는 오일이 가지고 있는 본연의 색과 에센셜 오일(향을 내기 위해 사용한다)의 색 모두 완성된 비누의 색에 영향을 미친다. 따라서 오일이 가지고 있는 색이 밑바탕이라고 생각하고 그 위에 원하는 색을 덧입히면 된다. 예를 들어 저온법 비누에 자초(알카넷 뿌리) 인퓨전을 넣으면 대개 회색과 보라색, 그리고 파란색이 섞인 아름답고 오묘한 빛이 만들어진다. 하지만 오렌지 10x라는 주황빛의 고농축 에센셜 오일을 섞으면 비누의 색깔이 보기 싫은 초록색으로 변한다.

오일에 허브를 우리는 방법은 간단하다. 효모나 곰팡이균, 또는 세균으로 인해 완성된 비누가 오염되는 것을 방지하기 위해 완전히 말린 허브를 사용하는 것이 좋다. 선명한 색을 내기 위해 대부분의 숍퍼는 약 113g(4온스)의 오일당 적어도 2큰술의 허브를 넣는다. 개인적으로 나는 오일 약 28g(1온스)당 1큰술의 허브를 사용한다. 호호바 오일이나 올리브 오일과 같이 유효기간이 긴 오일을 사용하자.

허브 인퓨즈 오일을 만드는 방법으로는 여러 가지가 있다. 인퓨즈 오일은 냉장 보관이 가능하므로 마음에 드는 오일이 있으면 언제든지 바로 활용할 수 있도록 많은 양을 미리 만들어두자. 4분의 1에서 반 컵 정도의 양이면 충분하다.

가스레인지를 사용하여 오일에 우려내기

이 책에 실린 레시피가 권장하는 방법으로, 열을 가하지 않고 우려내는 것보다 훨씬 빠르게 원하는 결과를 얻을 수 있다. 이중냄비의 윗부분에 허브와 오일을 넣고 허브가 푹 잠기도록 잘 젓는다. 오일을 중간 불(49℃ 정도)로 끓인 후 냄비 아랫부분에 있는 물이 4시간 정도 푹 끓게 놔둔다. 20분마다 허브를 젓는다.

기록으로 남겨라

반복해서 만족스러운 결과를 얻으려면 비누를 만드는 모든 과정을 꼼꼼하게 기록으로 남겨야 한다. 특히 천연안료와 같이 식물과 관계된 재료를 사용할 때는 더욱 그렇다. 다음과 같은 정보를 기록해두면 도움이 된다.

- 허브/향신료/차/클레이/안료의 이름
- 인퓨전을 만든 날짜
- 비누액의 일련 번호
- 허브의 상태(건조 상태/신선도/분쇄 여부)
- 기상 상태
- 사용한 오일
- 허브/향신료/차/클레이 중 사용한 부분
- 인퓨전을 만든 과정
- 오일과 인퓨전의 양
- 보관 상태
- 인퓨전을 거른 날짜와 과정
- 최종적으로 완성된 오일의 양
- 기타 의견

가스레인지를 켜둔 채 자리를 비우지 않도록 주의한다. 오일이 너무 뜨거워지면(54~60℃) 허브가 타버릴 수 있다. 좋지 않은 냄새가 나고 인퓨전의 색깔이 갈색으로 변한다.

인퓨즈 오일을 촘촘한 체에 걸러 허브를 제거한다. 얇은 면천으로 남아 있는 허브 찌꺼기를 거른다. 아주 작은 허브 입자는 커피 필터를 활용해 거른다. 색이 진한 오일을 깔때기로 깨끗한 병에 담은 후 냉장고에 보관한다.

- **다른 방법**: 말린 허브를 열을 가해 봉인할 수 있는 티백에 반쯤 차도록 넣는다(오일이 섞일 수 있는 충분한 공간을 남겨두어야 한다). 이중냄비에 부은 오일 안에 티백을 넣는다. 한 번에 여러 인퓨전을 만드는 경우 뚜껑이 있는 유리병에 오일을 담아 각각 티백을 넣는다. 오일은 뚜껑에 닿을 정도로 가

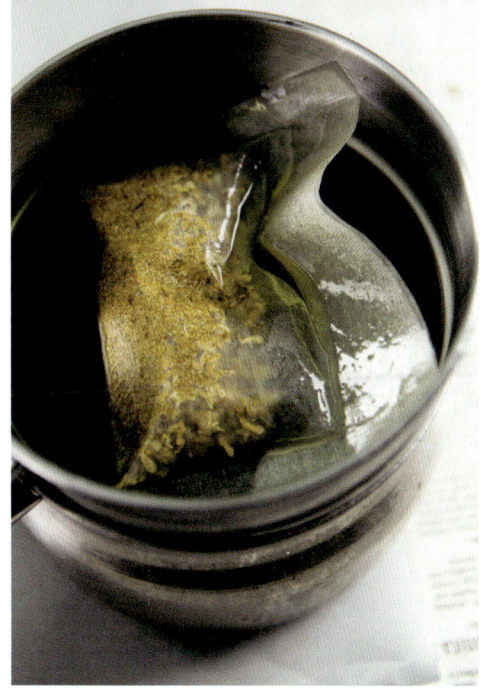

열을 가해 봉인할 수 있는 티백으로 간편하게 허브를 오일에 우릴 수 있다.

득 부어야 한다. 뚜껑을 잘 닫은 후 뜨거운 물을 받은 그릇 안에 4시간 동안 넣어 놓는다. 물이 식지 않도록 미지근한 열을 가하는 것이 좋다. 병을 그릇 안에 넣어둔 채 자리를 비우지 않도록 주의한다.

열을 가하지 않고 오일에 우려내기

허브를 작은 유리병에 담고 그 위에 오일을 붓는다. 뚜껑을 닫은 후 4~6주 동안 보관한다. 일주일 간격으로 허브에 곰팡이가 피거나 뚜껑 밑면에 물방울이 생겼는지 확인한다. 조금이라도 축축하거나 습기가 있다면 뚜껑을 소독용 알코올과 깨끗한 종이 타월로 닦는다. 4~6주가 지나면 오일을 촘촘한 망에 거른 후 얇은 면천이나 커피 필터로 다시 한 번 걸러 남아 있는 찌꺼기를 모두 제거한다.

인퓨즈 오일 보관하기

이 책에 실린 레시피 대부분은 몇 작은술 정도의 소량의 인퓨즈 오일을 사용한다. 하지만 필요할 때마다 적은 양의 인퓨즈 오일을 만들려면 번거로우므로 한 번에 1~2큰술 정도의 양을 만들어두자. 쓰고 남은 오일은 다른 비누를 만들 때 사용할 수 있다. 따라서 비누를 많이 만드는 편이라면 4분의 1컵 혹은 그보다 많은 양의 인퓨즈 오일을 준비해두면 필요할 때 유용하게 쓰인다.

우리는 방법과 상관없이 인퓨즈 오일은 냉장 보관해야 한다. 그래야 체에 거른 후에도 남아 있는 허브 찌꺼기에서 곰팡이나 세균이 번식하는 것을 막을 수 있다. 오일이 썩지 않도록 비타민 E 오일(토코페롤)이나 로즈마리 오일 추출물 ROE, 또는 자몽씨 추출물 G.S.E 등을 넣는 숍퍼도 있지만, 이러한 오일은 항산화 물질을 풍부하게 함유하고 있지만 실질적인 방부제 역할은 하지 못한다. 따라서 산패를 막을 수는 있지만 곰팡이나 세균을 예방하기에는 부적절하다. 인퓨즈 오일은 6개월 안에 사용해야 한다.

시중에는 리쿼파 오일, 리쿼파 옵티마, 리쿼파 PE, 그리고 페노니프와 같이 오일에 섞어 사용하는 합성 방부제(이소프로필파라벤, 이소부틸파라벤, 부틸파라벤)가 나와 있지만, 개인적으로 한 번도 이러한 방부제를 사용할 필요를 느끼지 못했다. 곰팡이가 필 가능성이 낮을뿐더러 냉장 보관으로도 충분히 곰팡이와 세균 증식을 예방할 수 있다.

클레이로 비누에 색 더하기

저온법 비누를 만들기 위해 클레이를 사용할 때는 클레이가 전체적인 과정에 미치는 영향을 잘 고려해야 한다. 클레이는 분말 형태이므로 비누액을 섞거나 건조하는 과정에서 수분을 빨아당긴다. 클레이를 넣으면 트레이스가 빨리 만들어지므로 바로 몰드에 부을 준비가 되어 있어야 한다. 무늬와 디자인을 그려 넣을 시간 역시 줄어든다.

클레이의 종류에 따라 수분 흡수량이 다르다. 따라서 클레이를 넣은 비누를 만들 때는 적은 양으로 테스트를 한 다음 적정량을 만들어야 한다.

클레이 추가하기

크게 두 가지 방법으로 저온법 비누에 클레이를 쉽고 간단하게 추가할 수 있다. 이 책에 소개된 레시피는 다음의 방법으로 클레이를 추가한다.

레시피를 시작하기 4시간 전에 필요한 양의 클레이와 물을 미니블랜더로 섞는다. 일반적으로 물과 클레이는 3:1의 비율로 섞는 것이 적절하다. 클레이가 너무 빨리 물을 흡수한다면 혼합물이 액체 형태(케이크 반죽과 빵 중간 정도로)를 유지할 때까지 물을 더 넣는다. 에센셜 오일을 넣기 전에 걸쭉한 혼합물을 비누에 붓고 잘 섞는다.

수산화나트륨과 물을 섞기 전에 먼저 클레이를 물에 넣는 방법도 가능하다. 수산화나트륨과 물이 만나 발생하는 열 때문에 묽은 트레이스에 클레이를 넣을 때보다 비누액의 색이 짙으므로, 처음에는 클레이의 반만 사용하는 것이 좋다.

이와 같은 방법의 경우 클레이 안에 있던 소량의 모래와 자갈이 혼합물 바닥으로 떨어질 수 있으므로 가성소다 수용액과 클레이 용액을 비누에 붓기 전에 커피 필터를 덧댄 스테인리스스틸 소재의 체에 걸러 찌꺼기를 제거한다. 비누액의 가속화가 일어날 수 있으니 주의해야 한다.

비누에 더할 수 있는 허브와 첨가물

노란색 / 초록색

올리브잎 분말 Olive leaf powder

● 노란색/초록색

비누 약 454g(1파운드)당 2작은술. 햇빛에 노출되면 색이 옅어진다.

컴프리 분말 Comfrey powder

● 연한 초록색

비누 약 454g(1파운드)당 2작은술. 젤화 단계를 거치면 색이 더욱 선명해진다. 햇빛에 노출되면 색이 아주 옅어진다.

네틀잎 분말 Nettle leaf powder

● 초록색

비누 약 454g(1파운드)당 2작은술. 아름다운 초록색을 띠지만 햇빛에 노출되면 색이 바랜다. 하지만 다른 천연 초록색보다 오래가는 편이다.

스피룰리나 분말 Spirulina powder

● 진한 초록색

비누 약 454g(1파운드)당 2작은술. 뜨거운 젤화 단계를 거치면 색이 더욱 선명해지지만, 햇빛에 노출되면 색이 아주 옅어진다.

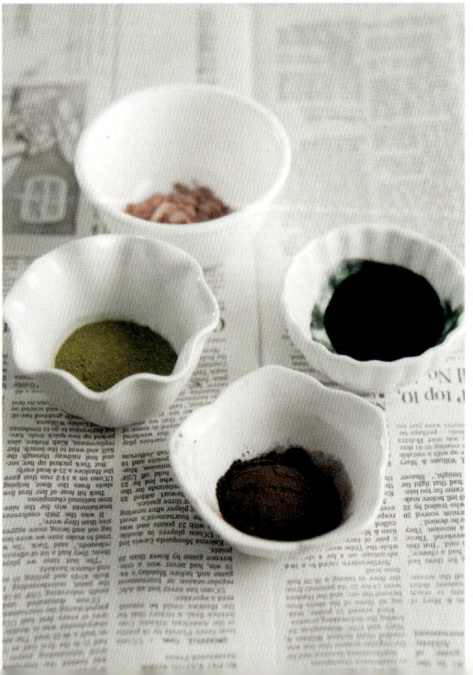

파란색 / 보라색

쪽 분말 Indigo powder

- 파란색/회색

비누 약 454g(1파운드)당 2작은술. 분산된 분말 형태(p.55 사진 참조)로 사용하거나 오일을 넣지 않은 뜨거운 가성소다 수용액에 섞어서 사용한다.

자초(지치) 분말 Alkanet root powder

- 보라색/회색

비누 약 454g(1파운드)당 2작은술. 인퓨전 또는 분산된 분말 형태로 사용한다. 인퓨전은 시간이 지나면 색깔이 옅어지지만, 분산된 분말 형태는 색이 더 선명하게 유지된다.

노란색 / 주황색 / 붉은색

오렌지 에센셜 오일 Orange essential oil

- 연한 노란색

비누 약 454g(1파운드)당 약 23g(0.8온스). 햇빛에 노출되면 색이 옅어진다.

아나토 Annatto

- 선명한 주황색

비누 약 454g(1파운드)당 2작은술. 햇빛에 노출되면 색이 어느 정도 옅어지지만, 진한 인퓨전을 넣으면 색을 더욱 선명하게 유지할 수 있다.

파프리카 Paprika

- 붉은색/주황색

비누 약 454g(1파운드)당 2작은술. 인퓨전을 넣을 때는 비누 약 454g(1파운드)당 4작은술. 작은 반점들이 박혀 있는 것처럼 보인다. 시간이 지나면 반점에서부터 색깔이 점점 번진다.

로즈 클레이 Rose clay

- 장밋빛 분홍색

비누 약 454g(1파운드)당 2작은술. 오일 대신 정제수에 풀어서 사용한다. 색이 옅어지지 않고 오랫동안 잘 유지된다.

꼭두서니 뿌리 분말 Madder root powder

- 진한 붉은색

비누 약 454g(1파운드)당 2작은술. 인퓨전 또는 분산된 분말 형태로 사용한다.

갈색

야로우(서양톱풀) 분말 Yarrow powder

- 노란색/황토색

비누 약 454g(1파운드)당 2작은술. 분산된 분말을 트레이스에 넣는다. 또는 좀 더 선명한 노란색을 만들려면 건조된 분말을 가성소다 수용액에 넣고 우려 사용한다.

코코아 분말 Cocoa powder(카카오 분말로 대체 가능)

- 진한 갈색

비누 약 454g(1파운드)당 2작은술. 젤화 단계를 거치거나 공기에 노출되면 색이 더욱 선명해진다.

뒤에 나오는 색색의 비누들은 분말 형태의 첨가물과 오일을 1:3의 비율로 혼합해 만든 것이다(p.50 '비누에 색을 더하는 허브 인퓨즈 오일 만들기' 참조). 트레이스 상태에서 안료를 넣은 후 젤화 단계를 거쳤다. 위 비율로 재료를 혼합하면 사진과 같은 색깔의 비누를 만들 수 있으므로, 원하는 만큼 안료의 양을 늘리거나 줄여서 완성된 비누의 색을 조절하자. 일부 비누의 경우 처음에는 색이 거칠고 선명하지 않지만 시간이 지나면 뚜렷해진다.

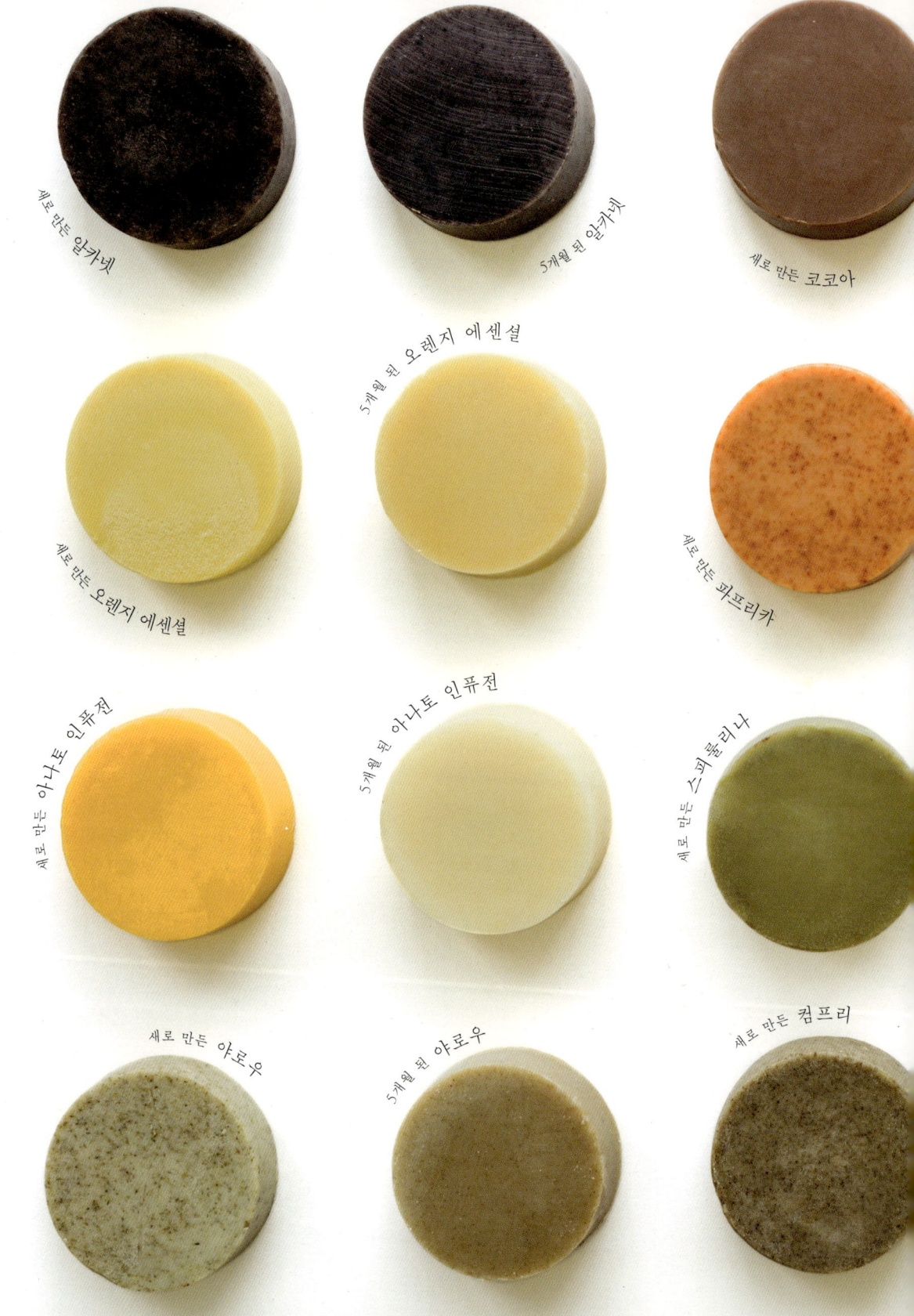

• **순도** 양심 없는 일부 판매자가 더 많은 이윤을 남기기 위해 값비싼 에센셜 오일에 인공 향을 집어 넣거나 묽게 희석하는 경우가 종종 있다. 가스 크로마토그래피나 질량 분석 등을 통해 에센셜 오일의 순도를 확인할 수 있는 판매처에서 구입해야 안전하나.

• **안정성** 에센셜 오일은 손상되기 쉽다. 특히 pH 레벨이 14까지 올라가는 비누 만들기 작업 과정은 에센셜 오일이 살아남기에는 부적합한 환경이다. 쉽게 향이 날아가는 감귤 오일을 비롯한 일부 시트러스계 오일은 너무 약해 저온법 과정을 견디지 못한다.

에센셜 오일로 비누에 향을 내려면 에센셜 오일을 조화롭게 혼합해 오랫동안 비누에 남아 있는 향을 만드는 등 추가적인 단계가 필요하다. 예를 들어 쉽게 향이 날아가는 라임 에센셜 오일과 좀 더 묵직한 레몬그라스 에센셜 오일을 섞으면 완성된 비누에 향이 남는다. 오렌지 5x 또는 오렌지 10x와 같이 재증류한 오일은 더욱 강력한 에센셜 오일을 만들기 위해 여러 번의 증류 과정을 거쳤음을 의미한다.

에센셜 오일 혼합하기

휘발성이 강한 에센셜 오일은 향이 공기 중으로 빨리 날아간다. 여러 에센셜 오일을 혼합하면 오랫동안 향을 지속할 수 있고 각 에센셜 오일이 가지고 있는 향을 한층 더 강조할 수 있다. 사람에 따라 매력적이라고 느끼는 향이 다르므로 에센셜 오일을 혼합해 쉽고 재미있게 나만의 향을 만들어보자.

에센셜 오일을 혼합하기 전에 먼저 에센셜 오일의 화학적 성질을 이해할 필요가 있다. 톱, 미들, 그리고 베이스 또는 바텀 노트를 고려해서 에센셜 오일을 섞어야 하는데, 성공적인 혼합물에서는 각 노트의 향기를 모두 맡을 수 있다. 일반적으로 가벼운 향인 톱 노트는 빨리 날아가는 편이다. 향기의 첫인상을 결정하며 레몬이나 레몬그라스와 같은 감귤류 과일 향 또는 페퍼민트 향이 주로 쓰인다.

미들 노트는 향수의 심장이자 중심이다. 톱 노트가 날아간 후에 서서히 풍기며 좀 더 달콤한 향에 가깝다. 대개 미들 노트로 라벤더와 캐모마일, 일랑일랑과 같은 꽃향기를 많이 쓴다.

베이스 노트는 향수 전체를 아우르는 향으로 깊고 묵직하다. 혼합물이 얼마나 잘 섞였는지를 나타내는 척도라고 볼 수 있다. 보통 향수를 뿌린 지 30분이 지나서야 패츌리와 샌들 우드와 같이 풍부하고 진한 베이스 노트의 향을 맡을 수 있다.

에센셜 오일을 혼합할 때는 전체적인 향을 고려해야 한다. 통통 튀는 감귤류의 과일 향은 빨리 날아가므로 로즈 제라늄과 같은 미들 또는 베이스 노트를 섞어 향의 깊이를 더하는 것이 좋다. 반면에 패츌리처럼 진한 향의 경우 달콤한 꽃 향이나 경쾌한 감귤류의 과일 향으로 전체적인 균형을 잡을 수 있다.

에센셜 오일을 혼합하는 요령

에센셜 오일을 혼합하는 방법은 굉장히 간단하다. 혼합할 향을 정하고 여러 옵션 중 마음에 드는 것을 고르면 된다. 선호하는 향을 잊지 않으려면 꼼꼼한 기록은 필수다. 혼합물의 첫 향과 한 시간이 지난 후 향이 다르다는 점을 꼭 기억하자. 다음의 요령을 익혀두면 도움이 된다.

1. 작은 유리 용기에 원하는 에센셜 오일을 몇 방울씩 떨어뜨린다. 잘게 자른 종이 조각을 오일에 적신 후 맡으면 더욱 정확하게 향을 가늠할 수 있다.

2. 몇 시간에 걸쳐 종이의 향을 여러 번 맡는다. 가벼운 톱 노트가 날아가고 베이스 노트가 모습을 드러내며 전체적인 향이 어떻게 변하는지에 주목한다.

3. 마음에 드는 1~2개의 혼합물을 찾으면 비누에 테스트해본다. 약 0.45g(1파운드)의 비누를 4개의 용기에 나누어 담은 후 각 용기에 다른 에센셜 오일 혼합물로 향을 낸다. 약 113g(4온스)의 비누를 기준으로 최대 약 4g(0.125온스)의 에센셜 오일을 넣을 수 있다.

프래그런스 오일로 원하는 어떤 향이든 만들어낼 수 있다. 프래그런스 오일은 진짜 꽃이나 향신료, 과일과 비슷한 향을 내지만 사실 실험실에서 만든 인공 화합물이다. 대부분이 회사마다 자체적으로 개발한 향을 상표로 등록하고 있다. 체리와 초콜릿처럼 원하는 향을 내는 천연 대체재가 없는 경우 프래그런스 오일을 사용하자.

일정한 공식에 따라 만든 프래그런스 오일은 항상 같은 향을 낸다. 라벤더 프래그런스 오일과 라벤더 에선셜 오일 등이 판매되지만, 기본적으로 프래그런스 오일은 천연재료라고 볼 수 없기에(p.59 '천연과 똑같은 오일이란?' 참조). 이 책에 나온 레시피에서는 인공 프래그런스 오일을 사용하지 않는다.

에센셜 오일이란

에센셜 오일은 식물과 나무의 줄기, 잎, 껍질 그리고 꽃잎에서 직접 추출한 것이다. 다양한 추출 방법이 있는데, 그중 수증기를 쏘인 식물에서 오일이 추출되면 물로부터 오일을 분류하는 증기 증류 방법이 가장 널리 쓰인다. 이 과정을 통해 얻은 오일을 '에선셜 오일'이라고 부르고 물을 '하이드로졸'이라고 부른다. 감피와 월계수, 그리고 시더우드와 같이 오일 성분이 많거나 밀도가 높은 식물일수록 이와 같은 방법으로 오일을 추출한다.

에센셜 오일은 대개 프래그런스 오일보다 유효기간이 짧다. 또한 만들 때마다 향이 다를 수 있다. 매년 수확하는 작물의 상태가 다르기 때문이다. 일반적으로 재료가 귀할수록 오일의 가격 또한 비싸다.

이 외에도 용매추출법과 냉침법, 이산화탄소 추출법 등의 추출 방법으로도 에센셜 오일을 만들 수 있다. 냉침법은 향이 없는 고체 지방과 식물을 함께 우려 향을 만든다. 비용도 많이 들고 효율도 떨어지지만, 증기 증류법으로는 향을 담아낼 수 없는 섬세하고 까다로운 식물을 다루기에 가장 적합한 방법이다. 종종 연약한 식물에서 에센셜 오일을 추출하는 더 최신식 기법인 이산화탄소 추출법이 냉침법을 대신하기도 한다. 용매추출법의 경우 에센셜 오일과 함께 '콘크리트'라고 부르는 고체의 왁스 같은 물질이 함께 만들어진다.

구하기 힘든 에센셜 오일일수록 비싸다. 로즈 에센셜 오일이나 자스민 콘크리트와 같이 이국적인 에센셜 오일을 사용할 때는 완성된 비누를 다시 새로운 비누로 만드는 방법인 리배칭을 응용하면 효과적이다. 에센셜 오일을 마지막에 첨가하면 오일의 우수한 향을 더욱 오랫동안 지속할 수 있다.

이 책은 천연재료에 중점을 두고 있는 만큼 모든 레시피는 전통적인 방식으로 증류한 100% 천연 에센셜 오일을 사용한다.

에센셜 오일로 향기 내기

대개 비누를 몰드에 붓기 직전 향을 첨가하는데, 이는 대부분의 에센셜 오일이 트레이스가 만들어지는 과정을 촉진하기 때문이다. 에센셜 오일로 향을 낼 때는 다음 요소들을 고려해야 한다.

• **안전성** 임신한 여성이라면 일부 에센셜 오일을 피해야 할 정도로 에센셜 오일은 강력하니, 비누를 만들기 전에 사용하고자 하는 블랜딩한 에센셜 오일에 대한 자료를 꼼꼼히 찾아봐야 한다. 많은 에센셜 오일이 불에 잘 타는 성질(가연성)을 가지고 있으므로 햇빛이 들지 않는 선선한 곳에 보관해야 한다. 시간이 지나면서 훼손될 가능성이 큰 플라스틱 용기는 피해야 한다. 에센셜 오일을 다룰 때는 항상 니트릴장갑을 착용해야 하는데, 매니큐어나 페인트칠 또는 나무의 표면에 에센셜 오일이 묻으면 표면이 벗겨져 망가질 수 있다.

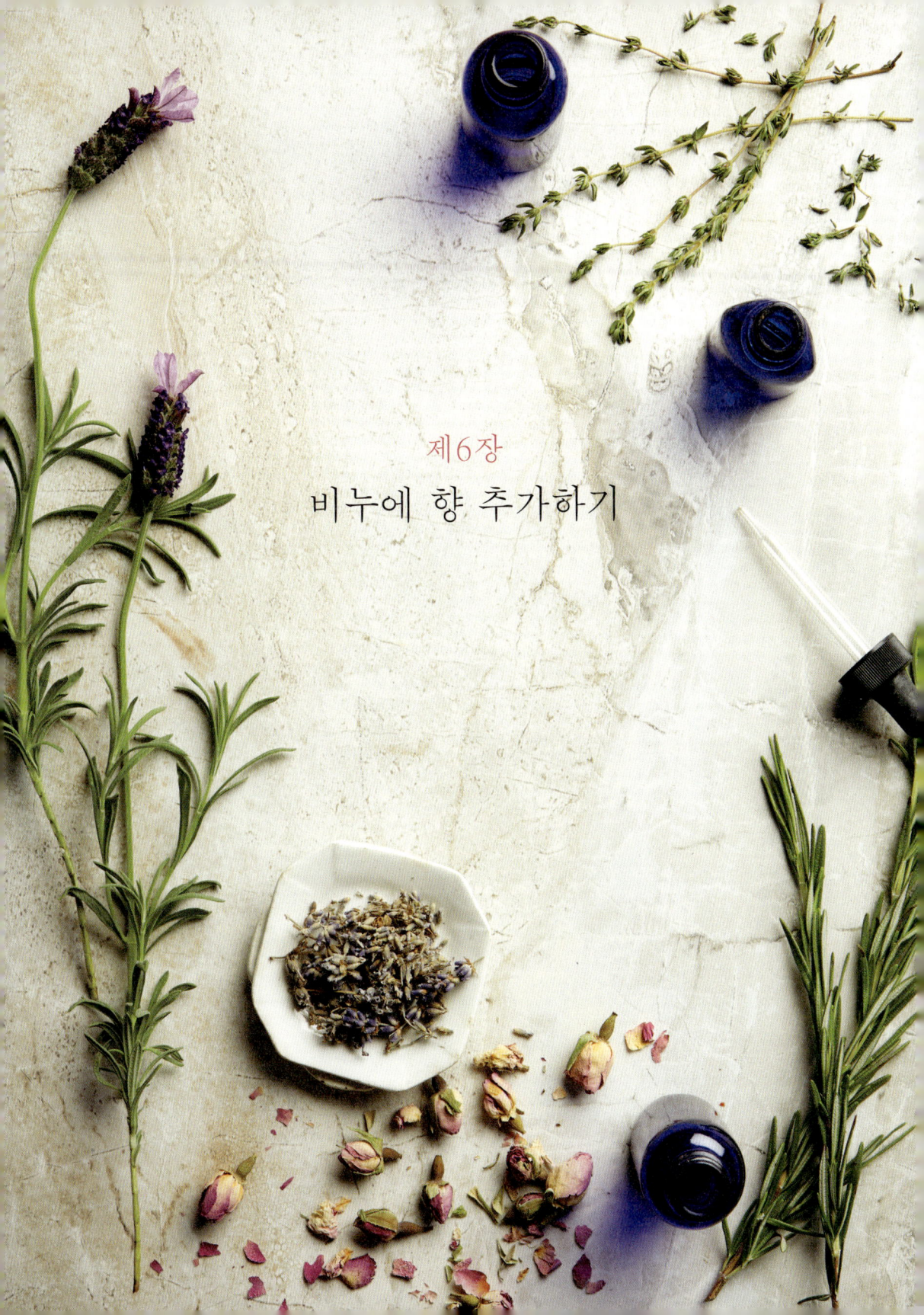

제6장
비누에 향 추가하기

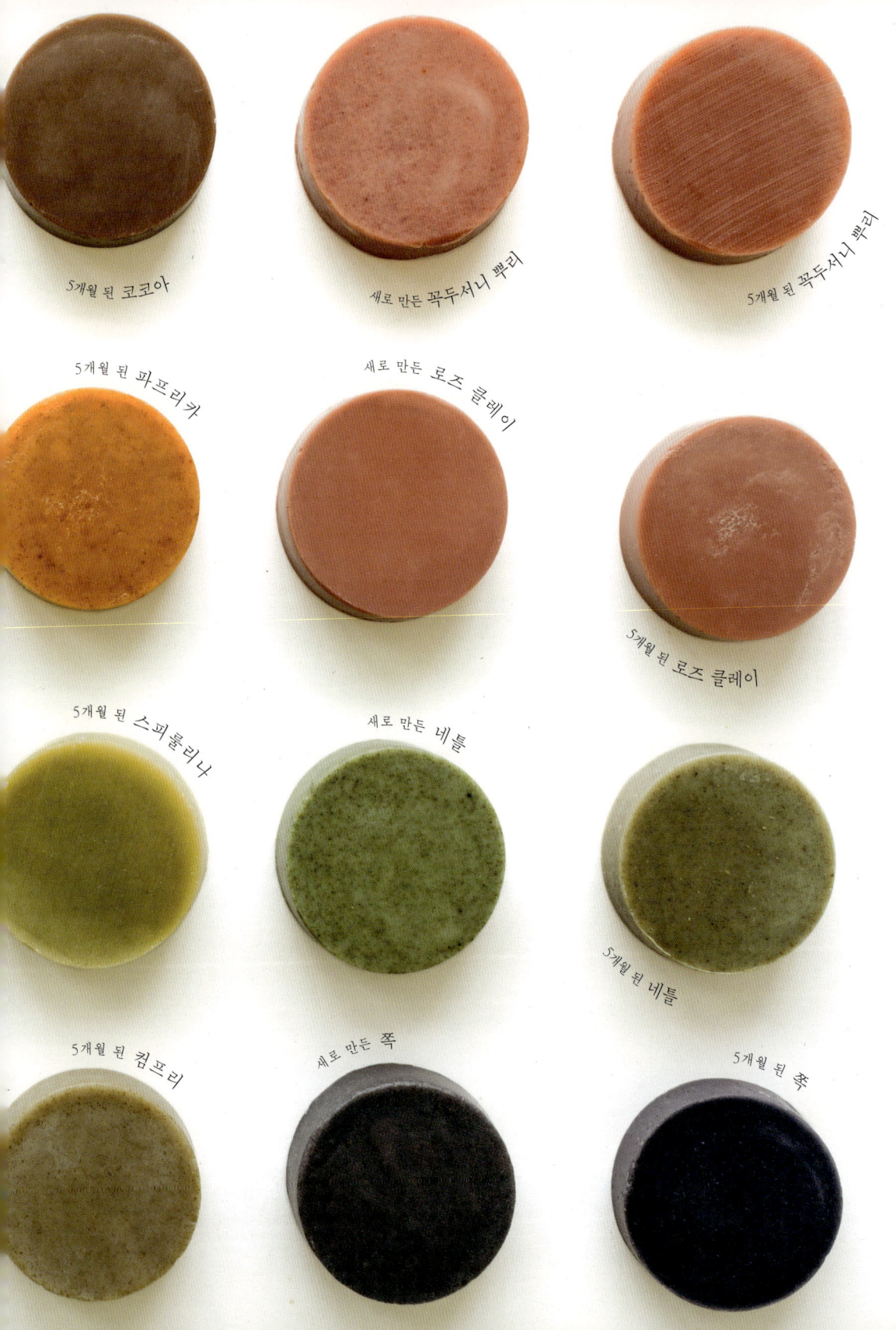

적은 양의 비누액에 에센셜 오일 혼합물을 넣어 테스트하면 건조 과정을 마친 실제 비누에서 어떤 향이 나는지와 얼마나 지속되는지 등을 확인할 수 있다.

안전한 희석 비율

(미국 아로마테라피 협회의 자료를 바탕으로 함)

유아와 어린아이	
비율	매개체의 온스당 필요한 에센셜 오일의 방울
0.5-1%	3-6

어른	
비율	매개체의 온스당 필요한 에센셜 오일의 방울
0.5-1%	3-6
2.5%	15
3%	20
5%	30
10%	60

'천연과 똑같은' 오일이란?

하나의 향을 가진 개별적 분자인 '아로마 화학물질'을 매개체 역할을 하는 액체에 함께 섞으면 프래그런스 오일이 탄생한다. 아로마 화학물질은 크게 천연과 합성, 그리고 천연과 똑같은 세 가지 종류로 나뉜다.

합성 프래그런스 오일은 좋은 향을 내기 위해 인공적으로 만든 것이다. 따라서 일부 성분은 자연에서 찾아볼 수 없다. 단번에 알 수 있는 특유의 향을 내는데, 예를 들어 수박 향은 실제 수박에서 뽑아낸 냄새가 아님에도 쉽게 구별할 수 있다. 이 외에도 바나나, 체리, 초콜릿, 컵케이크, 풍선껌, 프루트펀치 등이 대표적인 합성 향기다.

천연 아로마 화학물질은 식물에서 직접 채취한 것으로, 전체 성분에서 향을 내는 분자만 따로 뽑아낸 것이다. 이러한 단일분자 물질은 복잡하게 이루어진 에센셜 오일과는 차이점을 보인다. 에센셜 오일이 모든 성분을 가지고 있는 반면에 천연 아로마 화학물질은 일부 성분만을 가지고 있어 에센셜 오일만큼 강력한 향을 내지 못한다.

천연과 똑같은 프래그런스 오일은 사람의 손으로 천연 에센셜 오일과 똑같이 만든 것을 가리킨다. 예를 들어 천연과 똑같은 라벤더 프래그런스 오일은 실제 라벤더의 꽃으로 만들어지지 않았지만, 천연 라벤더 오일과 똑같은 화학 성분을 가지고 있다. 천연과 똑같은 프래그런스 오일을 '천연' 원료라고 할 수 없다는 솝퍼도 있지만, 구성 성분이 똑같은 두 오일 사이의 차이점은 쉽게 설명할 수 없을 정도로 명확하지 않다. 천연과 똑같은 오일은 에센셜 오일과 완벽하게 같은 성분으로 이루어져 있으며 화학적 구조만으로는 두 종류의 오일을 구분하기 어렵다. 다른 여느 재료와 마찬가지로, 천연과 똑같은 오일의 사용 여부는 개인적인 선택에 달려 있다.

* 국내와 오일을 분류하는 기준이 조금 다르니 참조만 하길 권한다.

안전 수칙

농축액인 에센셜 오일을 희석하지 않고 그대로 사용하면 피부에 손상을 입을 수 있다. 따라서 항상 안전에 유의하고 기본적인 희석 수칙을 지켜 사용해야 한다.

에센셜 오일을 혼합할 때는 스테인리스스틸 또는 유리 소재의 그릇과 기구를 사용해야 한다. 화학물질에 강한 소재가 아니라면 플라스틱 제품은 피하는 것이 좋다. 약한 플라스틱은 에센셜 오일에 쉽게 망가지므로 작업 공간이 엉망이 될 수 있다.

일부 에센셜 오일이 피부에 닿으면 염증이나 피부 민감성, 광민감성 등의 반응이 일어나기도 하므로 항상 조심해야 한다(다음의 '비누 만들기에 적합하지 않은 에센셜 오일'을 참조). 에센셜 오일로 인해 위와 같은 증상이 나타날 때는 오염된 옷을 벗고 해당 부위를 비누와 물로 깨끗하게 씻어야 한다. 눈에 에센셜 오일이 들어갔을 경우 최소 10~20분 동안 물로 눈을 헹궈야 한다. 필요한 경우 곧바로 의사의 진찰을 받아야 한다.

에센셜 오일을 삼켰을 때 일부러 구토하지 않아야 한다. 물로 입안을 여러 번 깨끗하게 헹군 후 바로 지역의 독극물센터 또는 병원에서 필요한 치료를 받아야 한다.

특히 임신부의 경우 안전 수칙을 빠짐없이 지키고 의사와 충분히 상담해야 한다.

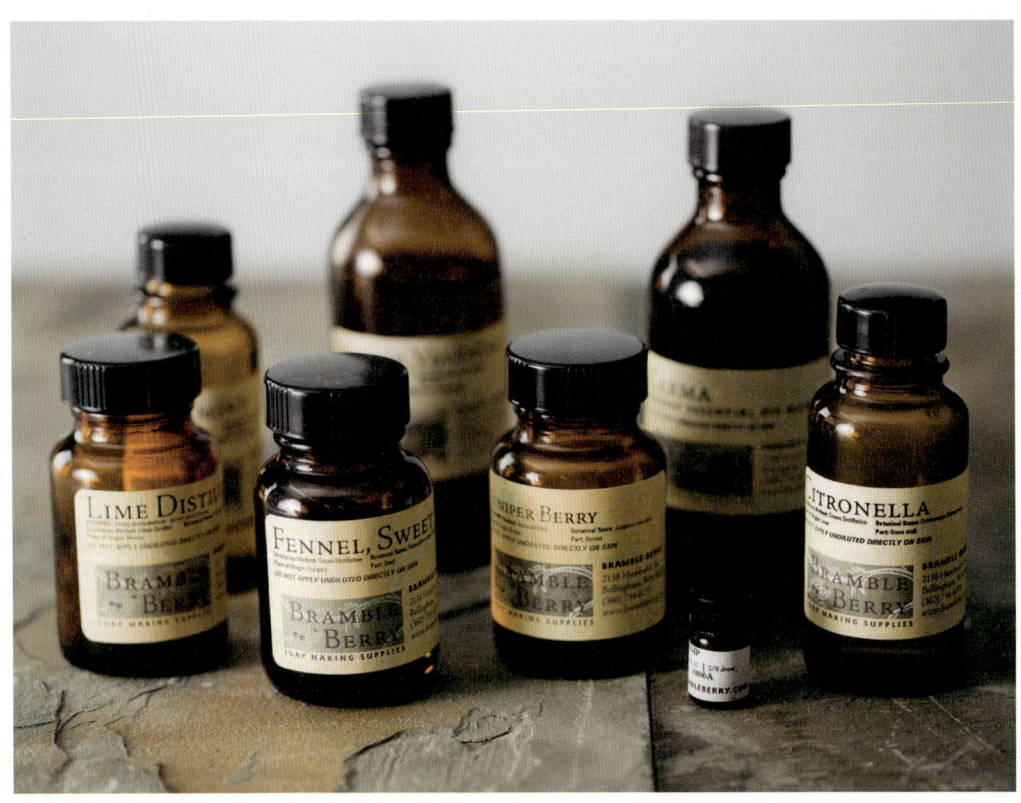

비누 만들기에 적합하지 않은 에센셜 오일

일부 에센셜 오일은 비누를 만들 때 사용하기에 위험하다. 피부 손상이나 알레르기 반응과 같은 부작용이 발생할 수도 있기 때문이다. 그러니 사전에 사용하고자 하는 에센셜 오일에 대한 정보를 찾아보고 꼼꼼하게 살펴봐야 한다. 특히 다음의 에센셜 오일은 비누를 만들기에 적합하지 않으므로 쓰지 않는 편이 좋다.

- 비터 아몬드 Bitter almond
- 볼도 Boldo
- 케이드 Cade
- 칼라무스 Calamus(창포)
- 캄퍼 Camphor(노란색)
- 코스터스 뿌리 Costus root
- 엘리캠페인 오일 Elecampane oil(목향 오일)
- 무화과잎 앱솔루트 Fig leaf absolute
- 명아주 Goosefoot
- 홀스래디쉬 Horseradish
- 멜리사 Melissa
- 머거워트 Mugwort
- 머스타드 Mustard
- 페니로열 Pennyroyal
- 루 Rue
- 사사프라스 Sassafras
- 사빈 Savin
- 탄지 Tansy
- 투자 Thuja(측백나무)
- 윈터그린 Wintergreen(노루발풀)
- 웜시드 Wormseed
- 웜우드 Wormwood

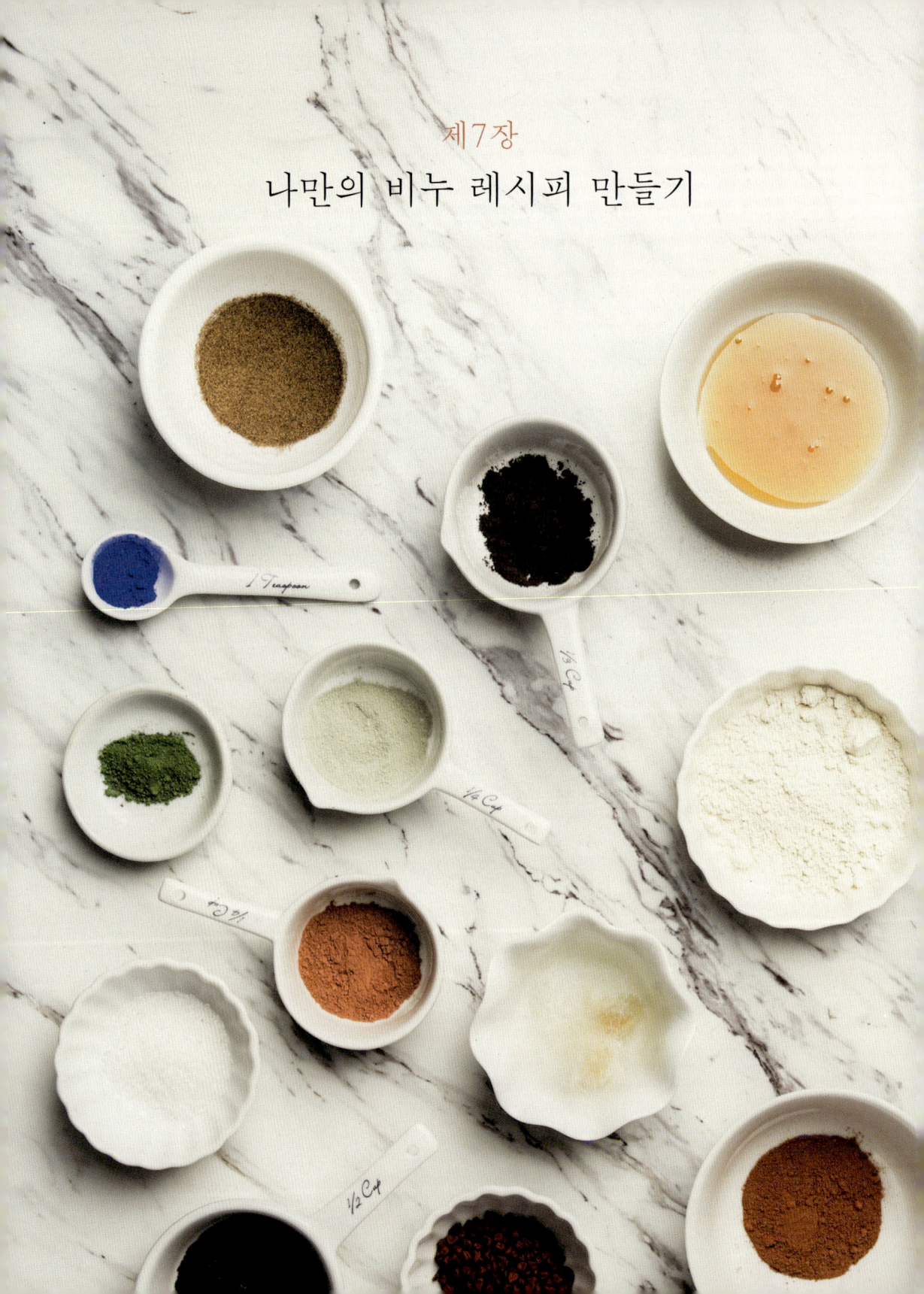

제7장
나만의 비누 레시피 만들기

사람에 따라 좋은 비누를 만드는 레시피의 기준이 크게 달라질 수 있다. 어떤 사람은 거품이 풍부하게 나는 비누를 선호한다. 경수를 사용하는 가정에서는 비누의 거품이 잘 나도록 하기 위해 특정 오일의 혼합물을 섞어야 하는 경우도 있다. 반면에 영양 공급 효과가 뛰어난 미끌미끌한 비누나 각질 제거에 탁월한 비누를 좋아하는 사람도 있다.

나만의 비누 레시피를 만들어 응용하면 새로운 비누를 만들 때마다 내가 좋아하는 재료를 넣거나 피부 상태를 개선하기 위해 처음 섭하는 첨가물을 시도해볼 수 있다. 버터의 첨가량을 늘려 건조한 피부에 수분을 보충할 수도 있고, 비슷한 효능을 가지고 있는 알로에 베라나 에센셜 오일, 그 외 식물 추출물 등을 추가하는 것도 얼마든지 가능하다. 아이들이 써도 자극적이지 않은 순한 비누와 머리를 감을 수 있는 샴푸 비누 역시 만들 수 있다.

나만의 비누 레시피 만들기

새로운 비누 레시피를 처음부터 만드는 작업은 흥미롭고 재미있지만 동시에 막막하게 느껴질 수 있다. 하지만 걱정할 필요 없다. 레시피의 모든 부분을 완전히 새롭게 바꿀 필요는 없기 때문이다. 나만의 비누 레시피를 만들기 전에 먼저 기존의 레시피를 충분히 익혀야 한다. 나와 내 피부가 좋아할 만한 재료가 들어 있는 레시피를 골라 연습한 다음, 어느 정도 경험을 쌓은 후에 여러 재료와 기술을 응용해 나만의 레시피를 만들어보자.

기존 레시피에 들어가는 오일과 추출물의 종류를 바꾸는 것만으로도 비누 만들기의 기본 수칙과 오일의 성질은 지키면서 전혀 색다른 나만의 비누를 만들 수 있다. 오일은 서로 성질이 비슷한 것끼리 대체하는 것이 일반적인 규칙이므로, 고체 오일은 고체 오일로, 액체 오일은 액체 오일로 바꿔야 한다. 예를 들어 캐놀라 오일 대신 올리브 오일을 사용할 수 있지만, 코코아 버터는 적절하지 않다. 제5장에 각 오일의 적정량이 자세하게 나와 있다.

안료와 에센셜 오일 역시 다른 것으로 대체할 수 있지만, 본격적인 비누액을 만들기 전에 먼저 새로운 재료가 저온법 비누에 어떤 영향을 미치는지 테스트를 거쳐야 한다. 일부 에센셜 오일은 트레이스 과정을 촉진한다. 뿐만 아니라 쉽게 변색되거나 흔적도 없이 사라지는 안료도 있다.

새로운 레시피를 테스트하는 가장 좋은 방법은 적은 양의 테스트 비누를 만든 다음 4~6주 동안 잘 건조시킨 결과물을 살펴보는 것이다. 세상 모든 일처럼 비누 만들기 역시 연습을 거듭할수록 실력이 쌓인다. 계속해서 비누를 만들다 보면 어느새 자신감이 생기고 매번 만족스러운 결과물을 얻을 수 있다.

주의할 점 | 레시피에 들어가는 오일을 바꿀 때는 반드시 비누 계산기를 사용해 필요한 수산화나트륨의 정확한 양을 측정해야 한다. 기존의 레시피를 어떤 식으로도 변경해 사용할 때 역시 비누 계산기로 수산화나트륨의 양을 확인하는 것이 좋다. 아주 작은 변화라도 물과 수산화나트륨의 값에 큰 영향을 미칠 수 있기 때문이다. 가성소다 수용액과 오일의 비율을 정확하게 맞춰야 제대로 된 트레이스와 건조 과정을 거친 좋은 비누가 완성된다.

특별한 비누 만들기

특정 효능을 가진 비누를 만들 때 다음의 노하우를 참조하자.

부드러운 피부를 위한 고급스러운 비누

• 영양 공급에 좋은 오일(제4장 참조)을 모두 섞어 사용해보자. 아보카도 오일과 메도우폼 오일, 그리고 버터 등이 대표적이다. 또한 아르간 오일(최대 10%까지 사용한다)과 햄프시드 오일(20% 이하로 사용한다)처럼 비싸고 고급스러운 오일을 첨가하는 것도 좋다.

재료의 양 조절하기

이 책에 실린 모든 레시피는 각 재료의 무게와 전체 오일량의 비율을 함께 표시하고 있다. 기존의 레시피에 기재된 재료의 양을 줄이거나 늘리더라도 수산화나트륨과 오일, 그리고 액체의 비율은 그대로 유지해야 한다. 레시피보다 2배 많은 양의 비누를 만들려면 각 재료의 양에 2를 곱하거나 조절한 값을 비누 계산기에 입력해 수치를 확인해야 한다. 레시피의 양의 절반만 만들 때는 각 재료의 양을 2로 나누면 된다. 간단한 계산이라도 비누 계산기로 다시 한 번 확인해야 실수를 예방할 수 있다.

- 슈퍼팻 양을 늘려보자. 비누화되지 않은 오일이 비누 안에 남아 영양 공급과 수분 보충 기능을 향상한다.
- 실크 또는 클레이와 같은 첨가물을 넣어 비누 거품의 부드러움을 최대한 살린다(제5장 참조).

거품이 잘 나는 비누

- 피마자 오일을 넣으면 더욱 풍성하고 풍부한 비누 거품을 만들 수 있다. 하지만 4~7% 이상 첨가하면 비누가 끈적끈적해질 수 있으므로 주의해야 한다. 3% 이하로 사용하는 것이 거품을 향상하는 데 효과적이다.
- 슈퍼팻 양을 줄여보자. 비누의 슈퍼팻 비율이 8%를 넘어가면 과도한 오일이 오히려 거품이 생기는 것을 방해한다.
- 가성소다 수용액에 비누 약 28g(1온스)당 꿀 0.5작은술을 넣으면 비누의 거품을 개선할 수 있다. 맥주나 과일 주스, 또는 와인과 같이 당을 함유한 액체 역시 풍성한 비누 거품을 만드는 데 도움이 된다.
- 팜 오일과 코코넛 오일을 함께 사용하면 시너지 효과가 일어나 탄탄한 거품을 만들 수 있다. 하지만 오일을 따로 사용하면 거품의 크기와 점성이 떨어진다.
- 아보카도 오일과 시어 버터처럼 거품을 내지 않는 오일의 양을 줄인다.

단단한 비누

- 상온에서 고체 상태를 유지하는 오일의 사용량을 늘린다. 팜 오일과 코코넛 오일, 코코아 버터, 그리고 시어 버터 등이 있다.
- 흔히 쓰이는 식용 소금을 사용하면 단단한 비누를 만드는 데 도움이 된다. 레시피에 들어가는 오일 약 454g(1파운드)당 소금 0.5작은술을 넣어보자. 수산화나트륨과 물을 섞기 전에 먼저 소금을 물에 넣고 잘 저어 녹인다.
- 소듐락테이트액은 단단하고 반짝거리는 비누를 만들 때 자주 쓰이는 단골 재료다. 가성소다 수용액에 오일 약 454g(1파운드)당 소듐락테이트액 1작은술을 넣어보자. 몰드에 부은 비누가 식는 데 걸리는 시간을 반 정도 줄이는 역할도 한다.
- 밀랍은 강도를 증가시키는 천연 매개체다. 전체 레시피의 3%까지 사용할 수 있는데, 비누가 쉽게 딱딱해지지 않도록 반드시 63℃의 높은 열을 유지해야 한다. 지나치게 많은 양의 밀랍을 넣으면 거품이 나지 않을 수 있다.
- 물의 양을 디스카운트한다. 즉, 레시피에 나온 것보다 10~15% 적은 양의 물을 사용한다. 전문가를 위한 기술(다음 페이지의 '물 디스카운트란?' 참조)로 여러 번 경험을 통해 만족스러운 결과물을 얻은 후 시도해야 한다.

오일에 따라 달라지는 결과물

오일은 대개 상온에서 액체 상태를 유지하는 오일(올리브 오일)과 고체 상태를 유지하는 오일(코코넛 오일)로 나뉜다. 하지만 오일의 상태를 바탕으로 완성된 비누의 성질을 가늠하는 일은 매우 어렵다. 예를 들어 대부분의 사람이 상온에서 고체 상태인 오일을 사용하면 단단한 비누를 만들 수 있다고 생각하는데, 어느 정도는 사실이다. 하지만 이처럼 모든 추측이 예상과 맞아떨어지지는 않는다. 코코넛 오일과 코코아 버터는 둘 다 상온에서 고체 상태를 유지하는 오일이다. 하지만 풍부한 거품을 내는 코코넛 오일과는 달리 코코아 버터만 사용하면 거품이 잘 나지 않는다. 따라서 원하는 결과물을 얻을 수 있는 오일 혼합물을 찾는 것이 중요하다.

여러 가지 오일을 함께 사용하면 시너지 효과가 일어나 좋은 비누를 만들 수 있다. 시어 버터는 영양 공급과 수분 보충 효능이 뛰어나다. 하지만 시어 버터를 100% 사용해 만든 비누는 거품이 잘 나지 않는다. 이때 코코넛 오일과 함께 쓰면 피부에 좋은 시어 버터의 성분을 그대로 유지하면서 풍부한 거품이 나는 비누를 만들 수 있다.

어떤 오일을 어떻게 섞느냐에 따라 결과물이 어떻게 달라지는지 확인하기 위해 다음의 세 가지 레시피를 살펴보자. 레시피마다 들어가는 올리브 오일과 코코넛 오일, 그리고 팜 오일의 양이 다르다. 거품이 작고 피부에 영양을 공급하는 올리브 오일은 민감한 피부에 좋다. 풍성한 거품을 만드는 코코넛 오일은 세정력이 뛰어나고 비누를 더욱 단단하게 한다. 팜 오일은 거품이 안정적이며 비누의 세정력과 단단함을 향상시킨다.

레시피 1:
올리브 오일 33% + 코코넛 오일 33% + 팜 오일 34%

- 팜 오일과 코코넛 오일의 비율을 높이면 세정력이 우수하고 거품도 잘 나는 단단한 비누를 만들 수 있다. 적당량의 올리브 오일을 함유하고 있어 코코넛 오일과 팜 오일의 세정력을 그대로 유지하면서 피부에 수분과 영양을 공급한다. 슈퍼팻률은 5%로, 완성된 비누에서 크고 풍성한 거품이 나지만 피부에 따라 살짝 건조하다고 느낄 수 있다.

레시피 2:
올리브 오일 50% + 코코넛 오일 25% + 팜 오일 25%

- 올리브 오일의 뛰어난 영양 공급 효능을 잘 살린 균형 잡힌 비누를 만들 수 있다. 코코넛 오일과 팜 오일이 안정적이고 거품이 잘 나며 단단한 비누를 만드는 데 도움을 준다. 슈퍼팻률은 5%로, 완성된 비누에서 중간 크기의 거품이 난다. 건조함 없이 피부에 남아 있는 잔여물을 깨끗이 씻을 수 있다.

물 디스카운트란?

고급 기술로 레시피를 시작할 때 수산화나트륨과 섞을 액체(대개 물)의 양을 줄이는 것을 가리킨다. 건조 시간을 단축하고 시간이 지나 수분이 증발하면서 크기가 줄어들지 않는 단단한 비누를 만들기 위해 일부러 적은 양의 물을 사용하는 솝퍼도 있다. 물을 적게 사용하면 트레이스가 더 빨리 만들어지므로 어느 정도 경험이 있는 전문가가 아니면 이 기술을 제대로 활용하기 어렵다.

비누 만들기 과정 마지막에 차 또는 다른 재료를 넣기 위해 물의 양을 디스카운트하는 경우라면 결국 레시피에서 정한 양만큼의 물을 사용하게 되므로 앞서 설명한 장점(단축된 건조 시간과 딱딱하고 견고한 결과물)을 누릴 수 없다.

레시피 3:
올리브 오일 90% + 코코넛 오일 5% + 팜 오일 5%

- 올리브 오일이 주성분이므로 보습과 영양 공급 효능이 매우 뛰어나지만 거품이 잘 나지 않는 편이다. 코코넛 오일과 팜 오일이 비누의 단단함과 거품 생성에 어느 정도 도움을 주지만, 비누 거품의 크기가 작고 부드럽다. 습기가 많은 환경에서 사용할 경우 비누 겉면에 찐득거리는 층이 생길 수 있다. 슈퍼팻률은 5%로, 완성된 비누에서 작고 미끌거리는 거품이 난다. 피부에 깨끗하고 고른 느낌이 남는다.

특정 오일의 비누화값은 제4장에 자세하게 나와 있다.

그 외 액체 사용하기

수산화나트륨 용액에 물 외에 다른 액체를 섞어서 사용할 수 있다. 커피나 차, 우유, 맥주, 심지어 와인까지 모두 피부에 좋은 성분과 비누의 개성을 더하는 훌륭한 재료다. 뿐만 아니라 완성된 비누를 판매할 경우 상품 가치를 높이는 데도 도움이 된다. 수산화나트륨에 섞기 전에 각 액체를 완벽하게 준비하는 것이 매우 중요한데, 이 과정이 소홀하면 비누를 망칠 수 있을 뿐만 아니라 위험해질 수 있다.

커피와 차

혈관을 수축하는 카페인은 일시적으로 피부 톤을 화사하게 해주는 효능을 가지고 있다. 따라서 카페인이 함유된 커피나 차는 울긋불긋한 피부색을 균일하게 만들어준다. 시중에 나와 있는 여러 셀룰라이트 분해 제품에도 카페인 성분이 들어 있다.

굵게 간 원두와 끓인 커피 모두 냄새를 흡수한다. 커피 가루나 끓인 커피를 넣어 비누를 만들면 손에 남아 있는 자극적인 냄새를 없애는 데 효과적이다. 액체 커피는 또한 비누에 부드러운 갈색을 더한다. 하지만 비누화 과정을 거치며 커피 향이 거의 모두 날아가기 때문에 완성된 비누에서 커피 냄새

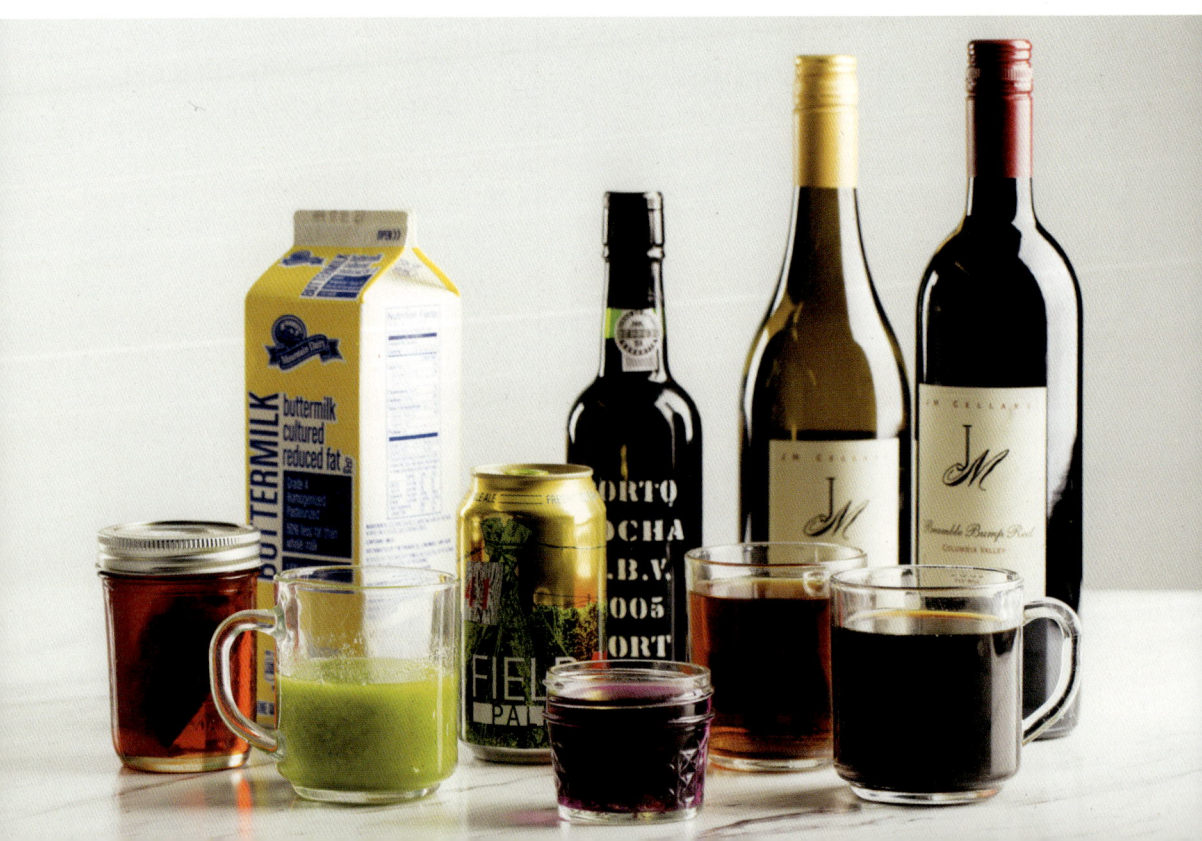

비누에 색을 더할 차 사용하기

차는 단독으로 사용하면 효과적인 안료 역할을 하지 못한다. 차에 들어 있는 타닌이 수산화나트륨과 반응해 어두운 색으로 변하거나 아예 색이 없어지기 때문이다. 카페인을 함유한 차로 비누를 만들면 대개 갈색빛을 띠는데, 매번 아름답고 보기 좋은 색이 나오는 것은 아니다. 카페인이 가장 많이 들어 있는 홍차는 제일 짙은 색을 낸다.

차의 색을 그대로 보존하는 가장 좋은 방법은 진하고 걸쭉하게 우린 차를 얼음 트레이에 넣고 얼린 다음 물을 디스카운트하여 수산화나트륨에 섞고(p.65 '물 디스카운트란?' 참조) 향을 추가한 다음 얼린 차를 넣는 것이다. 이렇게 하면 완벽하게는 아니지만 어느 정도 색을 보존할 수 있다.

루이보스와 허브 차를 위와 같은 방법으로 준비해 사용할 수 있다. 카페인이 들어 있지 않으므로 색을 더 오랫동안 유지하는 편이다. 루이보스로 만든 비누는 붉은색 또는 갈색을 띤다.

를 맡기는 어렵다.

차를 넣어 만든 비누는 항상 갈색 또는 올리브그린 색을 띤다. 붉은색의 엘더플라워 차 역시 비누화 과정을 거치면서 갈색으로 변한다. 녹차는 처음에는 비누를 아름다운 초록색으로 물들이지만, 비누가 건조되면서 갈색을 띠게 된다. 버가못과 섞은 차를 넣어 만든 비누는 부드러운 색감을 가지고 있다. 인퓨전의 농도에 따라 비누화 이후에도 버가못 향을 희미하게 맡을 수 있다. 민트가 들어간 차 역시 비누를 짙은 갈색으로 물들이는데, 민트 향이 조금 더 오랫동안 남아 있다.

물 대신 커피나 차를 사용할 때는 반드시 얼음처럼 차갑게 식힌 다음 수산화나트륨과 혼합해야 한다. 그래야 혼합액이 고약한 냄새를 피우며 타는 것을 방지할 수 있다. 평소처럼 끓인 커피나 차를 물과 같은 방법으로 사용하면 된다. 양 역시 레시피에서 알려주는 물의 양만큼 준비하면 된다.

알코올 또는 탄산이 들어간 음료

맥주와 와인은 비누에 몇몇 이로운 성질(항산화 물질이 풍부하며 당 성분 넉분에 거품이 잘 난다)을 더하지만 이러한 재료로 비누를 만들려면 그 과정이 꽤 까다롭다. 술의 색깔은 완성된 비누의 모양에 큰 영향을 끼친다. 진한 메를로를 넣으면 샤르도네를 사용했을 때보다 짙은 색깔의 비누가 만들어진다. 따라서 원하는 색감에 맞춰 레시피를 만들어야 한다. 술을 넣어 완성한 비누는 추가로 들인 노력과 시간이 아깝지 않을 만큼 아름답고 매력적이다.

맥주, 와인, 그리고 샴페인은 추가적인 준비 과정이 필요하므로 여유를 두고 레시피를 설계해야 한다. 또한 평소보다 안전에 더욱 신경 쓸 필요가 있다. 이러한 액체를 비누에 섞기 전에 먼저 끓여 탄산과 알코올을 완전히 날려 보내는 것이 중요하다. 탄산과 알코올이 수산화나트륨과 만나면 화산 폭발과 같은 강한 반응이 일어날 수 있다. 먼저 액체를 뚜껑을 연 상태로 10~15분간 끓인다. 뚜껑을 덮지 말고 냉장고에 24시간 동안 넣어둔다. 액체를 끓이면 부피가 줄어드므로 레시피에서 필요한 양보다 두 배 정도를 끓여야 한다.

알코올 또는 당이 많이 함유된 음료의 경우 수산화나트륨을 넣으면 매우 뜨거워질 수 있다. 차처럼 투명한 액체나 술은 차가운 상태에서 사용하는 것이 가장 좋으며 차갑게 식힌 액체에 수산화나트륨을 천천히 부어야 한다. 비누 온도를 낮추고 무채색을 유지할 수 있으며 더욱 정교한 레시피를 시도할 시간을 벌 수 있다.

주스와 퓌레

과일이나 채소 주스 및 퓌레는 비타민과 미네랄 등 영양분이 풍부하며 아름다운 천연색을 띤다. 많은 채소와 과일에는 비타민 A, B6, 그리고 C가 들어 있으며 활성산소를 무찌를 항산화 물질이 다량 함유되어 있다. 당근과 토마토, 그리고 오이 껍질은 비누를 만들 때 사용하면 비누에 아름다운 색을 낼 수 있다. 만든 비누를 판매하는 경우 퓌레를 넣은 비누로 제품을 차별화하고 소비자의 눈길을 사로잡을 수 있다. 다만 퓌레로 색을 낸 비누는 시간이 지나면 색이 바랠 수 있다는 점을 기억하자.

비누에 주스를 넣을 때는 항상 차갑게 식힌 주스에 수산화나트륨을 바로 부어야 한다. 액체 퓌레는 묽은 트레이스 또는 액상 상태일 때 넣는다. 반드시 주스와 퓌레를 가성소다 수용액 또는 묽은 트레이스에 섞어야 pH 레벨이 높게 유지되어 과일 속에 남아 있는 곰팡이와 세균을 제거할 수 있다. 가능하다면 직접 짠 순수 과즙을 사용하자.

퓌레는 반드시 곱게 간 후 사용해야 한다. 절대 과일이나 채소가 덩어리진 상태에서 비누에 넣지 않도록 주의하자. 시간이 지나면 과일이나 채소 덩어리가 썩을 수 있고 변색된 색이 비누 전체로 퍼질 수도 있다. 레시피에서 사용하는 물이나 액체의 일부 또는 전체를 순수 과일 주스로 대체할 수 있다. 퓌레는 묽은 트레이스가 만들어졌을 때 넣거나 물에 희석해 가성소다 수용액 대신 사용한다. 퓌레와 과일 주스는 비누에 향을 더하지 않는다.

대부분의 퓌레와 과일 주스는 시간이 지남에 따라 갈색으로 변하거나 색이 옅어진다. 하지만 예외도 있는데, 당근 주스와 호박 퓌레는 어느 정도 색깔을 유지하는 편이다. 하지만 일반적으로 퓌레와 과일 주스는 비누에 색을 내는 안료로 사용하기에 적합하지 않다. 비누의 색을 오랫동안 보존하려면 어두운 곳에 비누를 보관해야 한다. 어떤 첨가물을 넣었느냐에 따라 비누의 색이 유지되는 기간이 달라진다. 대개 초록색이 가장 빨리 갈색으로 변한다. 신선한 채소나 과일 주스 또는 퓌레로 만든 비누는 유효 기간이 1년 정도로, 그 전에 색이 변하더라도 사용할 수는 있다.

우유

클레오 파트라는 젊고 빛나는 피부를 유지하기 위해 매일 당나귀 젖으로 목욕했다고 알려졌다. 오늘날에는 우유에 몸을 담그고 목욕을 하는 사람이 거의 없지만, 우유를 넣은 비누가 피부에 좋다고 알려지며 점점 인기가 높아지고 있다. 모든 우유(견과류와 동물성)에는 피부가 좋아하는 지방과 단백질이 들어 있다. 산양유처럼 젖산을 포함한 우유도 있는데, 피부 재생을 촉진하고 피부 결을 부드럽게 가꾸어준다. 우유 비누는 부드럽고 촉촉한 거품이 나며 지방이 풍부해 피부가 부들부들해진다.

농축제나 당 등 첨가물이 들어 있지 않은 우유를 골라야 한다. 액체를 걸쭉하게 만드는 농축제(구아검이 가장 흔히 쓰인다)는 트레이스 과정을 촉진시키므로 복잡하고 정교한 디자인을 그릴 시간이 부족할 수 있다. 우유에 첨가된 당은 높은 열을 내므로 마치 수플레처럼 비누가 몰드에서 솟아오르거나 색이 변할 수 있다.

우유를 넣어 비누를 만드는 작업은 비교적 까다롭고 어렵다. 우유와 수산화나트륨을 섞었을 때 너무 뜨거우면 우유가 타기 쉬운데, 이때 고약한 냄새가 나거나 우유의 색이 변한다. 따라서 얼린 우유 또는 살짝 녹아 질척한 상태의 우유를 사용해야 한다. 얼린 우유에 수산화나트륨을 천천히 부을수록 색이 변하거나 타는 것을 방지할 수 있다. 먼저 수산화나트륨 1큰술을 우유 얼음 또는 살짝 녹은 우유 위에 뿌린 후 얼음이 다 녹을 때까지 젓는다. 그런 다음 준비한 수산화나트륨을 모두 섞을 때까지 1큰술씩 넣으며 젓는다. 가성소다 수용액을 넣은 용기를 차가운 물 또는 얼음물에 넣어 너무 뜨거워지지 않도록 한다.

비누 만들기에 적합하지 않은 에센셜 오일

최근 들어 INS 숫자를 사용해 비누를 만드는 솝퍼들이 생겨나고 있는데, INS 숫자는 비누를 만드는 과정에서 수산화나트륨과 반응한 오일이 가지는 성질을 숫자로 표기한 수치다. 오일의 불포화 정도와 분자량과 관계가 있다. 1930년대 처음 개발된 이론으로 약자가 무엇을 의미하는지는 정확하지 않다. 일부 사람은 INS가 Iodine iN Soap을 의미한다고 주장하고 있다.

요오드 수치는 여러 오일의 포화지방산과 불포화지방산의 정도를 나타내는 다소 오래된 방식이다. 포화지방산이 많이 들어 있는 오일은 요오드에 잘 녹지 않으며 요오드 수치가 낮고 단단한 비누를 만든다. 반면에 불포화지방산이 많이 들어 있는 오일은 요오드에 잘 녹고 요오드 수치가 높으며 부드러운 비누를 만든다.

INS 숫자는 단단함, 영양 공급, 거품, 그리고 세정력 면에서 오일이 가지고 있는 기능을 한눈에 나타낸다. 완벽한 균형을 이루는 오일 조합은 비누 만들기의 궁극적 목표라고 할 수 있다. 거품도 잘 나면서 피부에 충분한 영양을 공급하는 황금 비율을 찾는다면 더는 시간과 노력을 들여 새로운 레시피를 만들 필요가 없기 때문이다. 하지만 현실에서는 이러한 조합을 찾는 것이 거의 불가능하다.

우선 INS 숫자는 작물에 따라 달라지는 오일의 성분을 전혀 고려하지 않는다. 같은 재료라고 해도 재배지와 재배 방법, 그리고 기후변화 등에 따라 미묘하게 차이가 난다(정말 그렇다!).

또한 비누를 만드는 환경 등 다양한 요인에 따라 레시피의 결과물이 매번 달라질 수 있다. 습기가 없는 뜨거운 공간에서 만든 비누는 차갑고 축축한 차고나 지하에서 만든 비누와 당연히 다를 수밖에 없다. 또한 완성된 비누를 어떻게 사용하느냐에 따라 비누의 효능이 다르게 발휘된다(경수와 연수의 차이점을 생각해 보자). 물의 온도 또한 비누 거품에 영향을 끼치는데, 물이 따뜻할수록 거품이 잘 난다.

이론적으로는 INS 숫자가 160인 레시피를 통해 가장 이상적인 비누를 만들 수 있다. INS 숫자는 레시피에서 사용한 오일의 총량을 기준으로 한다. 하지만 실상은 이론과는 많이 다르다. 100% 코코아 버터를 사용하는 레시피의 INS 숫자는 160에 가깝지만, 끈적끈적하고 거품이 잘 나지 않으며 헹군 후에도 끈적임이 남아 있는 다소 실망스러운 결과물이 만들어진다. INS 숫자와 같이 부정확한 방법에 의지해 레시피를 설계하는 것보다는 오일이 가지고 있는 특성을 잘 고려해 좋은 품질의 비누를 만드는 방법을 터득하는 것이 가장 좋다.

비누 혼합물 만들기 MAKE THE SOAP MIXTURE

1. 수산화나트륨을 물에 붓고(순서가 뒤바뀌지 않도록 주의해야 한다) 완전히 녹을 때까지 천천히 젓는다. 소듐락테이트액을 사용하는 경우라면 가성소다 수용액에 넣고 잘 섞이도록 젓는다. 용액이 투명해질 때까지 한쪽에 따로 둔다.

2. 팜 오일을 용기째로 녹인 후 완전히 젓는다. 오일과 가성소다 수용액을 모두 담고 섞을 수 있는 넉넉한 크기의 그릇에 정량만큼 넣는다. 코코넛 오일을 녹인 후 정량만큼 그릇에 넣는다. 뜨거운 오일에 아보카도 버터를 넣고 완전히 녹을 때까지 젓는다. 필요한 경우 버터가 다 녹을 때까지 오일을 데운다. 퓨어 올리브 오일과 피마자 오일, 그리고 미강 오일을 넣는다.

3. 오일과 가성소다 수용액이 43~49℃가 되면 가성소다 수용액을 오일에 붓는다. 이때 기포가 생기는 것을 막기 위해 주걱이나 핸드블랜더의 길쭉한 부분 위로 가성소다 수용액을 붓는다. 그릇 바닥에 핸드블랜더의 칼날을 여러 번 두드려 용액 안에 들어 있는 공기를 제거한다. 핸드블랜더가 용액 안에 완전히 잠긴 후에 전원을 켠다. 20초 또는 묽은 트레이스가 만들어질 때까지 핸드블랜더로 용액을 섞는다.

섞은 후 몰드에 붓기 MIX AND POUR

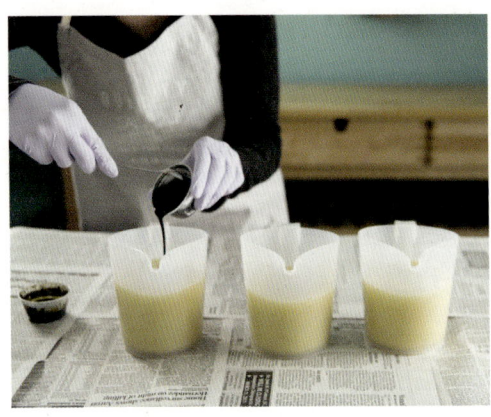 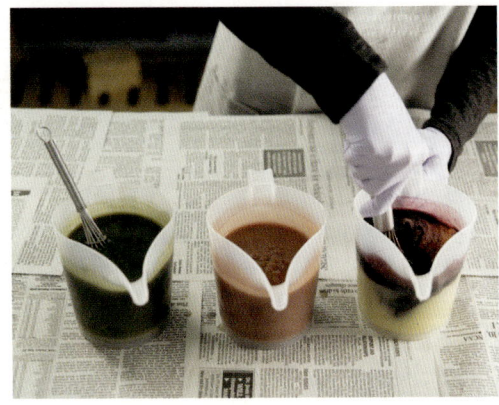

4. 비누액을 삼등분해 나누어 담는다. 각 용기에 다음과 같이 정량의 안료를 넣는다.
   - A 용기: 컴프리와 스피룰리나
   - B 용기: 로즈 클레이
   - C 용기: 자초

5. 에센셜 오일을 삼등분해 각 용기에 넣은 후 안료와 에센셜 오일이 잘 섞이도록 거품기로 휘젓는다.

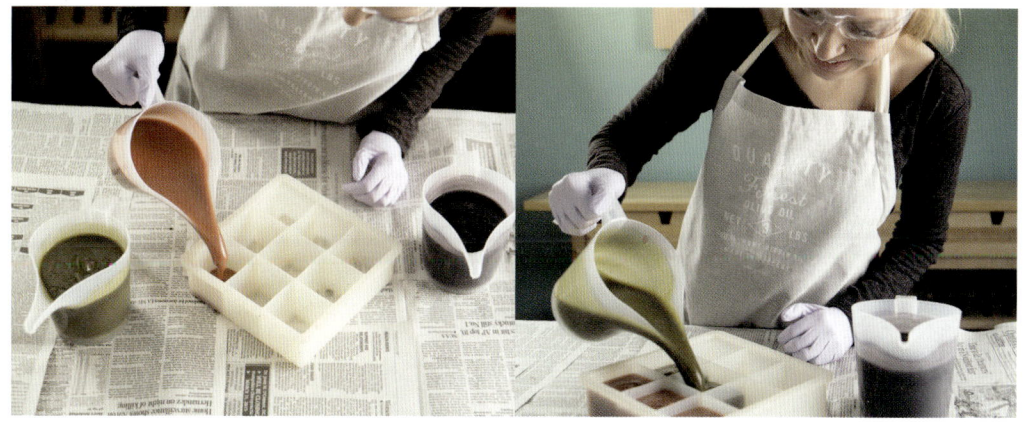

6   각 칸에 한 가지 색깔의 비누액을 붓는다. 칸의 위 끝부분에서 0.6cm 정도만 남겨놓고 비누액을 채운다. 색깔마다 3개의 정육면체가 만들어진다.

마무리하기 FINAL STEPS

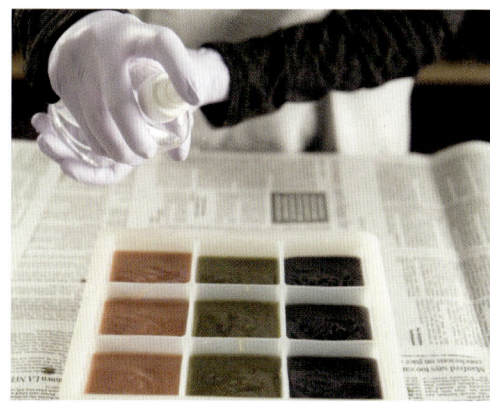

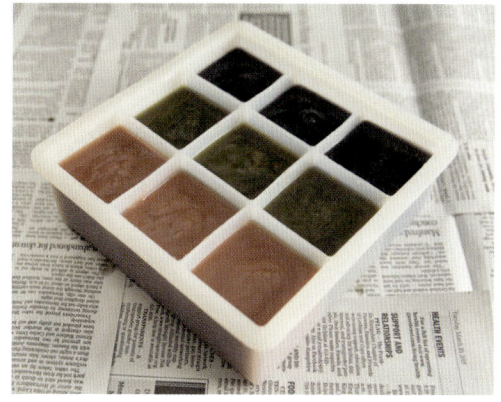

7   몰드 위에 99% 소독용 알코올을 뿌린 후 덮개를 덮는다. 젤화 단계가 이루어지도록 중간 불로 설정한 전기방석 위에 30분 정도 올려놓는다.
전기방석을 끈 후에도 몰드를 그대로 전기방석 위에 올려놓는다. 최소 48시간 동안 식힌 다음 몰드에서 비누를 꺼낸다.

8   비누가 몰드에서 쉽게 빠지지 않을 때는 몰드를 통째로 냉동실에 넣은 다음 4시간 후에 꺼내 다시 시도한다.
몰드에서 꺼낸 비누는 환기가 잘 되는 곳에서 4~6주 정도 건조한다. 며칠 간격으로 비누를 뒤집어 윗면과 아랫면이 골고루 마르도록 한다.

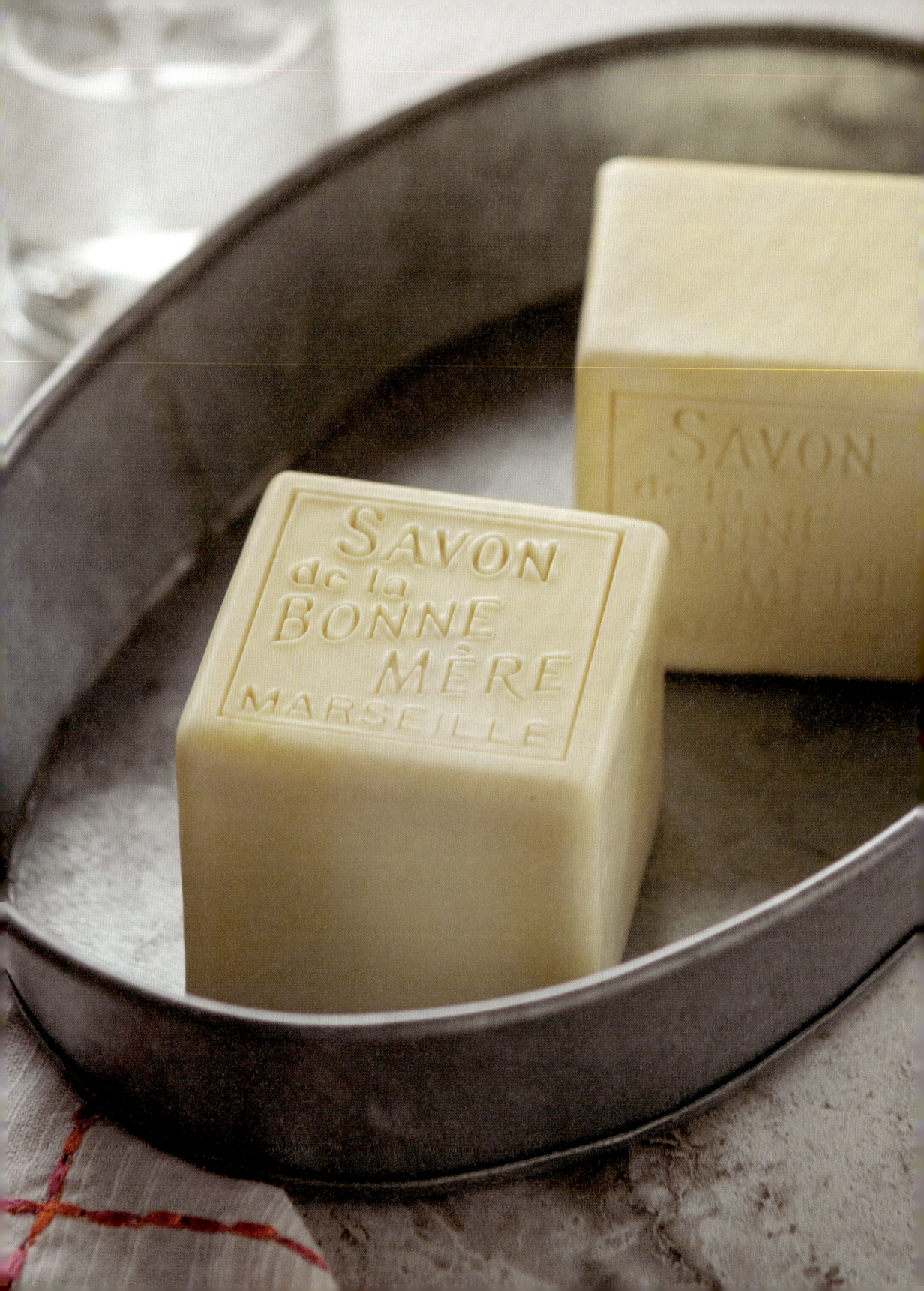

도장을 찍은 100% 캐스틸-소금 비누

100% Castile-Brine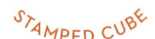

9개 분량

퓨어 올리브 오일과 수산화나트륨, 그리고 물을 섞어 만드는 캐스틸 비누는 가장 순하고 순수한 천연비누 중 하나다. 다른 레시피처럼 왕성한 거품은 나지 않는다. 대신 좀 더 미끄럽고 가벼우며 산뜻한 느낌의 거품이 난다. 캐스틸 비누는 와인처럼 시간이 지날수록 그 품질이 더욱 향상된다. 만든 지 10개월에서 1년 정도 지난 비누가 효능이 뛰어나다. 이미 수백 년 전부터 피부 문제점을 개선하기 위해 쓰여온 천일염은 단단한 비누를 만드는 데 도움을 준다.

프랑스에서 만든 사봉 드 마르세유의 비누는 올리브 오일과 천일염, 그리고 수산화나트륨이 주재료다. 이 레시피는 수백 년 동안 다양하게 응용되어 온 비누 만들기 방법과 크게 다르지 않다. 완성된 비누에 사봉 드 마르세유 도장을 찍어 전통적인 비누의 느낌을 살려보자.

몰드 및 도구
· 칸이 9개인 실리콘 격자 몰드
· 사봉 비누 도장
· 고무망치
· 전기방석

오일량
· 퓨어 올리브 오일 약 936g (33온스) – 100%

에센셜 오일량
· 오렌지 10x 에센셜 오일* 약 28g (1온스)
· 블랙 페퍼 에센셜 오일 약 14g (0.5온스)

가성소다 수용액
· 천일염 1큰술
· 정제수 약 309g (10.9온스)
· 수산화나트륨 약 119g (4.2온스) – 슈퍼팻률 5%

*스윗 오렌지 에센셜 오일로 대체 가능하다.

Safe Soaping!

· 안전한 비누 만들기를 위해 ·

항상 적절한 보호 장비를 착용할 것.
환기가 잘 되는 공간에서 작업할 것.
집중을 방해하는 요소를 없앨 것(아이와 반려동물이 가까이 다가오지 않도록 할 것).

비누 혼합물 만들기 MAKE THE SOAP MIXTURE

1 천일염을 정제수에 넣고 완전히 녹을 때까지 젓는다.

2 수산화나트륨을 물에 붓고(순서가 뒤바뀌지 않도록 주의하자) 천천히 젓는다. 혼합물을 한쪽에 치운 후 투명해질 때까지 식힌다.

3 오일과 가성소다 수용액을 모두 넣어도 여유 공간이 남을 정도로 넉넉한 크기의 그릇에 퓨어 올리브 오일을 정량만큼 넣는다.

4 가성소다 수용액의 온도가 57℃ 아래로 내려가면 오일에 붓는다. 이때 기포가 생기는 것을 막기 위해 주걱이나 핸드블랜더의 길쭉한 부분 위로 가성소다 수용액을 붓는다. 그릇 바닥에 핸드블랜더의 칼날을 여러 번 두드려 용액 안에 들어 있는 공기를 제거한다. 핸드블랜더가 용액 안에 완전히 잠긴 후에 전원을 켠다. 1분 또는 묽은 트레이스가 만들어질 때까지 핸드블랜더로 용액을 섞는다.

섞은 후 몰드에 붓기 MIX AND POUR

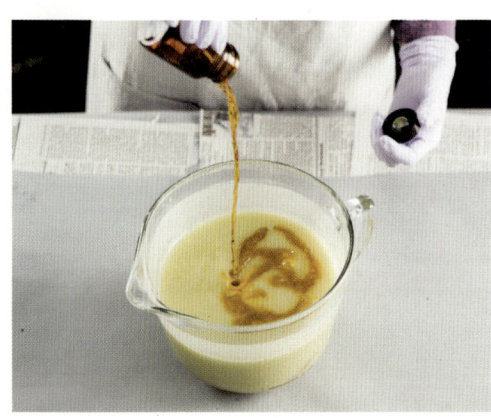 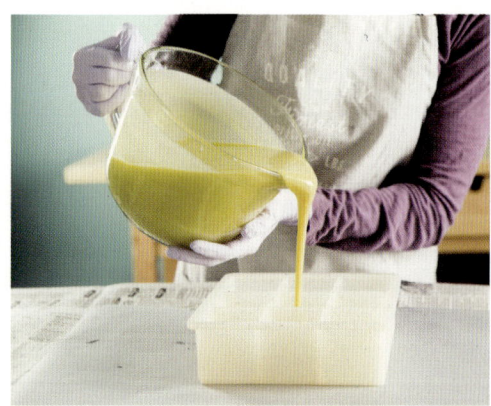

5 에센셜 오일을 섞은 혼합액을 천천히 붓고 잘 섞일 때까지 거품기로 젓는다.

6 비누액을 몰드에 붓는다. 칸마다 4분의 3 정도만 채운다.

마무리하기 FINAL STEPS

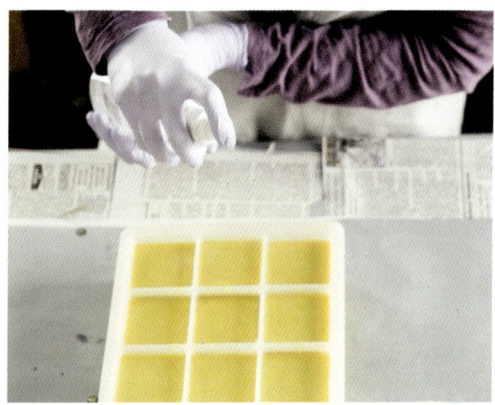 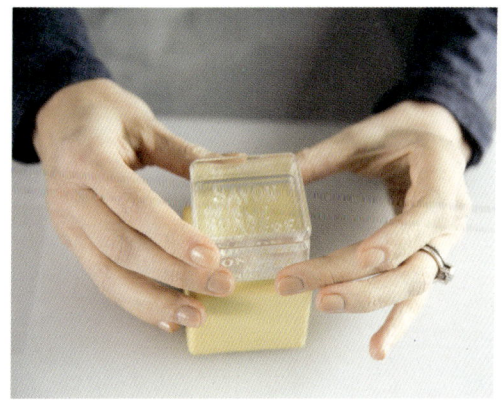

7   몰드 위에 99% 소독용 알코올을 뿌린 후 덮개를 덮는다. 48~72시간 정도 식힌 다음 몰드에서 비누를 꺼낸다.

8   비누가 단단해지도록 도와주는 천일염을 넣었는데도 며칠 동안은 다른 레시피로 만든 비누보다 다소 끈적거릴 수 있다. 비누가 몰드에서 쉽게 빠지지 않는다면 몰드를 통째로 냉동실에 넣고 4시간 후에 다시 시도한다.

9   몰드에서 비누를 꺼낸 후(필요한 경우 꽁꽁 언 비누를 먼저 녹인다) 비누 위에 도장을 조심스럽게 올린다. 고무망치로 도장을 세게 내려친다. 도장이 1mm 정도만 들어가도 멋진 무늬가 완성된다. 비누마다 도장을 찍는다.

10   환기가 잘 되는 곳에서 3~5주 정도 건조한다. 며칠 간격으로 비누를 뒤집어 윗면과 아랫면이 골고루 마르도록 한다.

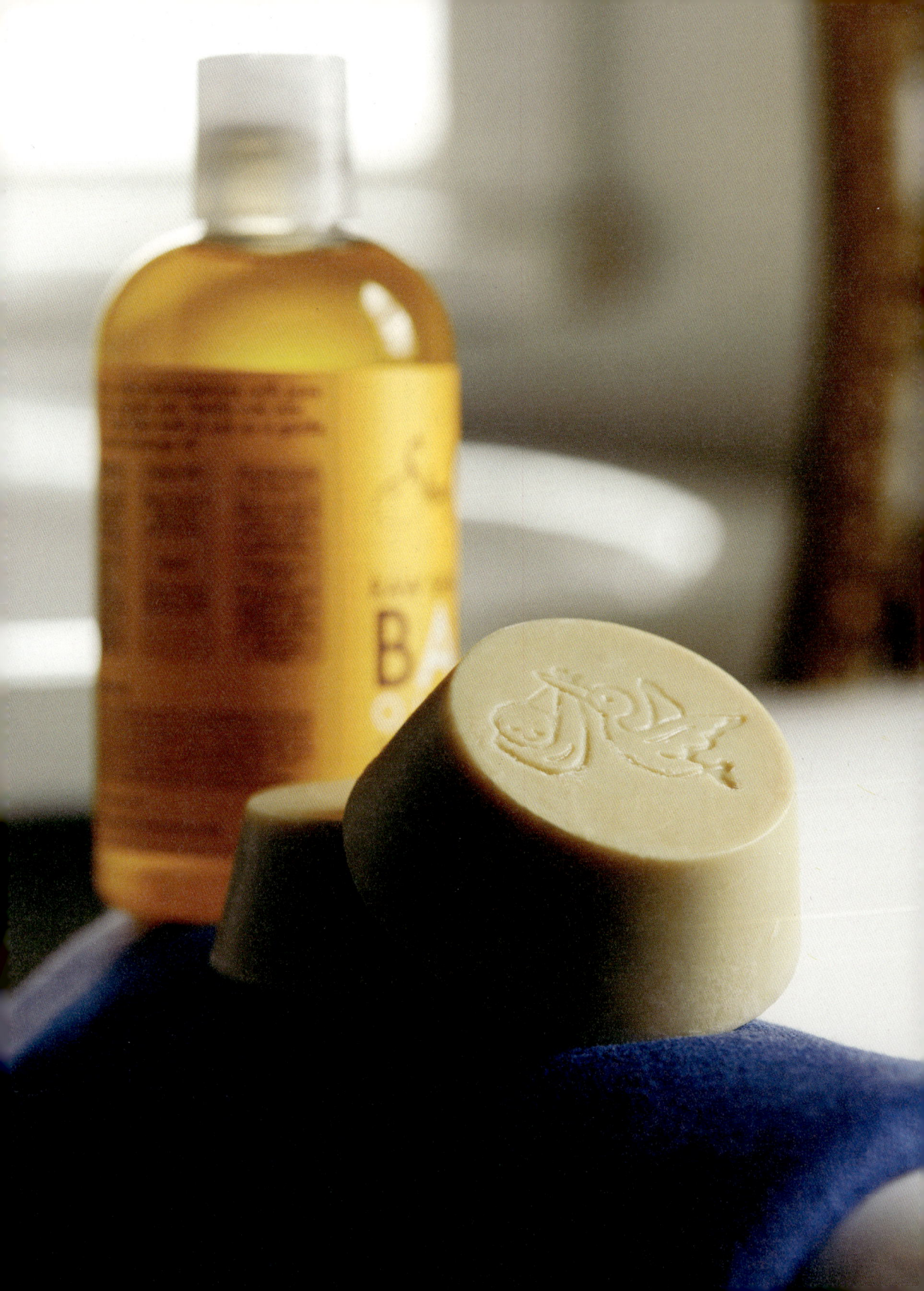

아기에게도 좋은 순한 오트밀 비누

Oatmeal Soap
FOR BABIES

6개 분량

향과 색이 없는 오트밀 비누로 진정 효과가 뛰어난 캐모마일과 올리브 오일을 함께 우려 만든다. 매우 순해 아기가 쓰기에도 적합하며, 피부의 각질과 피지를 깨끗하게 씻어내는 동시에 수분을 공급하여 피부를 보호한다. 마음을 가라앉히고 편안하게 해주는 것으로도 알려진 캐모마일은 아기의 목욕 시간을 더욱 즐겁게 해준다. 앙증맞은 황새 도장을 찍으면 선물용 또는 판매용 비누로도 손색이 없다.

몰드 및 도구
· 실리콘 컵케익 몰드
· 도장
· 고무망치

가성소다 수용액
· 수산화나트륨 약 54g(1.9온스) – 슈퍼팻률 5%
· 정제수 약 122g(4.3온스)
· 소듐락테이트액* 1작은술(선택 사항)

오일량
· 캐모마일을 우린 포마스 올리브 오일** 약 391g(13.8온스) – 92%
· 시어 버터 약 23g(0.8온스) – 5%
· 피마자 오일 약 14g(0.5온스) – 3%

첨가물량
· 벤토나이트 클레이 2작은술 – 정제수 4큰술에 녹여서 사용
· 콜로이달 오트밀 2큰술

*소듐락테이트액을 사용하면 몰드에서 비누를 꺼낼 때 더 수월하다. 국내에서는 구하기 어려우므로 소금(또는 천일염)으로 대체 가능하다.
**p.82의 설명을 참조하자. 국내에서는 구하기 어려우므로 퓨어 올리브 오일로 대체 가능하다.

Safe Soaping! · 안전한 비누 만들기를 위해 ·

항상 적절한 보호 장비를 착용할 것.
환기가 잘 되는 공간에서 작업할 것.
집중을 방해하는 요소를 없앨 것(아이와 반려동물이 가까이 다가오지 않도록 할 것).

캐모마일 인퓨즈 만들기 MAKE THE CHAMOMILE OIL INFUSION

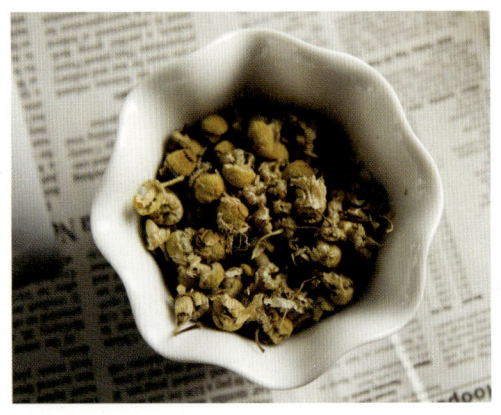
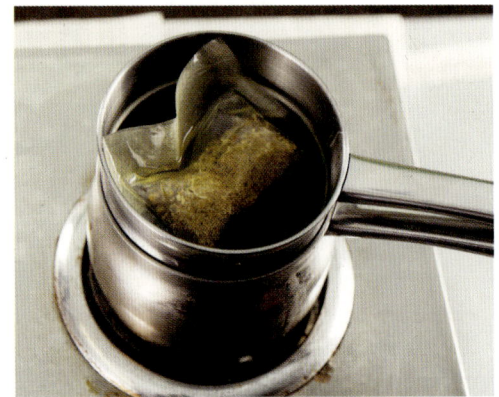

이집션 캐모마일 2큰술을 밀봉할 수 있는 작은 티백 안에 넣는다. 포마스 올리브 오일 약 411g(14.5온스)에 티백을 담근다(티백이 오일을 흡수하므로 레시피에 나온 것보다 더 많은 양의 올리브 오일에 캐모마일을 우린다). 티백을 넣은 오일을 이중냄비에 담고 보통 불로 2시간 정도 우린 후 사용한다.

비누 혼합물 만들기 MAKE THE SOAP MIXTURE

1 수산화나트륨을 물에 붓고(순서가 뒤바뀌지 않도록 주의한다) 수산화나트륨이 완전히 녹을 때까지 천천히 젓는다. 소듐락테이트액을 사용하는 경우라면 가성소다 수용액에 넣고 잘 섞이도록 젓는다. 용액이 투명해질 때까지 한쪽에 따로 둔다.

2 오일과 가성소다 수용액을 모두 담아 섞을 수 있는 넉넉한 크기의 그릇에 캐모마일을 우린 올리브 오일의 정량만큼 넣는다. 별도의 용기에 정량의 시어 버터와 피마자 오일을 넣고 전자레인지에 넣고 녹인다. 시어 버터가 너무 뜨거워지지 않도록 15초 간격으로 나누어서 데운다. 중간중간 오일을 천천히 젓는다. 피마자 오일과 섞은 시어 버터가 완전히 녹으면 큰 용기에 부어 캐모마일을 우린 올리브 오일과 함께 섞는다.

3 가성소다 수용액과 오일의 온도가 49℃ 아래로 내려가면 가성소다 수용액을 오일에 붓는다. 이 때 기포가 생기는 것을 막기 위해 주걱이나 핸드블랜더의 길쭉한 부분 위로 가성소다 수용액을 붓는다. 그릇 바닥에 핸드블랜더의 칼날을 여러 번 두드려 용액 안에 들어 있는 공기를 제거한다. 핸드블랜더가 용액 안에 완전히 잠긴 후에 전원을 켠다. 40초 또는 묽은 트레이스가 만들어질 때까지 핸드블랜더로 용액을 섞는다.

피부 정화에 도움이 되는 네틀 & 야로우 비누

Nettle & Yarrow
UPCYCLE

대략 8개 분량

조금만 관심을 기울이면 일상생활 속에서 비누 만들기에 쓸 수 있는 다양한 모양의 몰드를 발견할 수 있다. 재활용 쓰레기통이 보물창고가 될지도 모른다! 이 레시피에서는 우유 팩의 윗부분을 잘라 사용한다. 상자 안쪽이 방수 처리가 되어 있어 라이너를 덧댈 필요가 없다. 마분지나 판지를 칸막이로 활용하면 더할 나위 없이 훌륭한 몰드가 된다.

몰드 및 도구
- 종이로 만든 1L짜리 우유 팩(또는 방수 처리가 된 상자)
- 판지 1장 – 우유 팩에 대각선으로 들어가도록 길이 10cm로 자른다

가성소다 수용액
- 수산화나트륨 약 91g(3.2온스) – 슈퍼팻률 5%
- 정제수 약 224g(7.9온스)
- 소듐락테이트액 1작은술(선택 사항)

오일량
- 살구씨 오일 약 34g(1.2온스) – 5%
- 피마자 오일 약 20g(0.7온스) – 3%
- 포마스 올리브 오일* 약 266g(9.4온스) – 39%
- 미강 오일 약 170g(6온스) – 25%
- 시어 오일** 약 14g(0.5온스) – 2%
- 코코넛 오일 약 164g(5.8온스) – 24%
- 정제 밀랍 오일 약 14g(0.5온스) – 2%

안료와 첨가물량
- 티타늄디옥사이드 1작은술 – 살구씨 오일 1큰술에 녹여서 사용
- 말려서 갈은 네틀 1작은술 – 살구씨 오일 1큰술에 녹여서 사용
- 말린 야로우 분말 2작은술 – 살구씨 오일 1큰술에 녹여서 사용

에센셜 오일량
- 클라리세이지 에센셜 오일 약 6g(0.2온스)
- 캐모마일 에센셜 오일 약 9g(0.3온스)
- 리치아 쿠베바 에센셜 오일*** 약 14g(0.5온스)

*국내에서는 구하기 어려우므로 퓨어 올리브 오일로 대체 가능하다.
**국내에서는 구하기 어려우므로 시어 버터로 대체 가능하다.
***국내에서는 구하기 어려우므로 메이창 에센셜 오일로 대체 가능하다.

Safe Soaping!

· 안전한 비누 만들기를 위해 ·

항상 적절한 보호 장비를 착용할 것.
환기가 잘 되는 공간에서 작업할 것.
집중을 방해하는 요소를 없앨 것(아이와 반려동물이 가까이 다가오지 않도록 할 것).

비누 혼합물 만들기 MAKE THE SOAP MIXTURE

1. 수산화나트륨을 물에 붓고(순서가 뒤바뀌지 않도록 주의해야 한다) 수산화나트륨이 완전히 녹을 때까지 천천히 젓는다. 소듐락테이트액을 사용하는 경우라면 가성소다 수용액에 넣고 잘 섞이도록 젓는다. 용액이 투명해질 때까지 한쪽에 따로 둔다.

2. 오일과 가성소다 수용액을 모두 담아 섞을 수 있는 넉넉한 크기의 그릇에 살구씨 오일과 피마자 오일, 포마스 올리브 오일, 미강 오일, 그리고 시어 오일을 정량만큼 넣는다. 별도의 용기에 코코넛 오일과 정제 밀랍을 정량만큼 넣고 녹인 후 잘 저으며 천천히 오일에 붓는다. 오일에 부었을 때 밀랍과 코코넛 오일이 딱딱해지기 시작하면 혼합물을 전자레인지에 넣고 다시 액체 형태로 돌아올 때까지 20초 간격으로 데운다.

3. 오일과 가성소다 수용액이 52~63℃가 되면 가성소다 수용액을 오일에 붓는다. 이때 기포가 생기는 것을 막기 위해 주걱이나 핸드블랜더의 길쭉한 부분 위로 가성소다 수용액을 붓는다. 그릇 바닥에 핸드블랜더의 칼날을 여러 번 두드려 용액 안에 들어 있는 공기를 제거한다. 핸드블랜더가 용액 안에 완전히 잠긴 후에 전원을 켠다. 10초 또는 아주 묽은 트레이스가 만들어질 때까지 핸드블랜더로 용액을 섞는다.

섞은 후 몰드에 붓기 MIX AND POUR

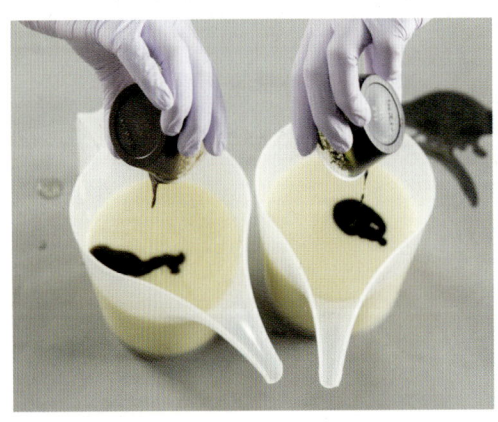 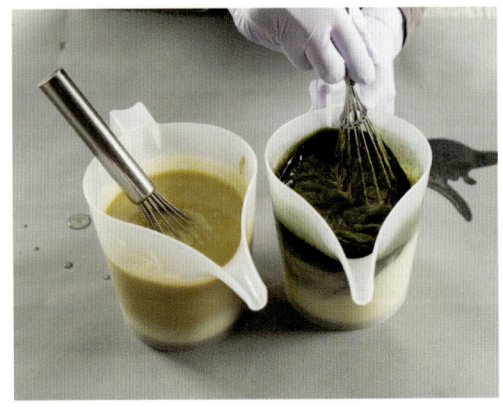

4. 오일에 녹인 티타늄디옥사이드 2작은술을 넣은 후 거품기로 잘 섞는다. 비누액을 이등분해 나누어 담는다. 각 용기에 다음의 첨가물을 넣는다.
   - A 용기: 네틀 혼합물 전부와 에센셜 오일 절반
   - B 용기: 야로우 혼합물 전부와 에센셜 오일 절반

5. 첨가물과 에센셜 오일이 잘 섞이도록 거품기로 휘젓는다.

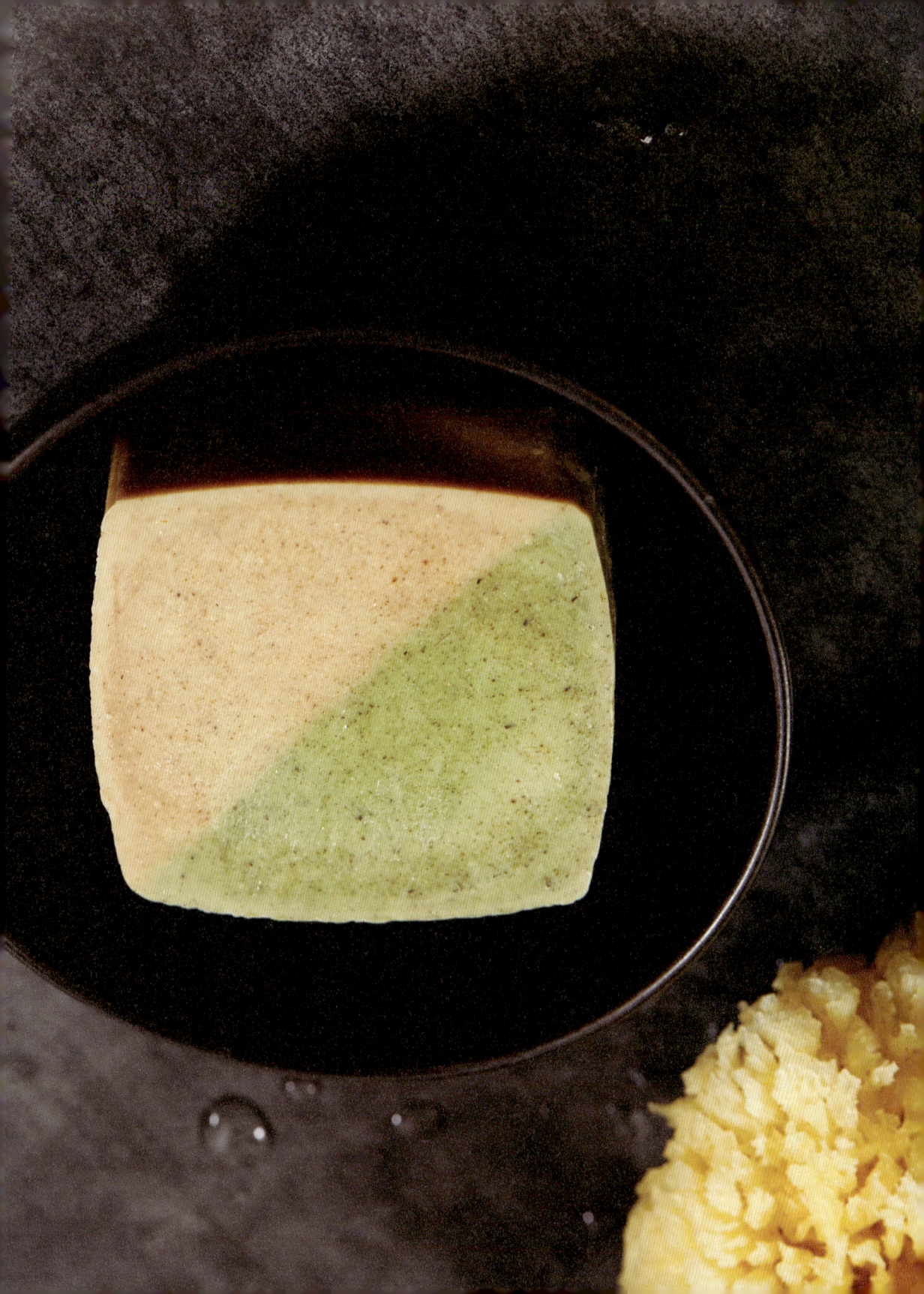

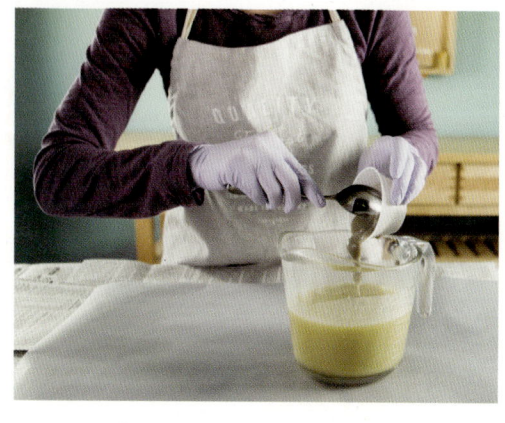

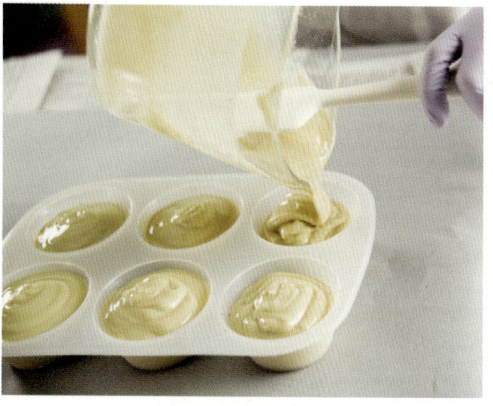

4　콜로이달 오트밀과 클레이 혼합물 전부를 넣는
　　다. 핸드블랜더 밑에 낀 첨가물을 톡톡 턴 후 재
료들이 모두 섞일 때까지 15초 정도 핸드블랜더로 섞
는다.

5　몰드의 각 칸 안에 비누액을 붓는다. 아주 많은
　　양의 올리브 오일이 들어 있기 때문에 며칠 동안
비누가 끈적거릴 수 있다. 소다회가 생기지 않도록 몰
드 위에 99% 소독용 알코올을 뿌린다.

마무리하기 FINAL STEPS

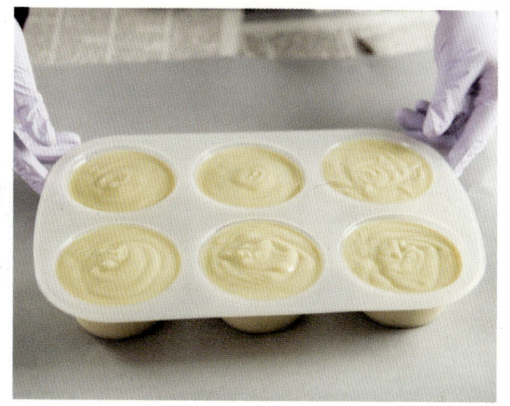

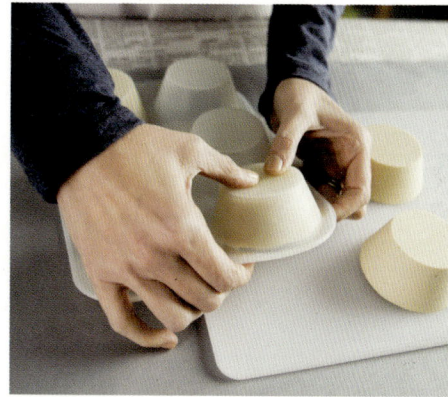

6　최소 3일 정도 식힌 다음 몰드에서 비누를 꺼낸
　　다. 비누가 몰드에서 쉽게 빠지지 않는다면 몰드
를 통째로 냉동실에 넣고 4시간 후에 다시 시도한다.

7　몰드에서 비누를 꺼낸 후(필요한 경우 꽁꽁 언
　　비누를 먼저 녹인다) 비누 위에 도장을 조심스
럽게 올린다. 고무망치로 도장을 세게 내려친다. 도장
이 1mm 정도만 들어가도 멋진 무늬가 완성된다. 비누
마다 도장을 찍는다.

8　환기가 잘 되는 곳에서 4~6주 정도 건조한다.
　　며칠 간격으로 비누를 뒤집어 윗면과 아랫면이
골고루 마르도록 한다.

83

몰드 준비하기 PREPARE THE MOLDS

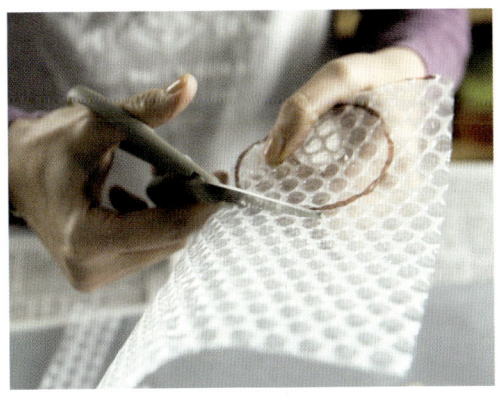
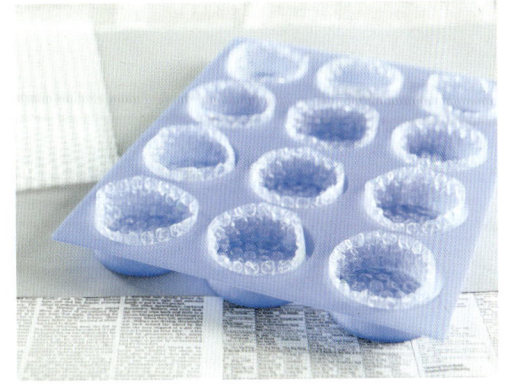

에어캡의 뒷면에 지름이 8cm인 동그란 원을 그린 후 자른다. 잘라낸 원의 모양을 본떠 똑같은 원을 11개 더 만든다. 그다음 폭 4cm, 길이 23cm인 직사각형을 총 12개 자른다.

몰드의 각 칸 바닥에 동그란 원의 울퉁불퉁한 부분이 위로 향하도록 깐다. 직사각형 모양으로 자른 에어캡의 울퉁불퉁한 부분이 안을 향하도록 각 칸의 옆면을 싼다. 비누를 부은 후에 몰드를 움직이기 쉽도록 통째로 도마 위에 올린다.

비누 혼합물 만들기 MAKE THE SOAP MIXTURE

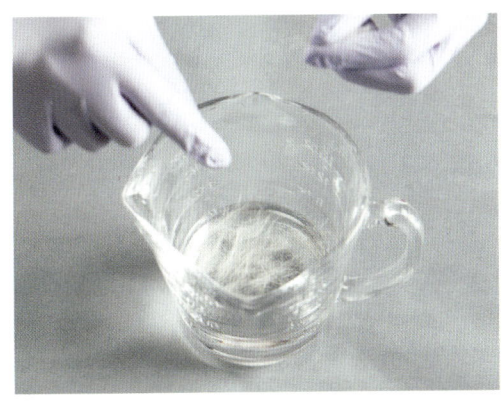
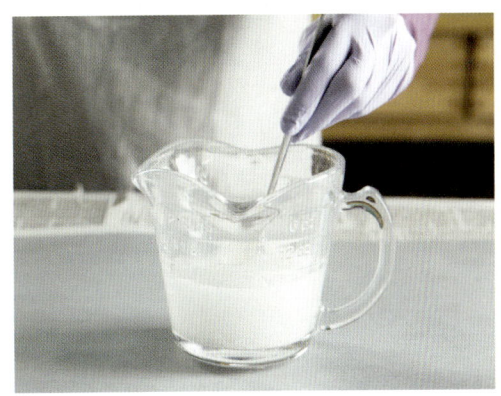

1 물의 양을 잰다. 터서 실크를 한 꼬집 정도 잡고 물 위에 실크 섬유를 펼친다(실크가 가라앉지 않고 물 위에 뜬다). 수산화나트륨을 물과 실크 섬유 위로 붓는다(순서가 뒤바뀌지 않도록 주의해야 한다). 실크 섬유를 녹이려면 반드시 열이 필요하다.

2 실크 섬유 대부분과 수산화나트륨이 완전히 녹을 때까지 천천히 젓는다. 소듐락테이트액을 사용하는 경우라면 가성소다 수용액에 넣고 잘 젓는다. 용액이 투명해질 때까지 한쪽에 따로 둔다. 아주 작은 실크 가닥이 가성소다 수용액에 떠다니는 것이 정상이다.

*버터밀크를 넣은 벌집 모양 비누

Buttermilk Honeycombs

12개 분량

피부에 특히 좋은 천연비누를 꼽는다면 이 벌집 모양의 앙증맞은 비누가 거뜬히 3관왕을 차지할 것이다. 젖산을 다량 함유하고 있는 버터밀크는 세계 곳곳에서 피부를 치료하는 치료제로 쓰인다. 모공을 줄이는 데 효과가 있다고 말하는 사람도 있다. 꿀과 실크를 섞어서 사용하면 비단처럼 부드러운 거품이 나서 광이 나는 피부로 가꿀 수 있다. 몰드에 비누액을 붓자마자 바로 냉동실에 넣어야 젤화 단계가 진행되는 것을 막을 수 있다. 온도가 너무 높아 꿀과 버터밀크 안에 들어 있는 당이 타면 고약한 냄새가 날 뿐만 아니라 완성된 비누의 색이 변색된다.

몰드 및 도구
- 칸이 12개인 동그란 모양의 실리콘 몰드
- 가로세로 길이가 60cm인 작은 에어캡 1장
- 8cm짜리 동그란 모양의 쿠키 커터 또는 그 외 형판
- 도마
- 촘촘한 거름망

가성소다 수용액
- 수산화나트륨 약 96g(3.4온스) – 슈퍼팻률 5%
- 정제수 약 116g(4.1온스)
- 터서 실크 섬유 1꼬집
- 소듐락테이트액 2작은술(선택 사항)

오일량
- 포마스 올리브 오일** 약 283g(10온스) – 40%
- 아보카도 오일 약 37g(1.3온스) – 5%
- 캐놀라 오일 약 142g(5온스) – 20%
- 해바라기 오일 약 71g(2.5온스) – 10%
- 코코넛 오일 약 179g(6.3온스) – 25%

첨가물량
- 꿀 3큰술
- 29°C로 데운 버터밀크 약 116g(4.1온스)

에센셜 오일량
- 카마 에센셜 오일 혼합물*** 약 14g (0.5온스)
- 오렌지 10x 오일**** 약 28g(1온스)

*불가리아식 수제 버터를 만든 후 생기는 물로 국내에서는 판매하지 않는다. 우유와 레몬즙으로 홈메이드 버터밀크를 만들거나 플레인 요거트로 대체 가능하다.
** 국내에서는 구하기 어려우므로 퓨어 올리브 오일로 대체 가능하다.
*** Karma essential oil blend. 라임, 라반딘, 파인, 레몬그라스 등의 오일을 블랜딩하여 만든 오일이다.
**** 스윗 오렌지 에센셜 오일로 대체 가능하다.

Safe Soaping!

· 안전한 비누 만들기 위해 ·

항상 적절한 보호 장비를 착용할 것.
환기가 잘 되는 공간에서 작업할 것.
집중을 방해하는 요소를 없앨 것(아이와 반려동물이 가까이 다가오지 않도록 할 것).

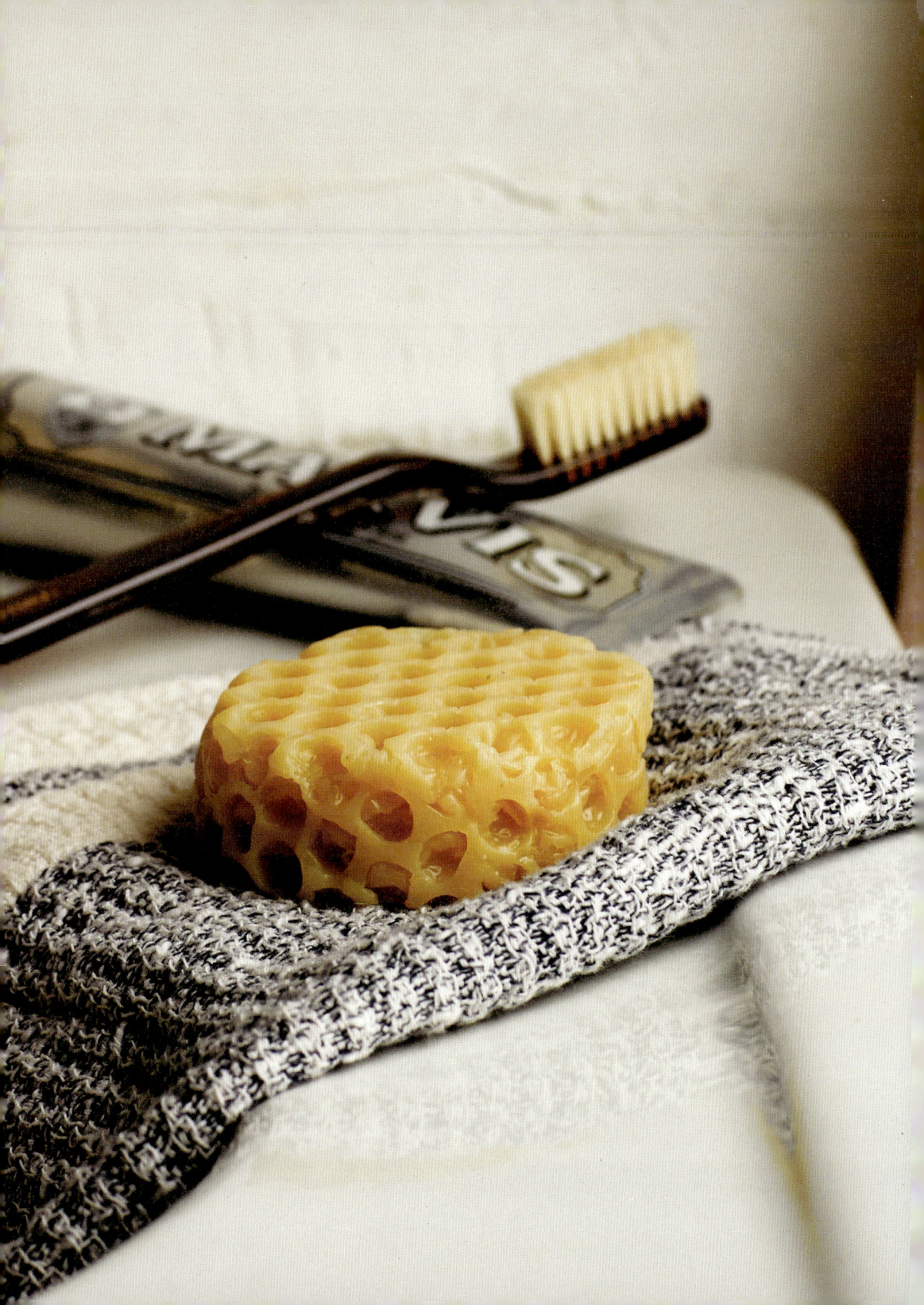

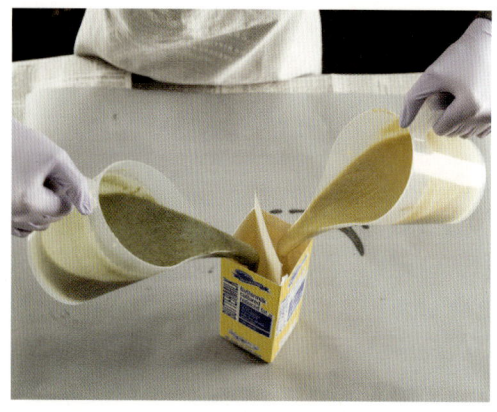
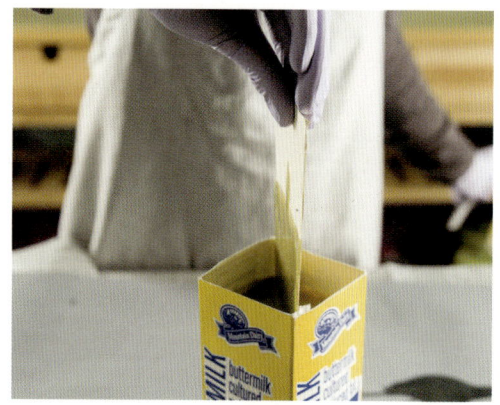

6 대각선으로 나눈 우유 팩에 두 가지 비누액을 동시에 붓는다.

7 비누액을 부은 직후 칸막이를 위로 들어 올려 우유 팩에서 빼낸다.

마무리하기 FINAL STEPS

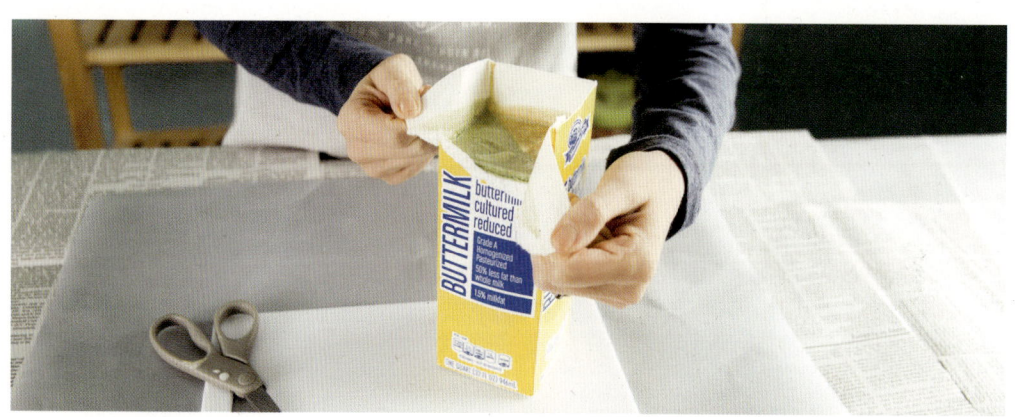

8 비누를 테이블 위에서 가볍게 툭툭 쳐 기포를 제거한다. 그런 다음 바로 우유 팩을 통째로 냉장고에 넣고 4~6시간 정도 보관한다. 냉장고에서 비누를 꺼내 48~72시간 정도 식힌 다음 우유 팩에서 꺼낸다.

9 비누를 꺼내려면 우유 팩의 위쪽 모서리를 작게 자른 후 비누가 완전히 빠질 때까지 나선 모양으로 찢는다. 우유 팩이 비누에 들러붙어 떨어지지 않을 때는 냉장고에 넣고 2시간 정도 기다린 다음 다시 시도한다.

10 두께가 3cm 정도 되도록 비누를 자른다. 환기가 잘 되는 곳에서 4~6주 정도 건조한다. 며칠 간격으로 비누를 뒤집어 윗면과 아랫면이 골고루 마르도록 한다.

3   오일과 가성소다 수용액을 모두 담아 섞을 수 있는 넉넉한 크기의 그릇에 포마스 올리브 오일과 아보카도 오일, 캐놀라 오일, 그리고 해바라기 오일을 적량만큼 넣는다. 코코넛 오일은 용기째로 전자레인지에 넣어 투명한 액체가 될 때까지 데운다. 코코넛 오일이 완전히 녹으면 다른 오일과 함께 섞는다.

4   오일과 가성소다 수용액이 43℃가 되면 촘촘한 거름망으로 가성소다 수용액을 걸러 오일에 붓는다. 녹지 않은 실크 섬유를 제거할 수 있다. 그릇 바닥에 핸드블랜더의 칼날을 여러 번 두드려 용액 안에 들어 있는 공기를 제거한다. 핸드블랜더가 용액 안에 완전히 잠긴 후에 전원을 켠다. 60초 또는 묽은 트레이스가 만들어질 때까지 핸드블랜더로 용액을 섞는다.

섞은 후 몰드에 붓기 MIX AND POUR

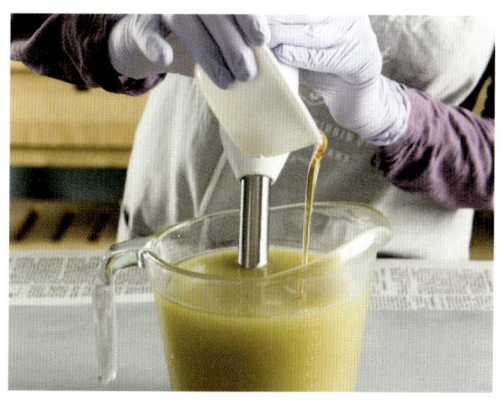

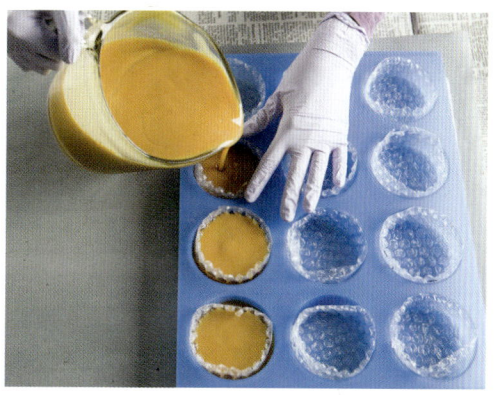

5   꿀을 넣고 15초 정도 핸드블랜더로 섞는다. 살짝 따뜻하게 데운 버터밀크를 천천히 부은 다음 에센셜 오일을 넣고 완전히 섞일 때까지 거품기로 젓는다.

6   에어캡이 터지지 않도록 조심하면서 몰드에 비누액을 붓는다. 몰드의 모든 칸이 비누액으로 다 차면 몰드를 올린 도마를 천천히 들어 올린 후 테이블 위로 살짝 내리쳐 기포를 제거한다.

마무리하기 FINAL STEPS

7   도마 위에 올린 몰드를 바로 냉동실에 넣고 4시간 정도 놔둔다. 그런 다음 몰드를 꺼내 상온에서 48시간 정도 식힌 후 몰드에서 비누를 꺼낸다.

8   비누의 표면에서 에어캡을 떼어내려면 플라스틱의 한쪽 모서리를 살짝 잡고 직사각형 모양의 에어캡부터 잡아당긴다. 그런 다음 동그란 부분도 떼어낸다. 비누를 건조대 위에 올리고 4~6주 정도 건조한다. 며칠 간격으로 비누를 뒤집어 윗면과 아랫면이 골고루 마르도록 한다.

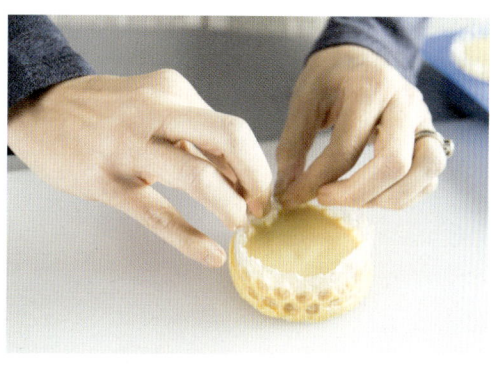

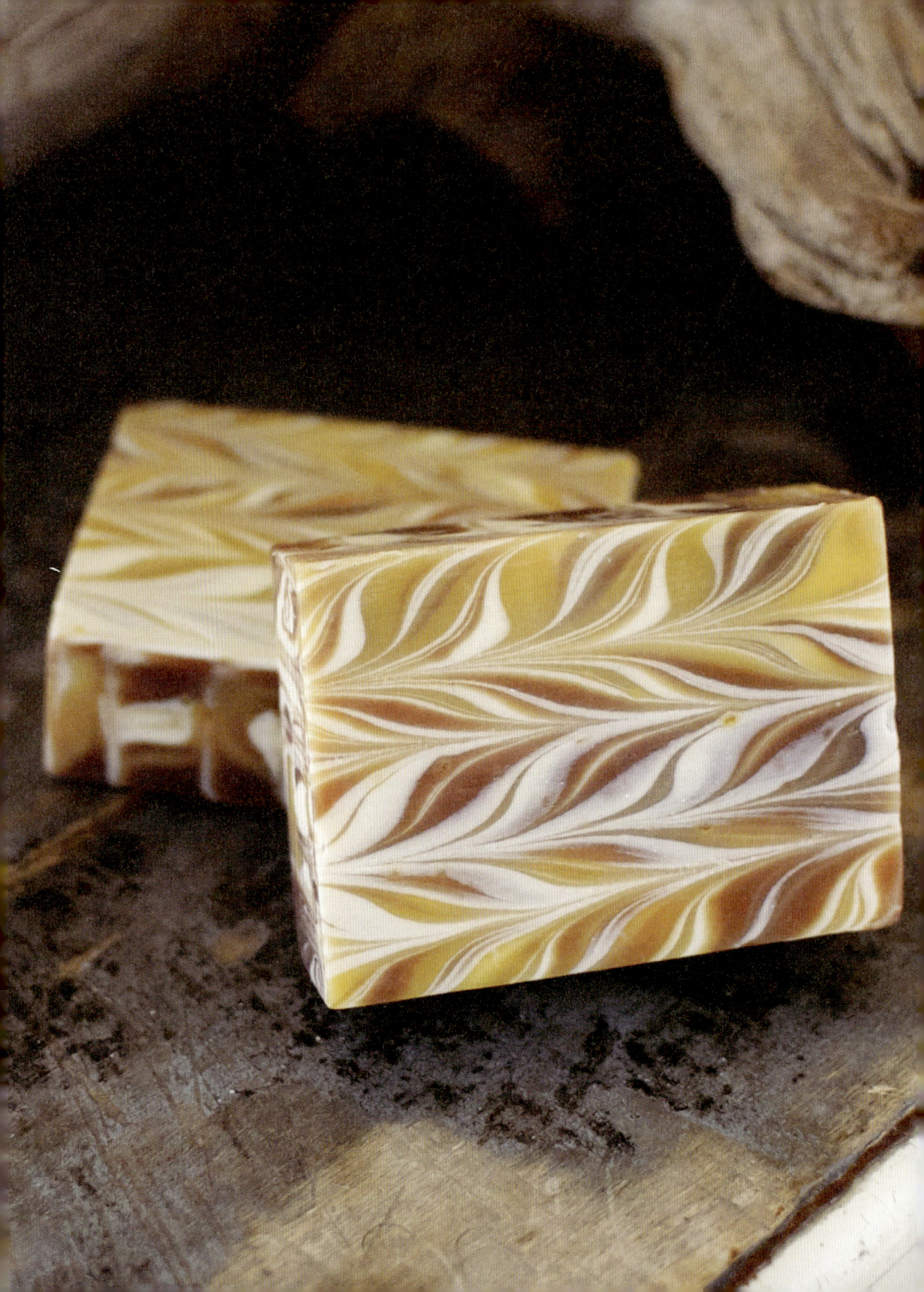

레몬 스월 비누

Lemon Linear
SWIRLS

18개 분량

레몬에는 비타민 C와 항산화 물질이 풍부하게 들어 있다. 그뿐만 아니라 냄새를 제거하는 데도 효과적이다. 비누화 과정을 거치며 이러한 레몬의 좋은 효능이 줄어들지만, 이 레시피는 레몬 껍질을 함께 사용하기 때문에 각질 제거용으로도 손색이 없으며 아름다운 천연의 레몬색을 비누에 담을 수 있다. 젤화 단계를 거치고 나면 코코아 분말에서 감미로운 짙은 갈색빛이 나므로(p.34 '젤화 단계란?' 참조), 더욱 선명한 색을 얻으려면 몰드가 식지 않도록 주의가 필요하다.

몰드 및 도구
- 18개의 칸을 나눌 수 있는 버치우드 몰드와 실리콘 라이너
- 젓가락 또는 비슷한 크기의 스월 무늬용 도구

가성소다 수용액
- 수산화나트륨 약 213g(7.5온스) – 슈퍼팻률 5%
- 정제수 약 400g(14.1온스)
- 소듐락테이트액 1.5큰술(선택 사항)

오일량
- 팜 오일 약 261g(9.2온스) – 17%
- 코코넛 오일 약 261g(9.2온스) – 17%
- 정제한 코코아 버터 약 34g(1.2온스) – 2%
- 팜씨 분말* 약 85g(3온스) – 5%
- 퓨어 올리브 오일 약 434g(15.3온스) – 28%
- 미강 오일 약 261g(9.2온스) – 17%
- 스윗 아몬드 오일 약 224g(7.9온스) – 14%

에센셜 오일량
- 버가못 에센셜 오일 약 57g(2온스)
- 리치아 쿠베바 에센셜 오일** 약 57g(2온스)

안료와 첨가물량
- 커다란 레몬 1~2개, 껍질과 즙, 총 약 113g(4온스), 씨앗은 제거한 후 사용
- 아나토씨 1작은술 – 스윗 아몬드 오일*** 약 28g(1온스)에 우려서 사용
- 더치 프로세스 코코아 분말 2작은술 – 스윗 아몬드 오일 2큰술에 녹여서 사용
- 티타늄디옥사이드 2작은술 – 스윗 아몬드 오일 2큰술에 녹여서 사용

*국내에서는 구하기 어려우므로 팜 커널 오일로 대체 가능하다.
**메이창 에센셜 오일로 대체 가능하다.
***p.50~p.51에 인퓨즈 오일을 만드는 방법이 나와 있다.

Safe Soaping!
· 안전한 비누 만들기를 위해 ·

항상 적절한 보호 장비를 착용할 것.
환기가 잘 되는 공간에서 작업할 것.
집중을 방해하는 요소를 없앨 것(아이와 반려동물이 가까이 다가오지 않도록 할 것).

비누 혼합물 만들기 MAKE THE SOAP MIXTURE

1 수산화나트륨을 물에 붓고(순서가 뒤바뀌지 않도록 주의해야 한다) 수산화나트륨이 완전히 녹을 때까지 천천히 젓는다. 소듐락테이트액을 사용하는 경우라면 가성소다 수용액에 넣고 잘 섞이도록 젓는다. 용액이 투명해질 때까지 한쪽에 따로 둔다.

2 팜 오일을 용기째로 녹인 후 완전히 젓는다. 오일과 가성소다 수용액을 모두 담고 섞을 수 있는 넉넉한 크기의 그릇에 정량만큼 넣는다. 코코넛 오일을 녹인 후 정량만큼 그릇에 넣는다. 뜨거운 오일에 코코아 버터와 팜씨 분말을 넣고 완전히 녹을 때까지 젓는다. 필요한 경우 버터와 분말이 다 녹을 때까지 오일을 데운다. 퓨어 올리브 오일과 미강 오일, 그리고 스윗 아몬드 오일을 넣는다.

3 오일과 가성소다 수용액이 43~49℃가 되면 가성소다 수용액을 오일에 붓는다. 이때 기포가 생기는 것을 막기 위해 주걱이나 핸드블랜더의 길쭉한 부분 위로 가성소다 수용액을 붓는다. 그릇 바닥에 핸드블랜더의 칼날을 여러 번 두드려 용액 안에 들어 있는 공기를 제거한다. 핸드블랜더가 용액 안에 완전히 잠긴 후에 전원을 켠다. 20초 또는 아주 묽은 트레이스가 만들어질 때까지 핸드블랜더로 용액을 섞는다.

첨가물 섞기 MIX IN THE ADDITIVES

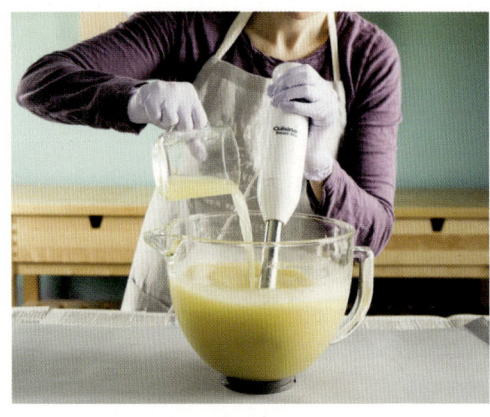 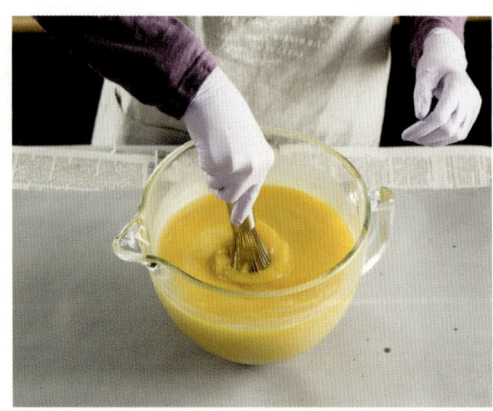

4 레몬즙과 껍질을 비누액에 넣은 후 핸드블랜더로 10초간 섞는다. 비누액의 색이 예쁜 주황색/노란색을 띤다.

5 에센셜 오일 혼합액을 넣고 거품기로 저어 섞는다.

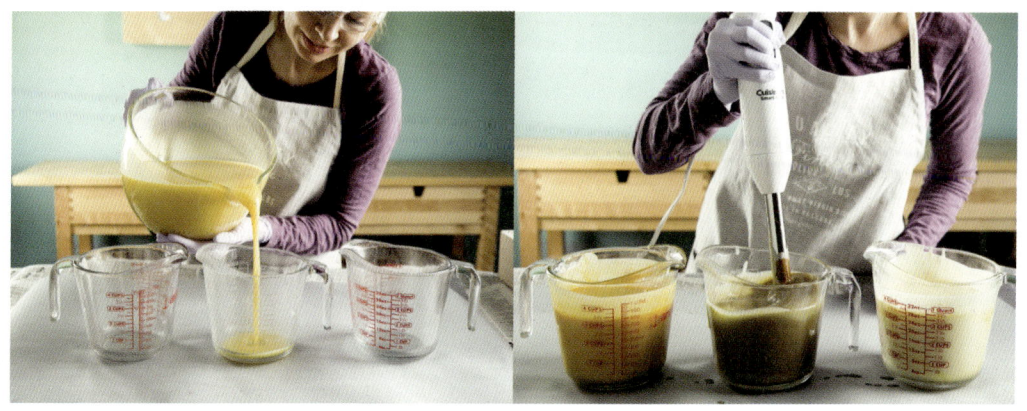

6   비누액을 삼등분해 나누어 담는다. 각 용기에 다음의 안료를 정량만큼 넣는다.
      - A 용기: 아나토 인퓨전
      - B 용기: 오일에 녹인 더치 프로세스 코코아 분말 전부
      - C 용기: 오일에 녹인 티타늄디옥사이드 전부

각 용기에 담겨 있는 비누액이 색을 띨 때까지 2초 정도 핸드블랜더로 섞는다.

섞은 후 몰드에 붓기   MIX AND POUR

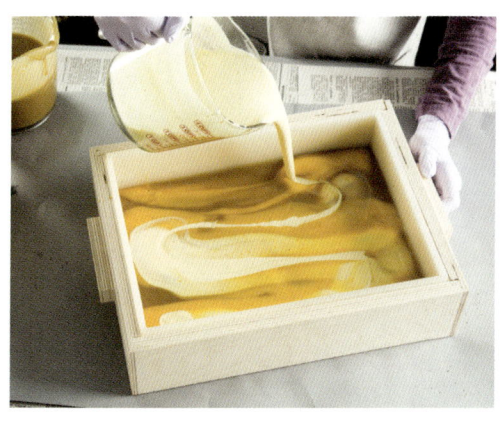
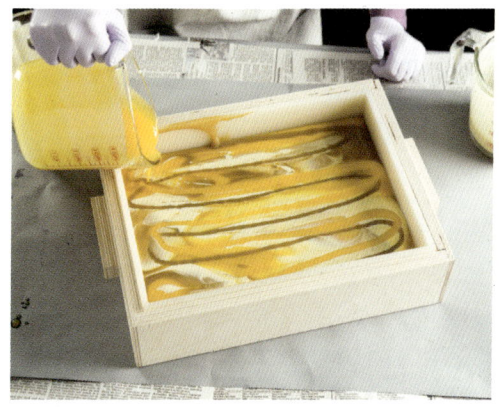

7   몰드의 바닥에서부터 자유롭게 S자 모양을 만들며 비누액을 붓는다. 세 가지 색을 번갈아가며 붓되 부을 때마다 비누액의 양을 다르게 한다. 각 비누액이 반 정도 남을 때까지 반복한다.

8   남은 비누액으로 윗면 전체에 가로로 기다란 선을 그린다.

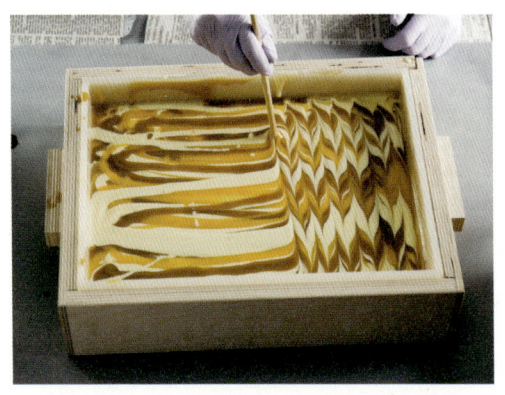 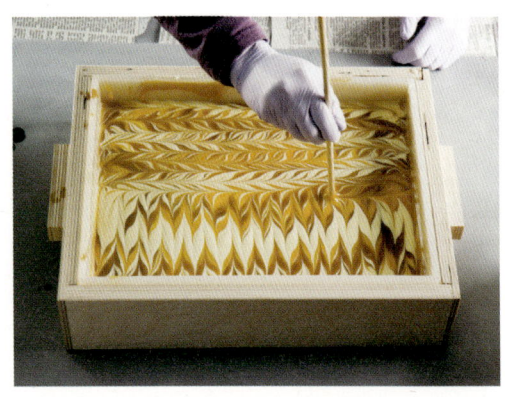

9 몰드를 가로로 한 상태에서 왼쪽 위 모서리에 젓가락을 꽂는다. 젓가락이 바닥에 닿을 때까지 푹 집어넣는다. 비누의 가로무늬와 수직이 되도록 젓가락을 움직이며 몰드 반대편까지 S자 모양을 만든다.

10 다시 한 번 가장 왼쪽 모서리에 젓가락을 꽂은 후 젓가락이 바닥에 닿을 때까지 푹 집어넣는다. 이번에는 젓가락을 몰드의 끝에서 끝으로 가로로 움직여 무늬를 만든다. 처음에 비누에 만든 가로무늬와 같은 방향으로 움직인다고 생각하면 된다. 앞서 한 것과 같은 방법으로 비누 전체에 S자 모양을 만든다.

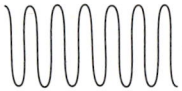 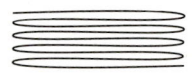

마무리하기 FINAL STEPS

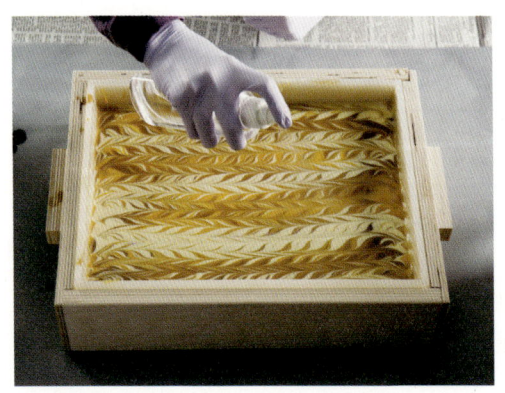 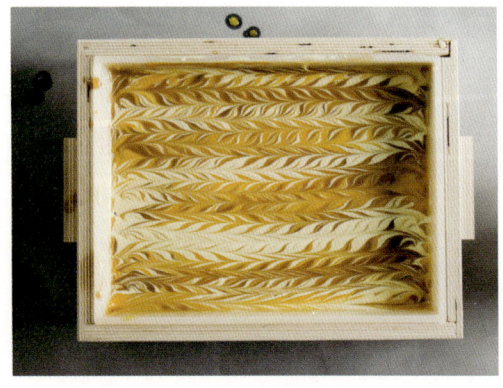

11 몰드를 살짝 내리쳐 기포를 제거한다. 몰드 위에 99% 소독용 알코올을 뿌린 후 수건으로 덮는다. 선명한 색을 내려면 젤화 단계를 거쳐야 한다. 48시간 정도 식힌 다음 몰드에서 비누를 꺼낸다.

12 날카로운 칼로 비누를 네모 모양으로 자른다. 환기가 잘 되는 곳에서 4~6주 정도 건조한다. 며칠 간격으로 비누를 뒤집어 윗면과 아랫면이 골고루 마르도록 한다.

비누 혼합물 만들기 MAKE THE SOAP MIXTURE

1   수산화나트륨을 물에 붓고(순서가 뒤바뀌지 않도록 주의해야 한다) 수산화나트륨이 완전히 녹을 때까지 천천히 젓는다. 소듐락테이트액을 사용하는 경우라면 가성소다 수용액에 넣고 잘 섞이도록 젓는다. 한쪽에 치운 후 용액이 투명해질 때까지 식힌다.

2   팜 오일을 용기째로 녹인 후 완전히 젓는다. 오일과 가성소다 수용액을 모두 섞을 수 있는 넉넉한 크기의 그릇에 정량만큼 넣는다. 코코넛 오일을 녹인 후 정량만큼 그릇에 넣는다. 뜨거운 오일에 시어 버터를 넣고 완전히 녹을 때까지 젓는다. 필요한 경우 시어 버터가 다 녹을 때까지 오일을 데운다. 살구씨와 퓨어 올리브 오일, 그리고 미강 오일을 넣는다.

3   오일과 가성소다 수용액이 43~49℃가 되면 가성소다 수용액을 오일에 붓는다. 이때 기포가 생기는 것을 막기 위해 주걱이나 핸드블랜더의 길쭉한 부분 위로 가성소다 수용액을 붓는다. 그릇 바닥에 핸드블랜더의 칼날을 여러 번 두드려 용액 안에 들어 있는 공기를 제거한다. 핸드블랜더가 용액 안에 완전히 잠긴 후에 전원을 켠다. 30초 또는 아주 묽은 트레이스가 만들어질 때까지 핸드블랜더로 용액을 섞는다.

섞은 후 몰드에 붓기 MIX AND POUR

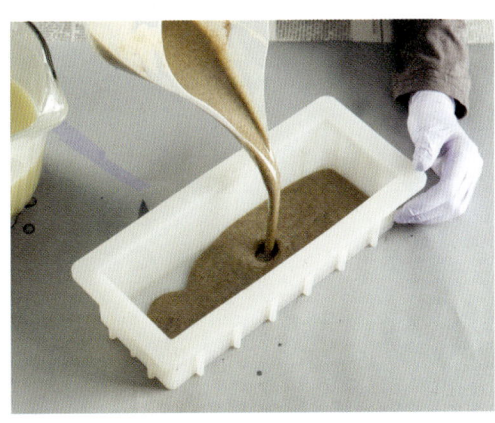 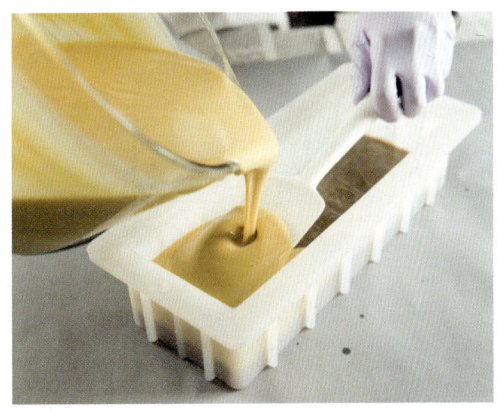

4   비누액에 바나나 퓌레를 넣은 후 핸드블랜더로 15초 정도 섞는다. 비누액 1.5컵(350ml)을 주둥이가 긴 액체를 따르기 쉬운 용기에 붓는다. 호두 분말과 에센셜 오일 혼합물 4분의 1을 넣은 후 15초 정도 핸드블랜더로 섞는다. 비누액을 몰드에 붓고 테이블 위로 살짝 내리친다.

5   비누의 가운데를 채울 용액에 노란색 혼합물 2작은술과 하얀색 혼합물 2큰술, 그리고 남은 에센셜 오일 혼합물을 모두 넣는다. 5초 정도 핸드블랜더로 섞는다. 제일 아래층 위에 주걱을 댄 후 그 위로 비누액을 붓는다. 천천히 그리고 부드럽게 부어야 비누층이 섞이지 않는다.
비누액 사이에 있는 기포가 표면 위로 올라오도록 몰드를 테이블 위로 살살 내리친다. 비누를 한쪽에 치워 식힌다.

비누 혼합물 만들기 MAKE THE SOAP MIXTURE

1. 수산화나트륨을 물에 붓고(순서가 뒤바뀌지 않도록 주의해야 한다) 수산화나트륨이 완전히 녹을 때까지 천천히 젓는다. 시원한 물을 담은 통에 컵을 넣은 후 안전한 곳에 놔둔다.

2. 팜 오일을 용기째로 녹인 다음 잘 젓는다. 오일과 혼합물을 섞을 공간이 충분하도록 최소 1kg의 넉넉한 크기의 그릇 안에 오일을 넣는다.

3. 코코넛 오일을 녹인 후 그릇에 넣는다. 뜨거운 오일에 망고 버터와 코코아 버터, 그리고 팜씨 분말을 넣고 완전히 녹을 때까지 젓는다. 필요한 경우 버터와 분말이 다 녹을 때까지 오일을 데운다. 포마스 올리브 오일을 넣고 젓는다.

4. 얼음을 띄운 물에 그릇을 넣고 한쪽에 치워둔다.

2 단계
베이스 비누 만들기

몰드 및 도구
- 25cm짜리 직사각형 실리콘 몰드
- 전기 핸드 믹서기
- 일회용 짤주머니
- 1M 모양 깍지

가성소다 수용액
- 수산화나트륨 약 136g(4.8온스) – 슈퍼팻률 5%
- 정제수 약 207g(7.3온스)
- 소듐락테이트액 1큰술(선택 사항)

오일량
- 팜 오일 약 179g(6.3온스) – 18%
- 코코넛 오일 약 249g(8.8온스) – 25%
- 시어 버터 약 51g(1.8온스) – 5%
- 살구씨 오일 약 51g(1.8온스) – 5%
- 퓨어 올리브 오일 약 349g(12.3온스) – 35%
- 미강 오일 약 119g(4.2온스) – 12%

안료와 첨가물량
- 바나나 약 34g(1.2온스), 휘핑크림 약 43g(1.5온스), 물 약 43g(1.5온스)를 간 부드러운 퓌레
- 호두 분말 1.5큰술
- 옐로우 옥사이드 1작은술 – 스윗 아몬드 오일 1큰술에 녹여서 사용
- 티타늄디옥사이드 1작은술 – 스윗 아몬드 오일 1큰술에 녹여서 사용

에센셜 오일량
- 시나몬 에센셜 오일 약 6g(0.2온스)
- 발삼 페루 에센셜 오일 약 290g(1.6온스)

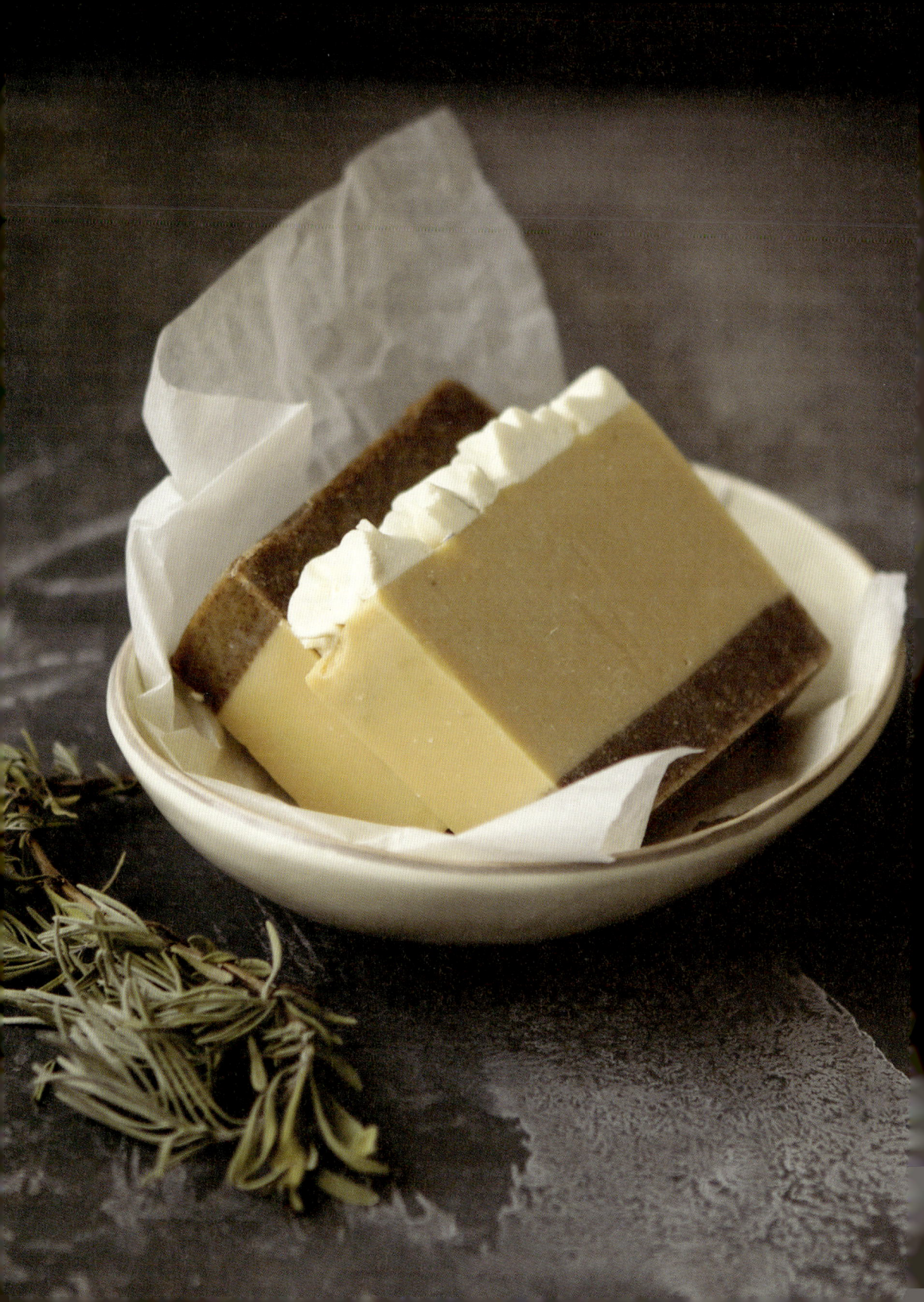

바나나 크림 파이 레이어드 비누

Banana Cream Pie
LAYERED BARS

대략 12개 분량

피부의 노화를 방지하고 탄력있게 가꾸어주는 바나나와 묵직한 크림을 넣어 만든 비누로 디저트처럼 향긋하고 달콤하지만 칼로리는 전혀 없다! 온도가 매우 중요한데, 바나나와 휘핑크림에 들어 있는 천연 당분 때문에 비누의 가운데 부분이 뜨거워지면 그 위에 올릴 토핑 부분이 녹을 수 있다. 따라서 가운데 들어가는 비누액의 온도를 최대한 낮게 유지해야 하며 맨 위 토핑을 완성하고 나면 재빨리 냉동실에 넣어야 비누 일부가 젤화 단계에 접어들거나 너무 뜨거워지지 않는다(p.34 '젤화 단계란?' 참조).

1 단계
거품 토핑 준비하기

가성소다 수용액
- 수산화나트륨 약 45g(1.6온스) – 슈퍼팻률 2%
- 정제수 약 102g(3.6온스)

오일량
- 팜 오일 약 94g(3.3온스) – 30%
- 코코넛 오일 약 79g(2.8온스) – 25%
- 망고 버터 약 48g(1.7온스) – 15%
- 코코아 버터 약 31g(1.1온스) – 10%
- 포마스 올리브 오일* 약 31g(1.1온스) – 10%
- 팜씨 분말** 약 31g(1.1온스) – 10%

안료와 첨가물량
- 티타늄디옥사이드 1작은술 – 스윗 아몬드 오일 1큰술에 녹여서 사용

에센셜 오일량
- 발삼 페루 에센셜 오일 약 14g(0.5온스)

* 국내에서는 구하기 어려우므로 퓨어 올리브 오일로 대체 가능하다.
** 국내에서는 구하기 어려우므로 팜 커넬 오일로 대체 가능하다.

Safe Soaping!
· 안전한 비누 만들기를 위해 ·

항상 적절한 보호 장비를 착용할 것.
환기가 잘 되는 공간에서 작업할 것.
집중을 방해하는 요소를 없앨 것(아이와 반려동물이 가까이 다가오지 않도록 할 것).

거품 토핑 올리기 FINISH THE WHIPPED TOPPING

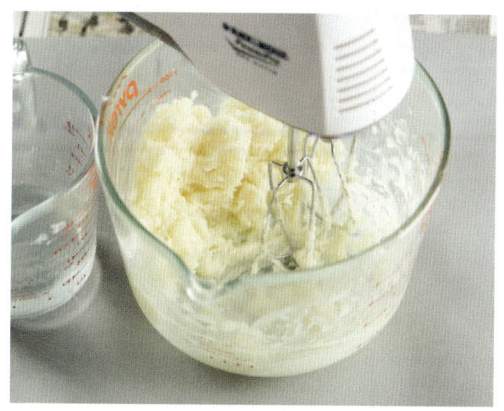 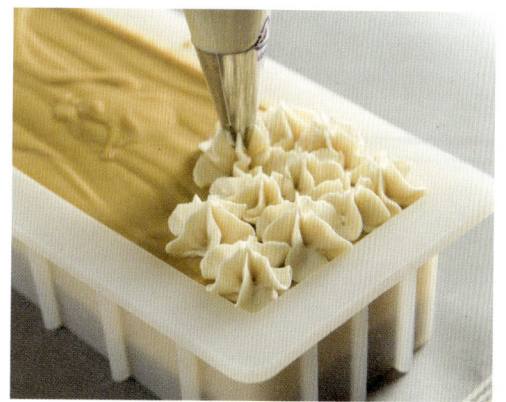

6   차가운 물에 담가 두었던 가성소다 수용액과 오일을 꺼내 거품 토핑을 만든다. 조금 단단하게 굳은 오일이 제일 좋지만 완전히 고체 형태로 딱딱하게 굳은 오일은 쓸 수 없다. 핸드 믹서기의 중간 파워로 오일을 20초 정도 또는 부드러워질 때까지 휘젓는다. 차가운 가성소다 수용액을 오일에 천천히 붓는다.

7   튀기지 않도록 조심하면서 30초 정도 핸드블랜더로 섞은 후 발삼 페루 에센셜 오일과 오일에 녹인 티타늄디옥사이드을 넣는다. 핸드블랜더로 45초 또는 아주 걸쭉한 트레이스가 만들어질 때까지 섞는다.

8   핸드 믹서기의 가장 빠른 속도로 5분 또는 비누액에 딱딱한 결이 생길 때까지 휘젓는다.

9   숟가락으로 거품 토핑을 퍼서 짤주머니에 담은 후 1M 모양 깍지(6발 별모양)를 끼운다. 비누 위에 1cm 높이의 작은 산 모양을 짠다. 몰드를 세로로 길쭉하게 세웠을 때 가로로 총 4개의 산 모양을 짜 넣을 수 있다. 윗면 전체를 똑같은 모양의 토핑으로 장식한다.

마무리하기 FINAL STEPS

10 바나나에 들어 있는 당분이 뜨거워지는 것을 막기 위해 비누를 통째로 냉동실에 넣고 24시간 정도 놔둔다. 냉동실에서 꺼낸 비누는 상온에서 24시간 정도 놔둔 후 몰드에서 꺼낸다. 온도의 변화 때문에 비누 표면이 굉장히 축축하거나 물방울이 맺힐 수 있다. 하지만 시간이 조금 지나면 표면의 물기가 금방 마른다.

11 몰드에서 비누를 꺼낸 다음 네모난 모양으로 자른다. 환기가 잘 되는 곳에서 4~6주 정도 건조한다. 며칠 간격으로 비누를 뒤집어 윗면과 아랫면이 골고루 마르도록 한다.

제9장
순수하고 아름다운 비누 레시피

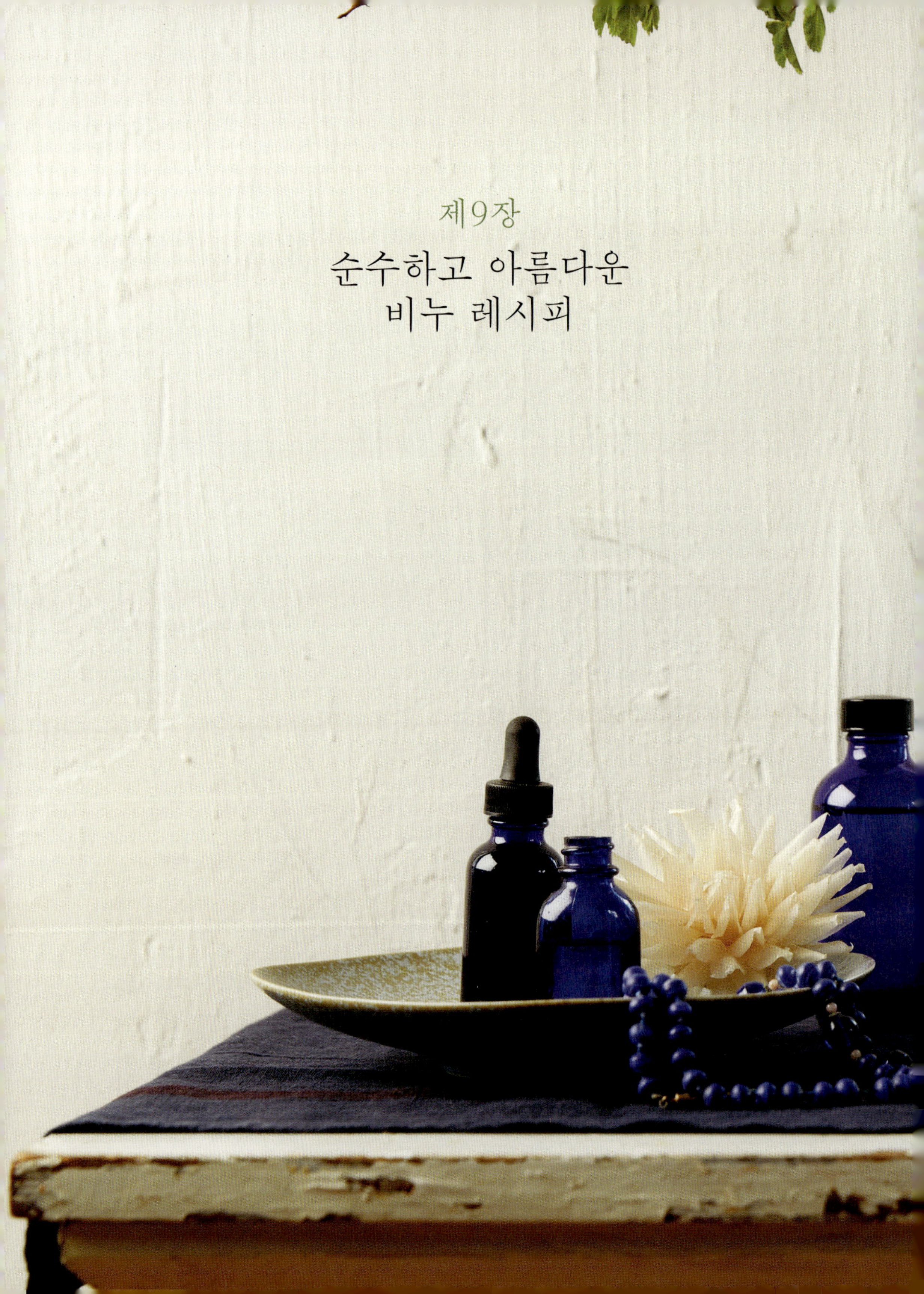

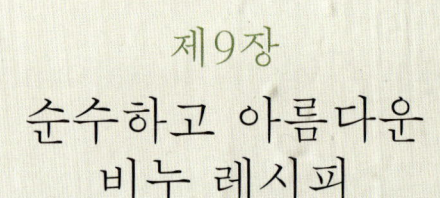

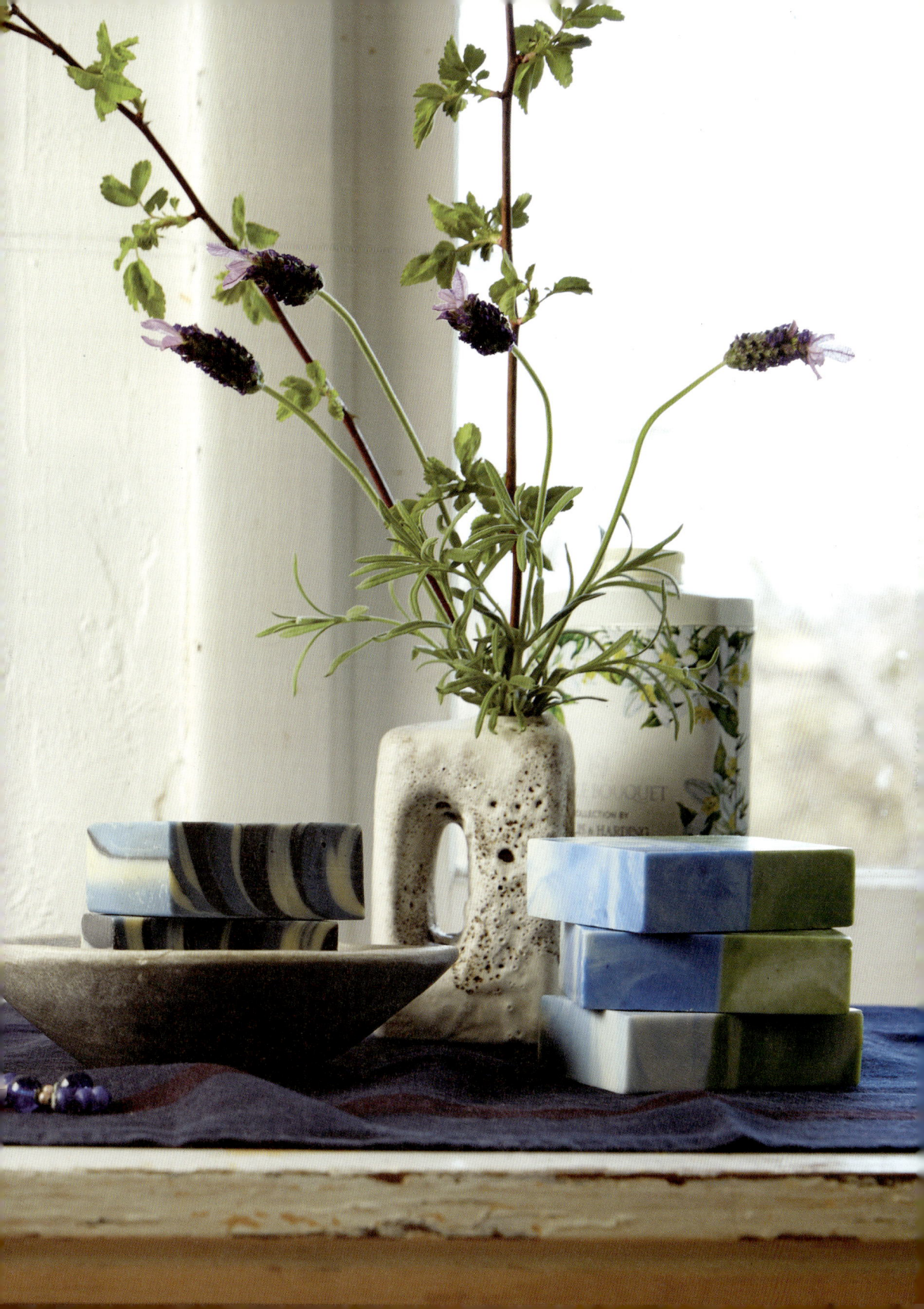

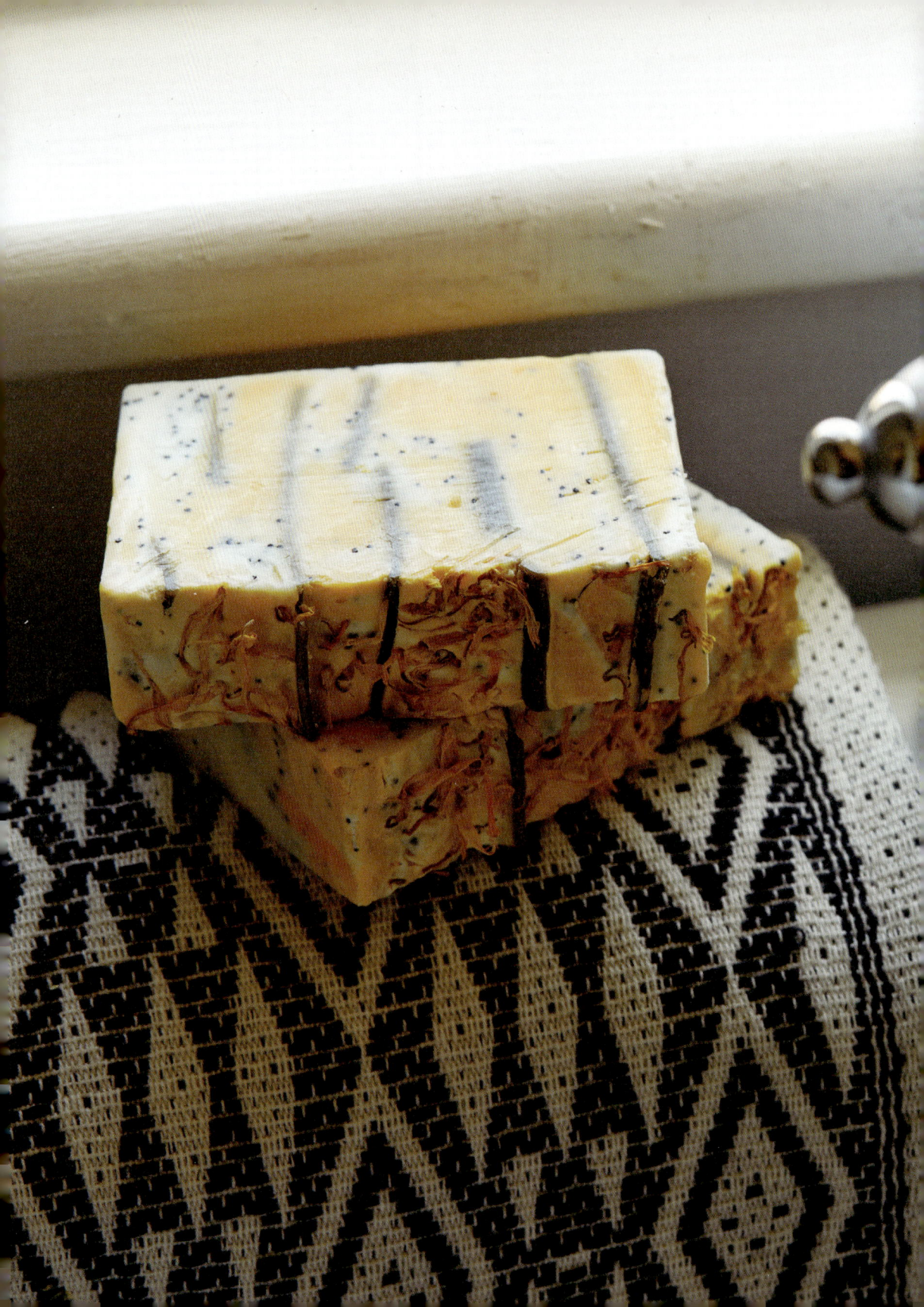

아나토-야로우 임베드 비누

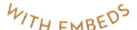
Annatto-Yarrow
WITH EMBEDS

대략 12개 분량

여러 가지 허브와 다양한 기술을 활용하는 레시피로, 복잡하지 않아 따라 하기 쉽지만 야로우(서양톱풀)와 가성소다 수용액을 우린 아나토 인퓨즈 오일과 임베드는 사전에 미리 만들어놓아야 한다.

아나토는 특유의 선명한 주황색 때문에 음식이나 화장품에 많이 쓰이고 야로우는 고대시대에 상처를 치료하기 위한 약으로 쓰였다. 기원전 6만 년 전에 만들어진 무덤에서 야로우가 발견되기도 했다. 오늘날에는 혈액 순환을 활발하게 하고 피부를 진정시키기 위해 야로우를 사용한다. 단, 임신 중에는 야로우를 피해야 한다.

1 단계
임베드 만들기

몰드 및 도구
- 25cm짜리 직사각형 실리콘 몰드
- 치즈 슬라이서

가성소다 수용액
- 수산화나트륨 약 28g(1온스) – 슈퍼팻률 5%
- 정제수 약 65g(2.3온스)
- 소듐락테이트액 0.5큰술(선택 사항)

오일량
- 팜 오일 약 51g(1.8온스) – 25%
- 코코넛 오일 약 51g(1.8온스) – 25%
- 망고 버터 약 14g(0.5온스) – 7%
- 포마스 올리브 오일 약 85g(3온스) – 43%

안료와 첨가물량
- 스피룰리나 분말 1큰술
- 야로우 분말 1작은술

에센셜 오일량
- 버가못 에센셜 오일 약 9g(0.3온스)

Note: 이 아름다운 비누를 만들기 위해서는 베이스 비누에 넣을 임베드를 48시간 정도 굳혀서 사용해야 하므로 미리 계획해야 한다.

Safe Soaping!
· 안전한 비누 만들기를 위해 ·

항상 적절한 보호 장비를 착용할 것.
환기가 잘 되는 공간에서 작업할 것.
집중을 방해하는 요소를 없앨 것(아이와 반려동물이 가까이 다가오지 않도록 할 것).

비누 혼합물 만들기 MAKE THE SOAP MIXTURE

1 수산화나트륨을 물에 붓고(순서가 뒤바뀌지 않도록 주의해야 한다) 수산화나트륨이 완전히 녹을 때까지 천천히 젓는다. 소듐락테이트액을 사용하는 경우라면 가성소다 수용액에 넣고 잘 섞이도록 젓는다. 용액이 투명해질 때까지 한쪽에 따로 둔다.

2 스피룰리나와 야로우 분말을 뜨거운 가성소다 수용액에 바로 넣고 덩어리가 없어질 때까지 젓는다.
팜 오일을 용기째로 녹인 후 완전히 젓는다. 오일과 가성소다 수용액을 모두 섞을 수 있는 넉넉한 크기의 그릇에 정량만큼 넣는다. 코코넛 오일을 녹인 후 정량만큼 그릇에 넣는다. 뜨거운 오일에 망고 버터를 넣고 완전히 녹을 때까지 젓는다. 필요한 경우 버터가 다 녹을 때까지 10초 간격으로 전자레인지에 오일을 데운다. 뜨거운 오일에 포마스 올리브 오일을 넣는다.

3 오일과 가성소다 수용액이 43~49℃가 되면 가성소다 수용액을 오일에 붓는다. 이때 기포가 생기는 것을 막기 위해 주걱이나 핸드블랜더의 길쭉한 부분 위로 가성소다 수용액을 붓는다. 그릇 바닥에 핸드블랜더의 칼날을 여러 번 두드려 용액 안에 들어 있는 공기를 제거한다. 핸드블랜더가 용액 안에 완전히 잠긴 후에 전원을 켠다. 10초 또는 아주 묽은 트레이스가 만들어질 때까지 핸드블랜더로 용액을 섞는다.

4 에센셜 오일을 모두 넣고 핸드블랜더로 5초 정도 섞는다.

5 비누액을 몰드에 붓는다. 비누로 만든 얇은 층처럼 보이면 성공이다. 몰드를 테이블 위로 두드려 비누를 가라앉힌 다음 48시간 정도 식혀 몰드에서 비누를 꺼낸다.

임베드 자르기 CUT THE EMBEDS

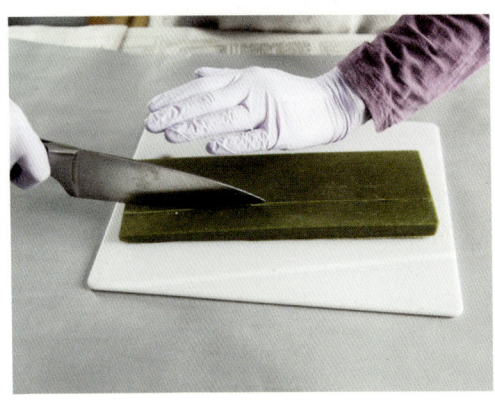 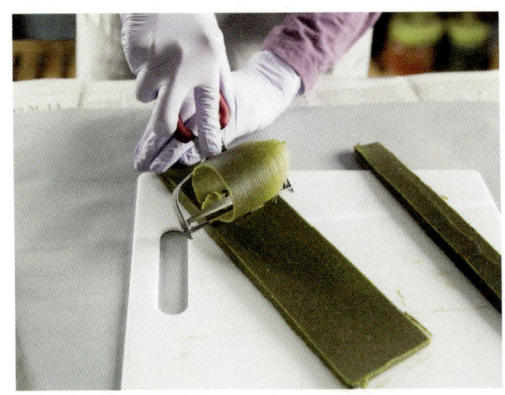

6 몰드에서 꺼낸 비누를 세로로 길게 자른다. 이때 한 조각이 나머지 조각의 2배 정도 크기가 되도록(각 조각이 대략 3분의 1과 3분의 2가 되도록) 자른다.

7 치즈 슬라이서로 자른 비누 조각 두 개를 다양한 두께로 썬다. 크기가 다른 임베드를 비누에 새겨 넣으면 개성과 매력을 더할 수 있다.

2 단계
베이스 비누 만들기

몰드 및 도구

25cm짜리 직사각형 실리콘 몰드

가성소다 수용액

- 수산화나트륨 약 28g(4.7온스) – 슈퍼팻률 5%
- 정제수 약 65g(11.2온스)
- 소듐락테이트액 1큰술(선택 사항)

오일량

- 팜 오일 약 193g(6.8온스) – 20%
- 코코넛 오일 약 241g(8.5온스) – 25%
- 퓨어 올리브 오일 약 289g(10.2온스) – 30%
- 미강 오일 약 193g(6.8온스) – 20%
- 치아 시드 오일 약 48g(1.7온스) –5%

에센셜 오일량

- 버가못 에센셜 오일 약 23g(0.8온스)
- 로즈마리 에센셜 오일 약 23g(0.8온스)

안료와 첨가물량

- 양귀비씨 2큰술
- 아나토씨 1큰술 = 퓨어 올리브 오일* 약 28g(1온스)에 녹여서 사용
- 카렌듈라 꽃잎 2큰술
- 얇게 썬 임베드 – 48시간 전에 미리 만들어놓는다

*p.50~p.51에 인퓨즈 오일을 만드는 방법이 나와 있다.

비누 혼합물 만들기 MAKE THE SOAP MIXTURE

1. 수산화나트륨을 물에 붓고(순서가 뒤바뀌지 않도록 주의해야 한다) 수산화나트륨이 완전히 녹을 때까지 천천히 젓는다. 소듐락테이트액을 사용하는 경우라면 가성소다 수용액에 넣고 잘 섞이도록 젓는다. 용액이 투명해질 때까지 한쪽에 두고 식힌다.

2. 팜 오일을 용기째로 녹인 후 완전히 젓는다. 오일과 가성소다 수용액을 모두 섞을 수 있는 넉넉한 크기의 그릇에 정량만큼 넣는다. 코코넛 오일을 녹인 후 정량만큼 그릇에 넣는다. 뜨거운 오일에 퓨어 올리브 오일과 미강 오일, 그리고 치아 시드 오일을 넣는다.

3. 오일과 가성소다 수용액이 43~49℃가 되면 가성소다 수용액을 오일에 붓는다. 이때 기포가 생기는 것을 막기 위해 주걱이나 핸드블랜더의 길쭉한 부분 위로 가성소다 수용액을 붓는다. 그릇 바닥에 핸드블랜더의 칼날을 여러 번 두드려 용액 안에 들어있는 공기를 제거한다. 핸드블랜더가 용액 안에 완전히 잠긴 후에 전원을 켠다. 45초 또는 묽은 트레이스가 만들어질 때까지 핸드블랜더로 용액을 섞는다.

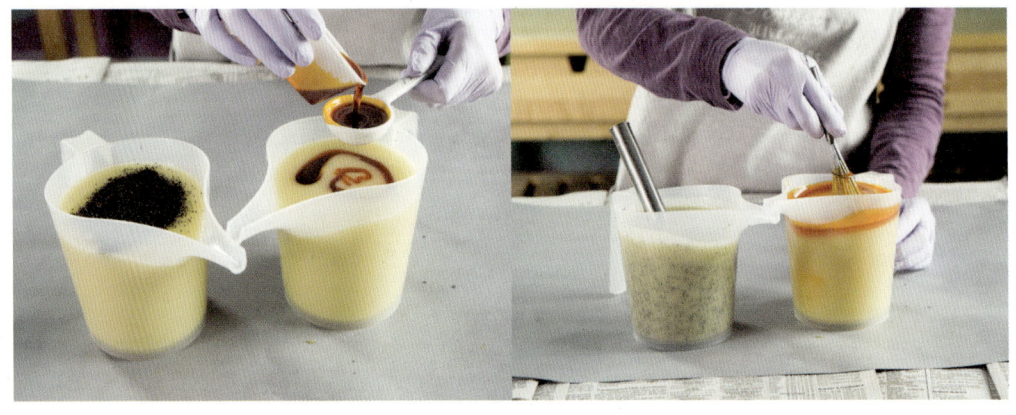

4   에센셜 오일을 모두 넣고 거품기로 잘 섞는다.

비누액을 이등분해 나누어 담는다. 각 용기에 다음의 첨가물을 넣고 거품기로 잘 섞는다.
- A 용기: 양귀비씨 전부
- B 용기: 아나토 인퓨전 2큰술

몰드에 붓기 POUR THE SOAP

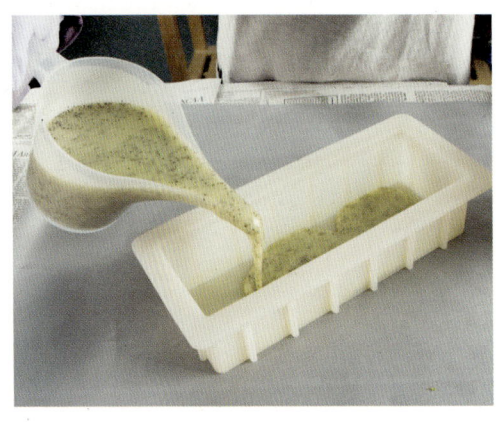 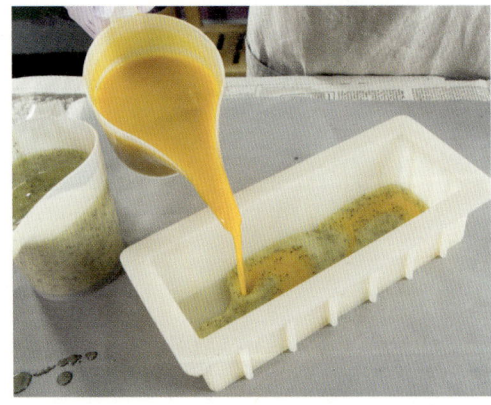

5   양귀비씨를 넣은 비누액부터 몰드에 붓는다. S자를 그리며 몰드 바닥부터 채운다. 비누액의 절반만 몰드에 붓는다.

6   노란색 비누액도 같은 방법으로 양귀비씨 비누액이 담긴 몰드에 붓는다. 양귀비씨 비누액과 아나토 비누액을 다 쓸 때까지 번갈아가며 몰드에 붓는다.

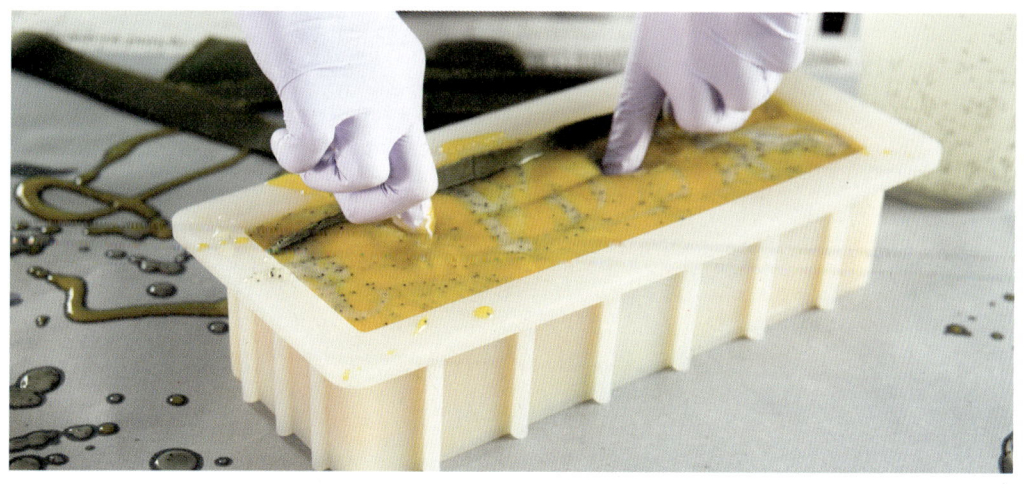

7 비누 사이사이에 마치 풀잎처럼 보이도록 초록색의 임베드를 끼워 넣는다. 간격은 정확하게 유지하지 않아도 된다. 테이블 위로 몰드를 세게 내리쳐 비누를 가라앉히고 기포를 제거한다.

마무리하기 FINAL STEPS

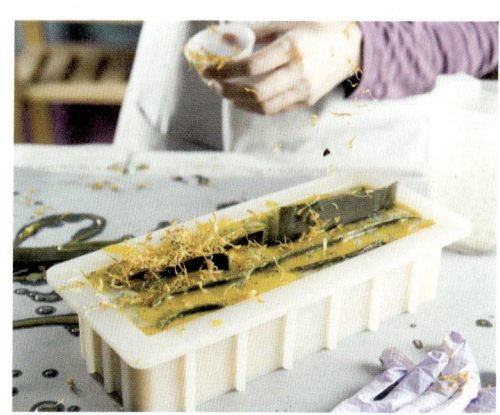
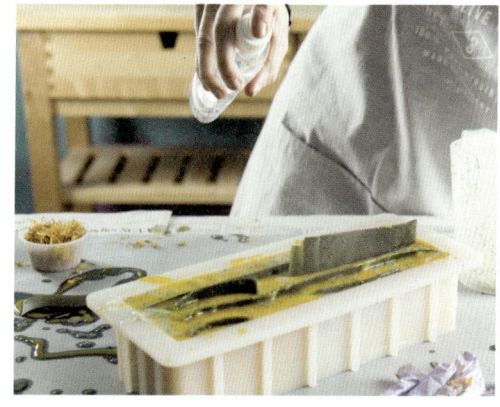

8 카렌듈라 꽃잎을 비누 위에 전체적으로 뿌려 마무리한다. 필요한 경우 숟가락으로 꽃잎을 눌러 비누 위에 고정한다.

9 소다회가 생기지 않도록 몰드 위에 99% 소독용 알코올을 뿌린다. 2~3일 정도 식힌 후 몰드에서 비누를 꺼낸다.

10 몰드에서 꺼낸 비누를 옆면으로 돌린 후 잘라야 꽃잎이 밀리는 것을 막을 수 있다. 환기가 잘 되는 곳에서 4~6주 정도 건조한다. 며칠 간격으로 비누를 뒤집어 윗면과 아랫면이 골고루 마르도록 한다.

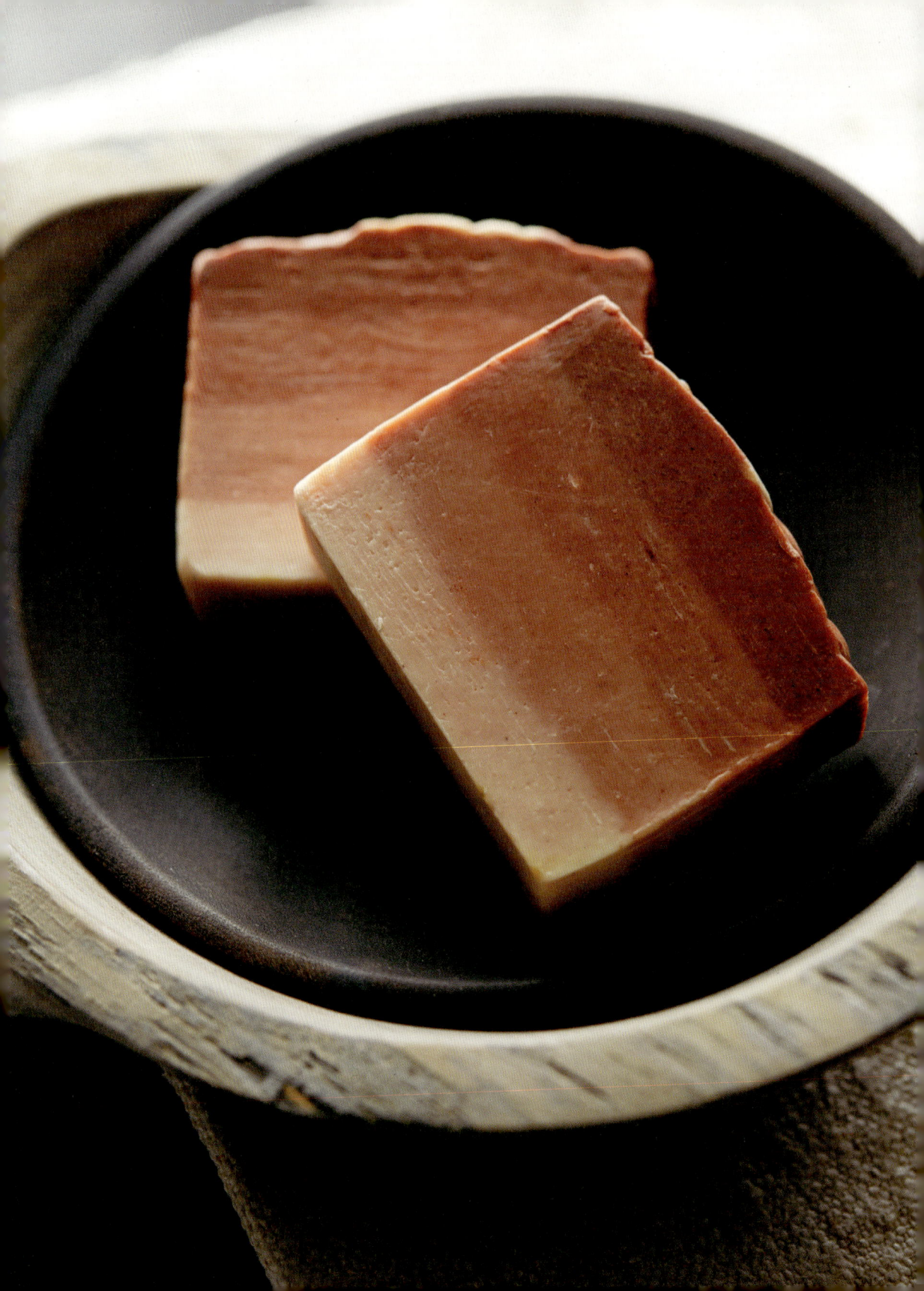

꼭두서니 뿌리 옴브레 비누

Madder Root
OMBRE BARS

대략 8개 분량

꼭두서니 뿌리를 갈아 만든 분말은 선명한 붉은색을 띠며 커피 과에 속하는 천연 아스트린젠트(피부 수렴과 여분의 유분기 억제 효능)다. 각 비누층을 주걱 위로 천천히 그리고 낮게 부어야 층 사이의 경계선을 깔끔한 일자로 유지해 옴브레 효과를 줄 수 있다. 비누의 선명한 색을 끌어내기 위해 반드시 뜨거운 젤화 단계를 거쳐야 한다. 다른 레시피보다 살짝 높은 온도에서 비누를 만들어야 열 손실을 줄여 비누 전체를 젤 상태로 만들 수 있다(p.34 '젤화 단계란?' 참조).

몰드 및 도구
- 1kg짜리 나무 몰드와 실리콘 라이너
- 소스통
- 젓가락 또는 비슷한 크기의 스월 무늬용 도구
- 전기방석

가성소다 수용액
- 수산화나트륨 약 85g(3온스) – 슈퍼팻률 5%
- 정제수 약 207g(7.3온스)
- 소듐락테이트액 2큰술(선택 사항)

오일량
- 팜 오일 약 156g(5.5온스) – 25%
- 코코넛 오일 약 156g(5.5온스) – 25%
- 코코아 버터 약 20g(0.7온스) – 3%
- 퓨어 올리브 오일 약 156g(5.5온스) – 25%
- 미강 오일 약 136g(4.8온스) – 22%

첨가물량
- 티타늄디옥사이드 2작은술 – 퓨어 올리브 오일 2큰술에 녹여서 사용
- 꼭두서니 뿌리 3큰술 – 퓨어 올리브 오일 약 57g(2온스)에 녹여서 사용

에센셜 오일량
- 블랙 페퍼 에센셜 오일 약 14g(0.5온스)
- 레몬그라스 에센셜 오일 약 14g(0.5온스)

Safe Soaping!

· 안전한 비누 만들기를 위해 ·

항상 적절한 보호 장비를 착용할 것.
환기가 잘 되는 공간에서 작업할 것.
집중을 방해하는 요소를 없앨 것(아이와 반려동물이 가까이 다가오지 않도록 할 것).

비누 혼합물 만들기 MAKE THE SOAP MIXTURE

1 수산화나트륨을 물에 붓고(순서가 뒤바뀌지 않도록 주의해야 한다) 수산화나트륨이 완전히 녹을 때까지 천천히 젓는다. 소듐락테이트액을 사용하는 경우라면 가성소다 수용액에 넣고 잘 섞이도록 젓는다. 용액이 투명해질 때까지 한쪽에 두고 식힌다.

2 팜 오일을 용기째로 녹인 후 완전히 젓는다. 오일과 가성소다 수용액을 모두 섞을 수 있는 넉넉한 크기의 그릇에 정량만큼 넣는다. 코코넛 오일을 녹인 후 정량만큼 그릇에 넣는다. 뜨거운 오일에 코코아 버터를 넣고 녹을 때까지 젓는다. 필요한 경우 코코아 버터가 다 녹을 때까지 오일을 데운다. 퓨어 올리브 오일과 미강 오일을 넣는다.

3 오일과 가성소다 수용액이 49~54℃가 되면 가성소다 수용액을 오일에 붓는다. 이때 기포가 생기는 것을 막기 위해 주걱이나 핸드블랜더의 길쭉한 부분 위로 가성소다 수용액을 붓는다. 그릇 바닥에 핸드블랜더의 칼날을 여러 번 두드려 용액 안에 들어있는 공기를 제거한다. 핸드블랜더가 용액 안에 완전히 잠긴 후에 전원을 켠다. 30초 또는 아주 묽은 트레이스가 만들어질 때까지 핸드블랜더로 용액을 섞는다.

4 비누액의 4분의 1가량을 소스통에 부은 후 한쪽에 둔다.

섞은 후 몰드에 붓기 MIX AND POUR

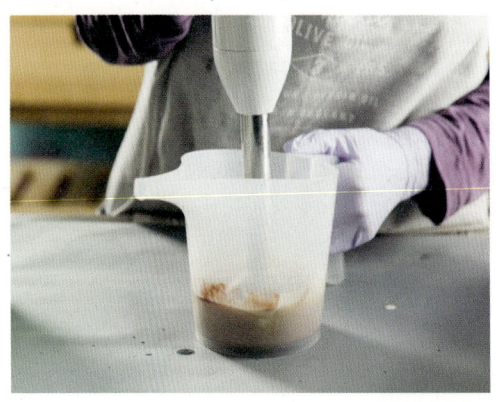 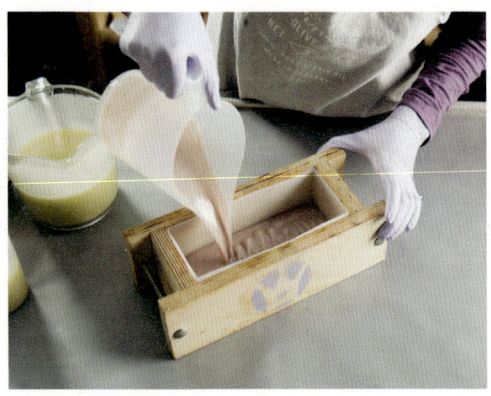

5 첫 번째 비누층을 만든다. 비누액 1컵을 긴 주둥이가 있어 액체를 따르기 쉬운 용기에 붓고 다음을 추가한다.
- 오일에 녹인 티타늄디옥사이드 1작은술
- 오일에 녹인 꼭두서니 뿌리 0.25작은술
- 에센셜 오일 혼합물 4분의 1

안료와 에센셜 오일이 완전히 섞일 때까지 거품기로 비누액을 휘젓는다. 핸드블랜더로 5초 정도 섞어서 마무리한다.

6 비누액을 부드럽게 몰드에 붓는다. 몰드를 탕탕 내리쳐 비누층을 평평하게 한다.

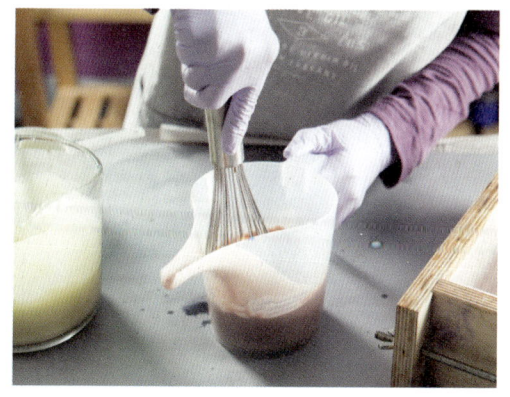 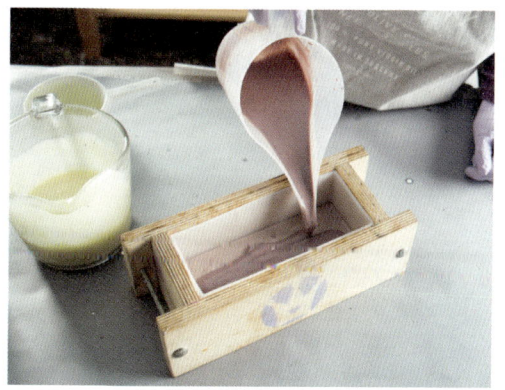

7 두 번째 비누층을 만든다. 비누액 1컵을 앞서 사용했던 용기에 붓고 다음을 추가한다.
 -오일에 녹인 티타늄디옥사이드 1작은술
 -오일에 녹인 꼭두서니 뿌리 1.5작은술
 -남은 에센셜 오일의 3분의 1
안료와 에센셜 오일이 완전히 섞일 때까지 거품기로 비누액을 휘젓는다. 핸드블랜더로 5초 정도 섞어서 마무리한다.

8 첫 번째 비누층 위에 비누액을 부드럽게 붓는다. 최대한 천천히 그리고 낮게 비누액을 부어야 첫 번째 비누층을 완전히 덮으며 넓게 퍼진다. 몰드를 살살 내리쳐 기포를 제거한다.

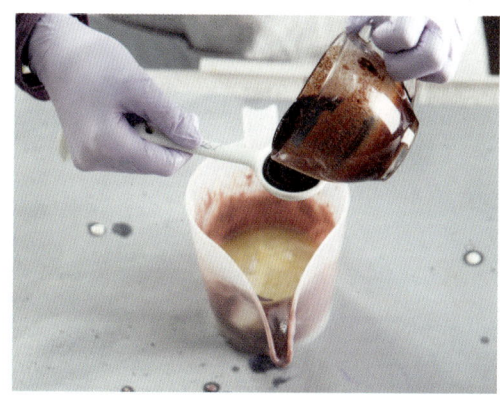 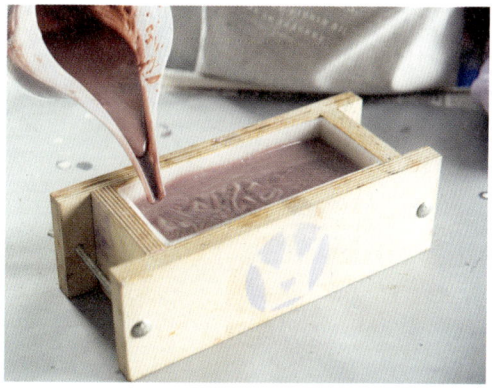

9 세 번째 비누층을 만든다. 비누액 1컵을 앞서 사용했던 용기에 붓고 다음을 추가한다.
 -오일에 녹인 티타늄디옥사이드 1작은술
 -오일에 녹인 꼭두서니 뿌리 1큰술
 -남은 에센셜 오일의 절반
안료와 에센셜 오일이 완전히 섞일 때까지 거품기로 비누액을 휘저은 후 8번과 같은 방법으로 세 번째 비누층을 몰드에 붓는다.

10 마지막 비누층을 만든다. 남은 비누액을 앞서 사용했던 용기에 붓고 다음을 추가한다.
 -오일에 녹인 티타늄디옥사이드 1작은술
 -오일에 녹인 꼭두서니 뿌리 2큰술
 -남은 에센셜 오일
안료와 에센셜 오일이 완전히 섞일 때까지 거품기로 비누액을 휘저은 후 8번과 같은 방법으로 마지막 비누층을 몰드에 붓는다.

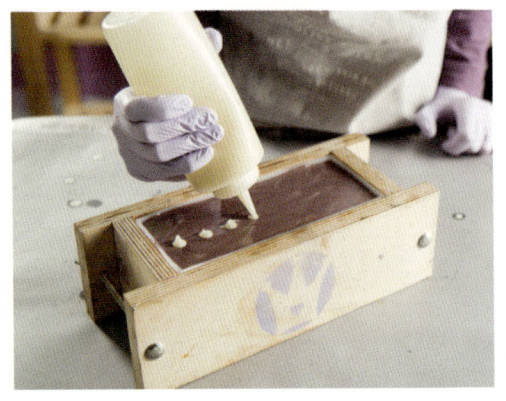 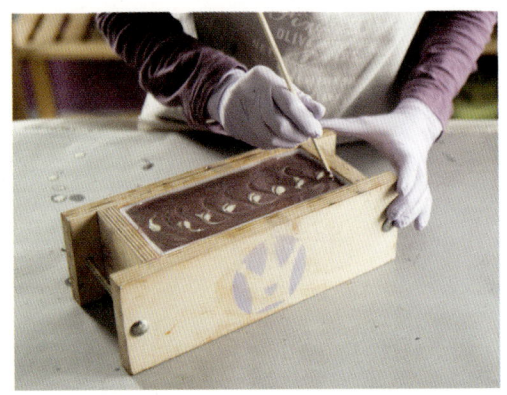

11 소스통을 살짝 흔들어 안에 들어 있는 비누를 부드럽게 풀어준다. 비누 윗면 한가운데에 점 모양을 찍는다. 점과 점 사이를 1cm 정도 띄운다.

12 젓가락의 두꺼운 부분을 맨 끝에 있는 하얀 점 옆 가장자리에서 안으로 0.6cm 정도 떨어진 곳에 찔러 넣는다. 하얀 점 사이를 통과하며 8자 모양을 그려 하얀색과 보라색이 자연스럽게 섞이도록 한다.

마무리하기 FINAL STEPS

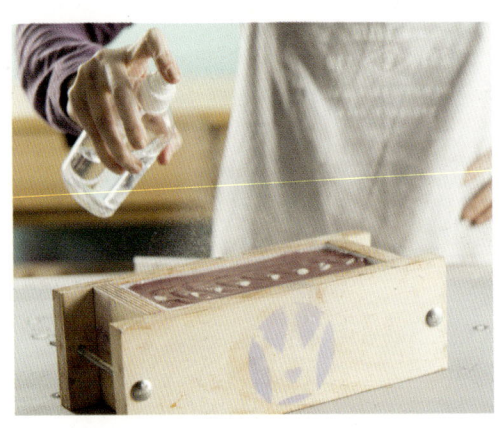 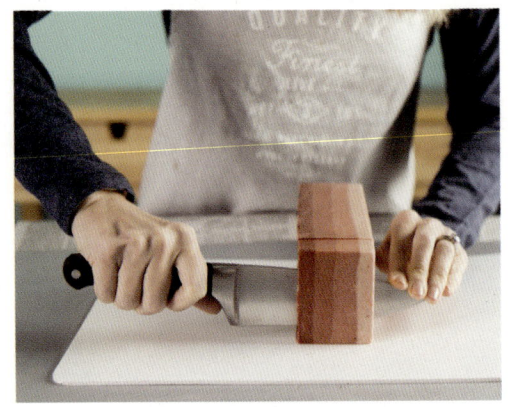

13 몰드 위에 99% 소독용 알코올을 뿌린 후 덮개를 덮어 중간 불로 설정한 전기방석 위에 30분 정도 올려놓는다. 전기방석을 끈 후에도 하룻밤 동안 몰드를 그대로 전기방석 위에 올려놓는다. 최소 48시간 정도 식힌 다음 몰드에서 비누를 꺼낸다.

14 몰드에서 꺼낸 직사각형 모양의 비누를 옆으로 돌린 후 잘라야 비누층이 밀리는 것을 막을 수 있다. 환기가 잘 되는 곳에서 4~6주 정도 건조한다. 며칠 간격으로 비누를 뒤집어 윗면과 아랫면이 골고루 마르도록 한다.

오이 레이어드 비누

Cucumber Layers

대략 8개 분량

쉽게 구할 수 있는 재료인 오이에는 피부가 좋아하는 비타민 C, B1, B2, B3, 그리고 B5가 풍부하게 들어 있다. 오이 때문에 트레이스가 다른 레시피보다 빨리 만들어질 수도 있으니 비누를 만들기 전에 몰드와 숟가락, 그리고 용기 등 필요한 준비물을 빠짐없이 챙겼는지 다시 한 번 확인해야 한다. 레시피대로 따라하면 가속화가 일어나도 만족스러운 결과를 얻을 수 있을 뿐만 아니라 산봉우리 모양을 처지지 않고 높게 만들 수 있다.

몰드 및 도구
- 1kg짜리 나무 몰드와 실리콘 라이너
- 전기방석
- 커다란 판지 1장

가성소다 수용액
- 수산화나트륨 약 82g(2.9온스) – 슈퍼팻률 5%
- 정제수 약 173g(6.1온스)
- 소듐락테이트액 2큰술(선택 사항)

오일량
- 퓨어 올리브 오일 약 490g(17.6온스) – 80%
- 코코넛 오일 약 94g(3.3온스) – 15%
- 시어 버터 약 31g(1.1온스) – 5%

안료와 첨가물량
- 오이 퓨레 약 38g(1온스) – 껍질을 벗긴 오이 약 57g(2온스)를 씨앗을 제거하지 않은 채로 블렌더로 갈아 부드러운 퓨레로 만들어 사용
- 오이 껍질 1큰술 – 부드러운 퓨레로 만들어 사용
- 스피룰리나 분말 1큰술 – 퓨어 올리브 오일 1큰술에 녹여서 사용
- 티타늄디옥사이드 1작은술 – 퓨어 올리브 오일 1큰술에 녹여서 사용
- 아나토 씨 1큰술 – 퓨어 올리브 오일 약 38g(1온스)에 녹여서 사용, p.50~p.51 참조

추가적인 안료(선택 사항)
- 더욱 선명한 색을 내려면 스피룰리나 분말과 아나토 인퓨전 대신 다음의 안료를 사용할 것
- 그린 크롬옥사이드 1작은술 – 퓨어 올리브 오일 1큰술에 녹여서 사용
- 옐로우 옥사이드 1작은술 – 퓨어 올리브 오일 1큰술에 녹여서 사용

에센셜 오일량
- 라벤더 40/42 에센셜 오일* 약 20g(0.7온스)
- 패츌리 에센셜 오일 약 9g(0.3온스)

*저온법 비누의 색을 더욱 오랫동안 지속하기 위한 목적으로 만든 혼합물로 일반적인 라벤더 오일을 사용해도 상관없다.

Safe Soaping!

· 안전한 비누 만들기를 위해 ·

항상 적절한 보호 장비를 착용할 것.
환기가 잘 되는 공간에서 작업할 것.
집중을 방해하는 요소를 없앨 것(아이와 반려동물이 가까이 다가오지 않도록 할 것).

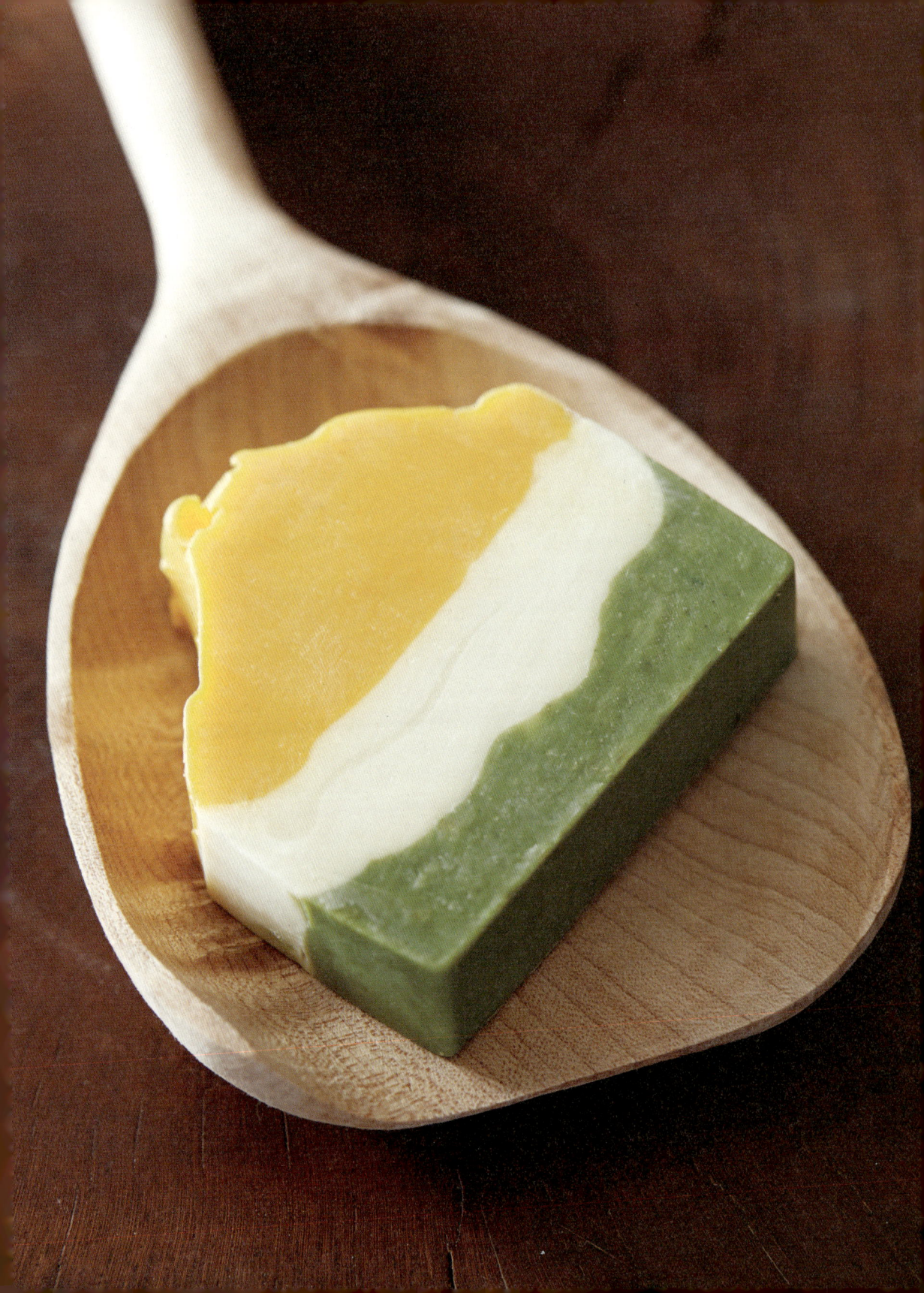

비누 혼합물 만들기 MAKE THE SOAP MIXTURE

1. 수산화나트륨을 물에 붓고(순서가 뒤바뀌지 않도록 주의해야 한다) 수산화나트륨이 완전히 녹을 때까지 천천히 젓는다. 소듐락테이트액을 사용하는 경우라면 가성소다 수용액에 넣고 잘 섞이도록 젓는다. 용액이 투명해질 때까지 한쪽에 두고 식힌다.

2. 오일과 가성소다 수용액을 모두 섞을 수 있는 넉넉한 크기의 그릇에 퓨어 올리브 오일을 정량만큼 넣는다. 별도의 용기에 코코넛 버터와 시어 버터를 정량만큼 넣는다. 완전히 녹고 나면 커다란 그릇에 있는 다른 오일과 함께 섞는다.

3. 오일과 가성소다 수용액이 43~49℃가 되면 가성소다 수용액을 오일에 붓는다. 이때 기포가 생기는 것을 막기 위해 주걱이나 핸드블랜더의 길쭉한 부분 위로 가성소다 수용액을 붓는다. 그릇 바닥에 핸드블랜디의 칼날을 여러 번 두드려 용액 안에 들어 있는 공기를 제거한다. 핸드블랜더가 용액 안에 완전히 잠긴 후에 전원을 켠다. 45초 또는 묽은 트레이스가 만들어질 때까지 핸드블랜더로 용액을 섞는다.

섞은 후 몰드에 붓기 MIX AND POUR

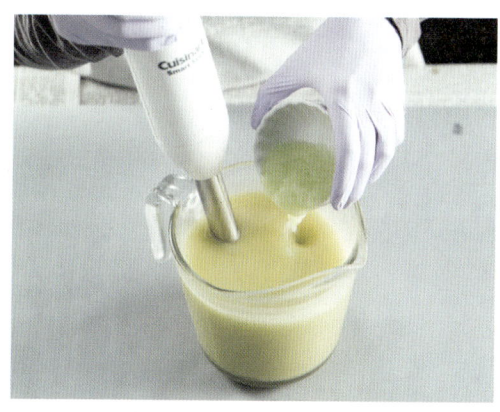 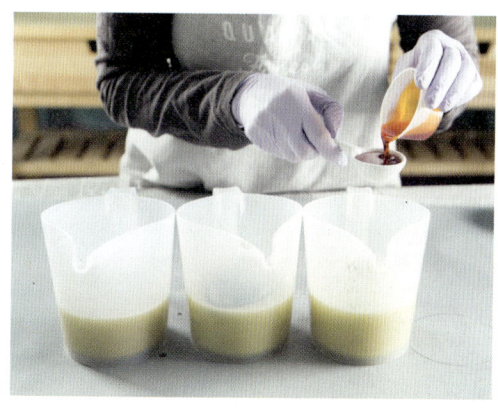

4. 연한 초록색의 오이 퓌레 약 28g(1온스)를 비누액에 넣고 5초 정도 핸드블랜더로 섞는다.

5. 비누액을 삼등분해 나누어 담는다. 각 용기에 다음과 같이 안료를 넣는다.
   - A 용기: 짙은 초록색의 오이 껍질 퓌레 1큰술, 오일에 녹인 스피룰리나(또는 그린 크롬옥사이드) 1큰술
   - B 용기: 오일에 녹인 티타늄디옥사이드 1작은술
   - C 용기: 아나토를 인퓨즈 오일(또는 옐로우 옥사이드) 4작은술

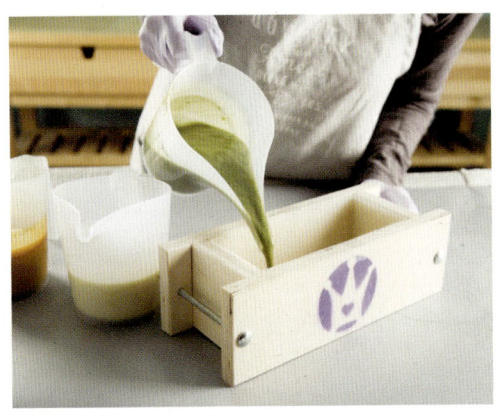

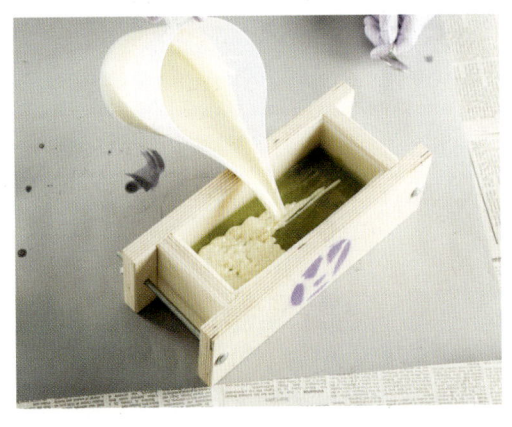

6 에센셜 오일 혼합물 3분의 1 정도를 짙은 초록색 비누액에 넣는다. 핸드블랜더로 3초 동안 용액을 섞는다. 초록색 비누를 실리콘 라이너를 깐 몰드 안에 붓는다.

7 에센셜 오일 혼합물 3분의 1 정도를 하얀색 비누액에 넣은 후 거품기로 잘 젓는다. 초록색 비누 위에 하얀색 비누를 최대한 천천히 그리고 낮게 조심해서 부어 비누층 사이의 경계선이 무너지지 않게끔 한다(몰드에 부어놓은 용액이 아직 충분히 걸쭉해지지 않았다면 깨끗한 주걱을 뒤로 뒤집어서 대고 그 위에 비누액을 붓는다).

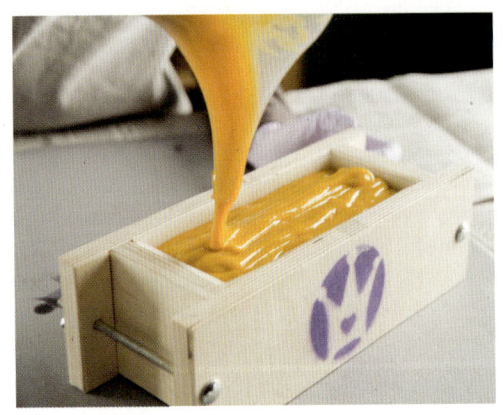

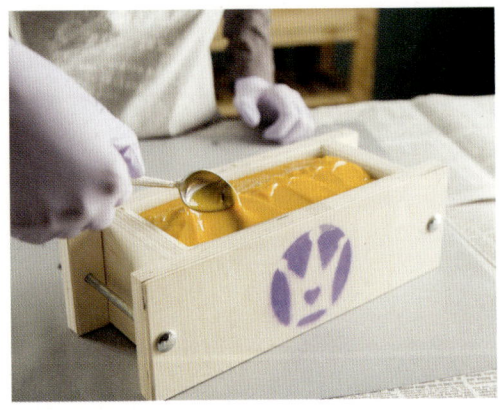

8 주황색 비누도 같은 방법으로 몰드에 붓는다. 주걱을 뒤로 뒤집어 그 위에 비누를 부으면 하얀색 비누층과의 경계선이 무너지지 않는다.

9 숟가락 뒷면으로 비누 맨 윗부분을 울퉁불퉁하게 만든다. 가장자리에 있는 비누를 가운데로 끌어와 산봉우리 모양을 만든다. 비누가 아직 걸쭉해지지 않아 모양이 흐트러지면 1~2분 기다린 후 다시 시도한다.

마무리하기 FINAL STEPS

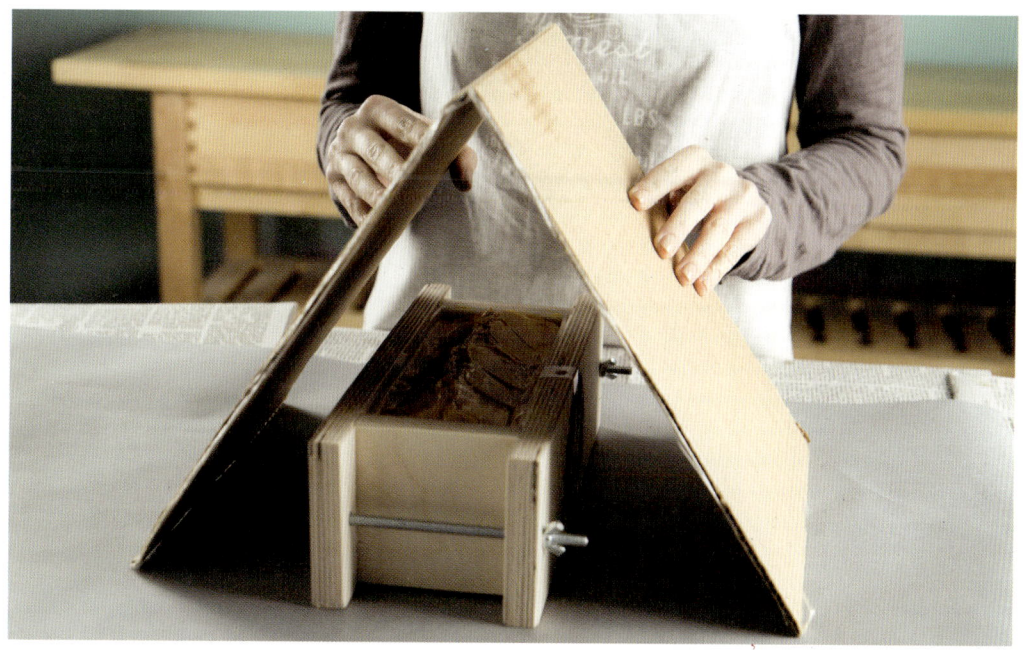

10 안전한 곳에 약한 불로 설정한 전기방석을 깔고 그 위에 비누를 올려놓는다(사진에는 나와 있지 않다). 판지를 텐트 모양으로 접어 몰드를 덮는다. 판지가 비누와 닿지 않도록 한 다음 작은 수건을 덮는다. 20분 후에 전기방석을 끄고 비누를 그대로 둔다.

11 48시간 후에 몰드에서 비누를 꺼내 네모난 모양으로 자른다. 비누를 옆으로 돌린 후 잘라야 비누층이 밀리는 것을 막을 수 있다. 환기가 잘 되는 어둡고 선선한 곳에서 4~6주 정도 건조한다. 며칠 간격으로 비누를 뒤집어 윗면과 아랫면이 골고루 마르도록 한다.

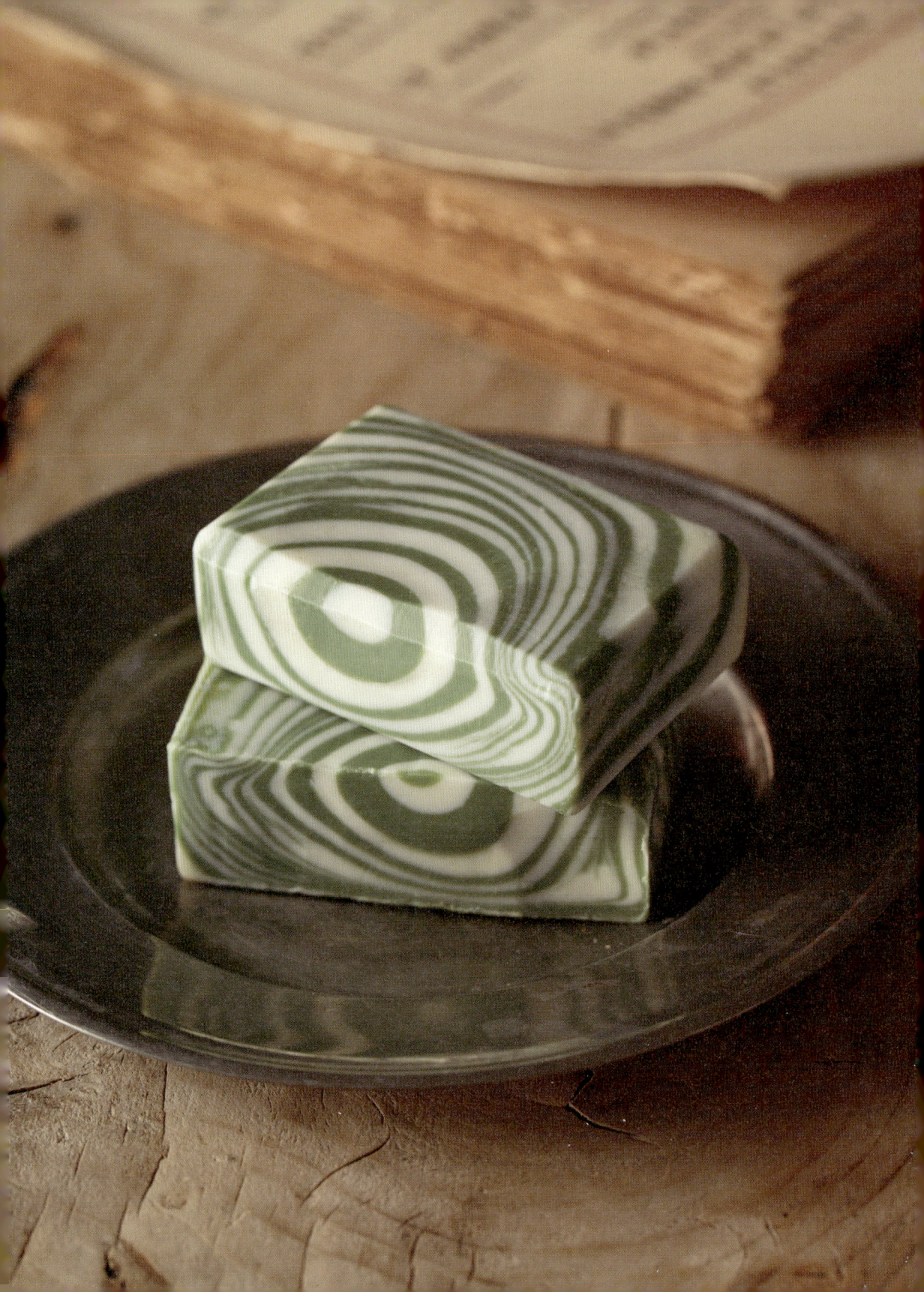

화이트 티를 넣은 포 퍼넬 포어 비누

White Tea
FAUX FUNNEL POUR

9개 분량

나이테 모양의 무늬가 인상적인 비누로 포 퍼넬 포어faux funnel pour라는 비누 만들기 기술을 사용한다. 묽은 트레이스의 어떤 곳에서든 원의 중심을 잡고 비누액을 부어 가느다란 선이 겹겹이 퍼져나가는 모양을 완성한다. 차 중에서도 가장 적은 가공 처리를 거친 화이트 티는 카테킨과 강력한 항산화 물질을 다량 함유하고 있어 노화 방지 크림의 재료로 많이 쓰인다. 화이트 티는 타버리거나 비누의 색이 짙어지는 것을 막기 위해 얼려서 사용한다. 최대한 무채색을 유지해야 비누 특유의 차분한 느낌을 살릴 수 있다.

몰드 및 도구
- 9개의 칸을 나눌 수 있는 버치우드 몰드와 라이너
- 소스통 2개

가성소다 수용액
- 수산화나트륨 약 82g(4.5온스) – 슈퍼팻률 5%
- 정제수로 만든 화이트 티 약 173g(10.8온스) – 네모 모양으로 얼려서 사용
- 소듐락테이트액 1큰술(선택 사항)

오일량
- 코코넛 오일 약 221g(7.8온스) – 23%
- 시어 버터 약 65g(2.3온스) – 7%
- 퓨어 올리브 오일 약 468g(16.5온스) – 50%
- 캐놀라 오일 약 187g(6.6온스) – 20%

에센셜 오일량
- 유칼립투스 에센셜 오일 약 43g(1.5온스)

안료량
- 티타늄디옥사이드 1작은술 – 캐놀라 오일 1큰술에 녹여서 사용
- 그린 크롬옥사이드 1작은술 – 캐놀라 오일 1큰술에 녹여서 사용

Safe Soaping! · 안전한 비누 만들기를 위해 ·

항상 적절한 보호 장비를 착용할 것.
환기가 잘 되는 공간에서 작업할 것.
집중을 방해하는 요소를 없앨 것(아이와 반려동물이 가까이 다가오지 않도록 할 것).

비누 혼합물 만들기 MAKE THE SOAP MIXTURE

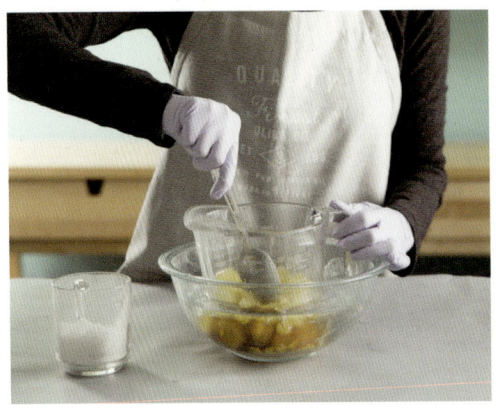 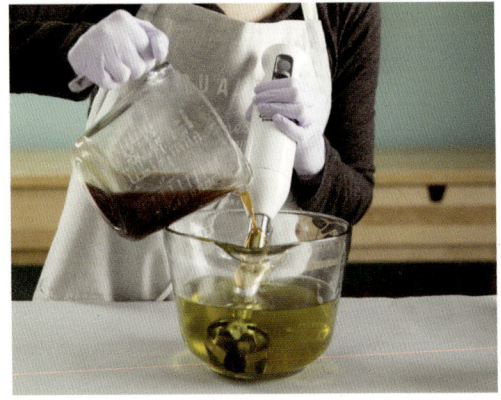

1. 미리 얼려놓은 화이트 티를 열에 강한 용기에 넣고 차가운 물을 넣은 그릇에 담근다. 화이트 티 위에 수산화나트륨 1큰술을 천천히 뿌린다. 수산화나트륨이 녹기 시작할 때까지 조심스럽게 젓는다. 수산화나트륨 1큰술을 다시 뿌리고 계속해서 젓는다. 수산화나트륨이 모두 녹을 때까지 반복한다. 혼합물의 냄새와 색깔이 이상해야 정상이다.
화이트 티와 수산화나트륨을 섞은 혼합물을 최대한 차갑게 유지해야 한다. 열이 느껴지면 차가운 물로 교체해야 한다. 이 과정은 5~7분 정도 소요된다. 수산화나트륨을 천천히 넣어 화이트 티를 서서히 달궈야 무채색을 최대한 살릴 수 있다. 소듐락테이트액을 사용한다면 혼합액에 붓고 부드럽게 저어 녹인다. 혼합물이 투명해질 때까지 한쪽에 치워놓는다.

2. 코코넛 오일을 녹인 후 오일과 가성소다 수용액을 모두 담아 섞을 수 있는 넉넉한 크기의 그릇에 정량만큼 넣는다. 뜨거운 코코넛 오일에 시어 버터를 넣고 녹을 때까지 젓는다. 필요한 경우 전자레인지에 넣고 버터가 녹을 때까지 중간중간 저으며 10초 간격으로 데운다. 뜨거운 오일에 퓨어 올리브 오일과 캐놀라 오일을 넣는다.

3. 오일과 가성소다 수용액이 43℃가 되면 가성소다 수용액을 오일에 붓는다. 이때 기포가 생기는 것을 막기 위해 주걱이나 핸드블랜더의 길쭉한 부분 위로 가성소다 수용액을 붓는다. 그릇 바닥에 핸드블랜더의 칼날을 여러 번 두드려 용액 안에 들어 있는 공기를 제거한다. 핸드블랜더가 용액 안에 완전히 잠긴 후에 전원을 켠다. 30초 또는 아주 묽은 트레이스가 만들어질 때까지 핸드블랜더로 용액을 섞는다. 유칼립투스 에센셜 오일을 모두 넣고 핸드블랜더로 5초 동안 섞는다.

4. 비누액을 이등분해 나누어 담는다.
   - A 용기: 티타늄디옥사이드 혼합물 1큰술
   - B 용기: 그린 크롬옥사이드 혼합물 0.75큰술

각 용기를 핸드블랜더로 5초 정도 섞은 후 소스통에 옮겨 담는다.

몰드에 붓기 POUR THE SOAP

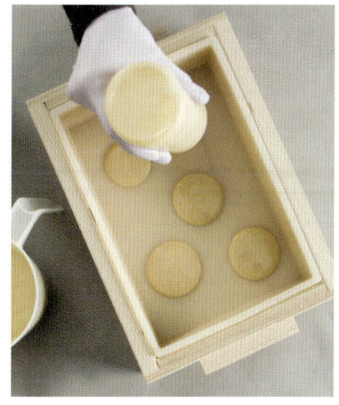
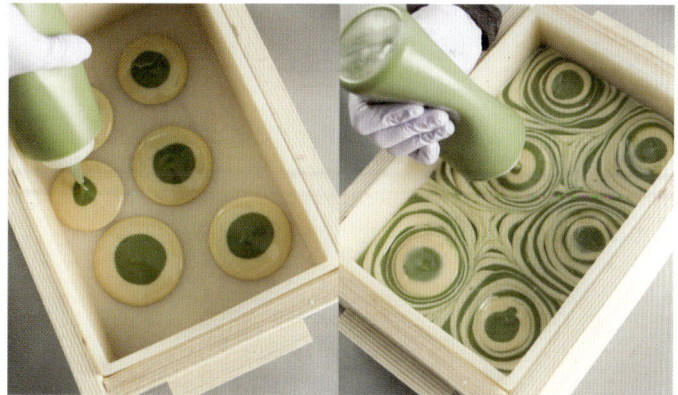

5 몰드 안에 여러 크기의 하얀색 동그라미를 그린다. 소스통을 짤 때 5초를 세면 동그라미의 크기를 비슷하게 할 수 있다. 사진과 같이 총 6개의 동그라미를 만든다.

6 하얀색 동그라미 한가운데에 초록색 비누를 짠다. 역시 소스통을 짜는 동안 5초를 센다. 앞서 만든 동그라미 안으로 새로운 동그라미가 스며들어야 하므로 겁내지 말고 소스통을 세게 누르자. 초록색 비누와 하얀색 비누를 번갈아 사용하며 동그라미 패턴 그리기를 반복한다. 중간중간 몰드를 바닥에 내리쳐 비누액을 정리한다. 칸막이는 디자인을 망칠 수 있으므로 쓰지 않는 것이 좋다.

마무리하기 FINAL STEPS

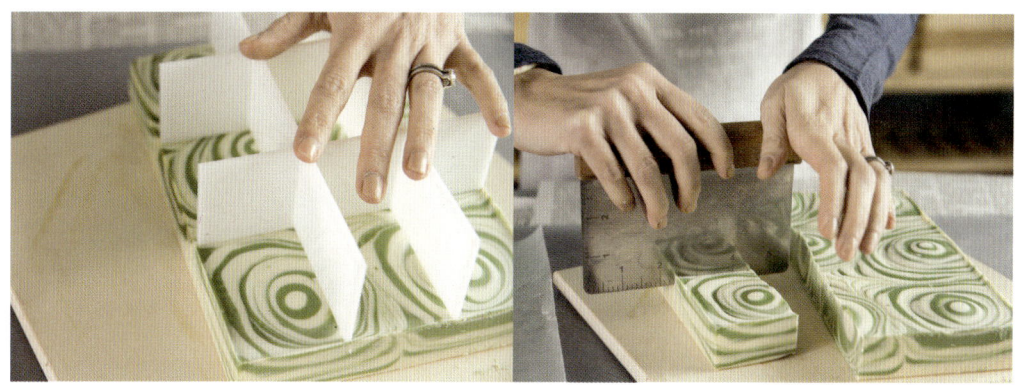

7 최소 48시간 정도 비누를 식힌 다음 몰드에서 꺼내 네모난 모양으로 자른다. 칸막이를 대고 자르면 모든 비누의 크기가 똑같게 자를 수 있다.

8 환기가 잘 되는 곳에서 4~6주 정도 건조한다. 며칠 간격으로 비누를 뒤집어 윗면과 아랫면이 골고루 마르도록 한다.

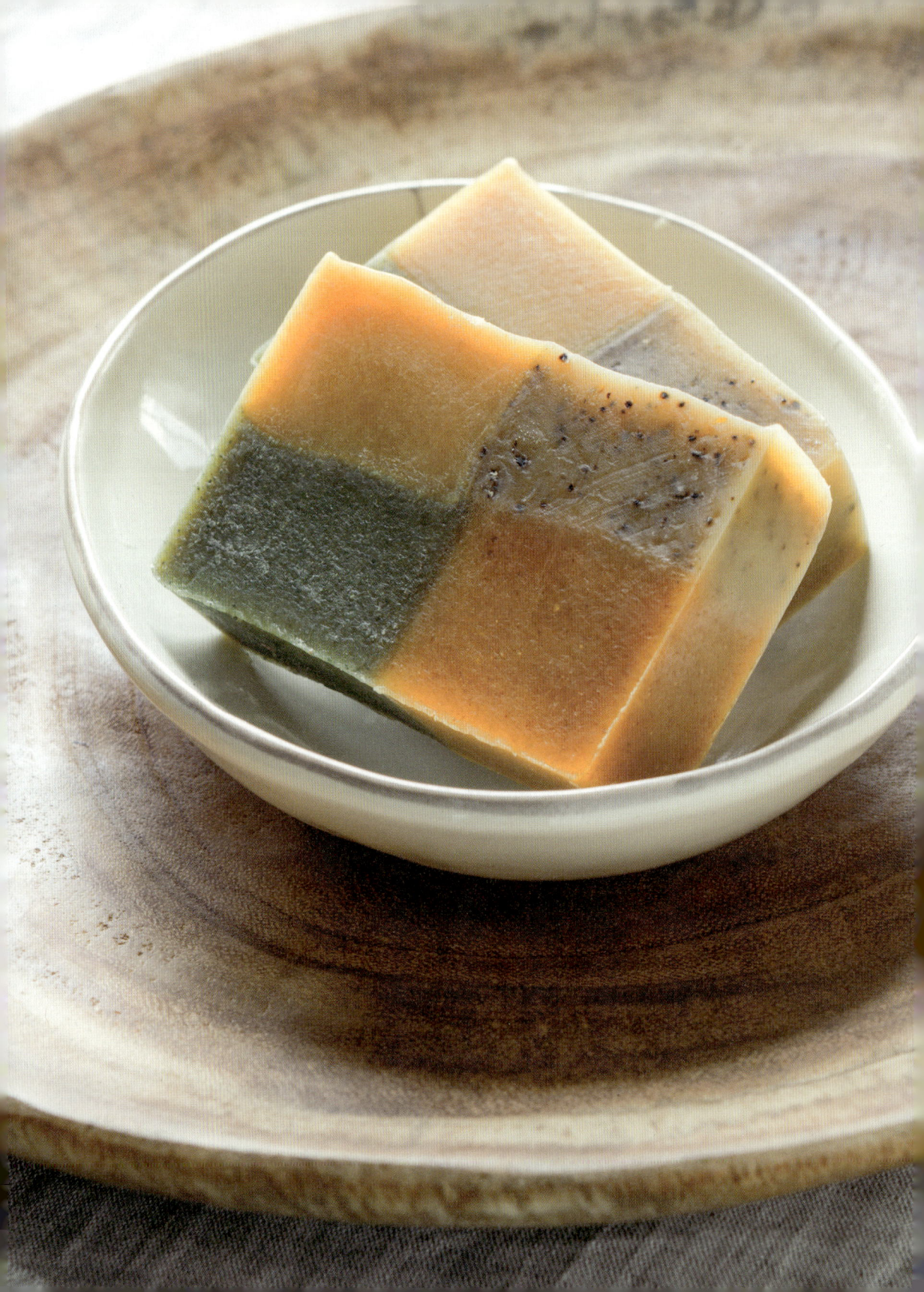

커피 분말을 넣은 스크럽 비누

Gardener Scrub
with COFFEE GROUNDS

대략 20개 분량

야외에서 일하고 난 후에 사용하면 안성맞춤인 비누로, 스크럽 효과가 뛰어나 손톱 밑에 낀 때도 말끔히 제거된다. 비누를 쓰고 나면 몸에 상쾌한 허브 향이 남는다. 확실한 각질 제거를 원한다면 알갱이가 큰 분말을 쓰고, 좀 더 부드러운 비누를 만들고 싶다면 부드럽고 가는 입자의 분말을 쓰자.

긴 주둥이가 달려 있어 액체를 쉽게 따를 수 있는 용기를 추천한다. 비누 표면에 매우 가깝게 접근해 용액을 부을 수 있고 칸막이 사이의 좁은 공간에 비누층을 쌓을 때도 매우 편리하다. 젤화 단계를 거치면 비누의 색을 더욱 선명하게 만들 수 있다.

몰드 및 도구
- 밑판을 밀어서 열 수 있는 2kg짜리 나무 몰드와 실리콘 라이너
- 각기 다른 용액을 부을 수 있는 분할 칸막이
- 전기방석

가성소다 수용액
- 수산화나트륨 약 82g(6.9온스) – 슈퍼팻률 5%
- 정제수 약 173g(16.5온스)
- 소듐락테이트액 1.5큰술(선택 사항)

오일량
- 팜 오일 약 283g(10온스) – 20%
- 코코넛 오일 약 54g(12.5온스) – 25%
- 아보카도 버터 약 71g(2.5온스) – 5%
- 퓨어 올리브 오일 약 496g(17.5온스) – 35%
- 캐놀라 오일 약 213g(7.5온스) – 15%

에센셜 오일량
- 레몬그라스 에센셜 오일 약 43g(1.5온스)
- 로즈마리 에센셜 오일 약 28g(1온스)
- 바질 에센셜 오일 약 14g(0.5온스)

안료와 첨가물량
- 파프리카 5작은술 – 캐놀라 오일 1큰술에 녹여서 사용
- 오렌지필 분말* 5작은술 – 캐놀라 오일 1큰술에 녹여서 사용
- 끓인 커피 분말 5작은술
- 녹색 제올라이트 점토 10작은술 – 정제수 2큰술에 녹여서 사용
- 스피룰리나 2작은술 – 캐놀라 오일 2큰술에 녹여서 사용

*진피분말로 대체 가능하다.

Safe Soaping!
· 안전한 비누 만들기를 위해 ·

항상 적절한 보호 장비를 착용할 것.
환기가 잘 되는 공간에서 작업할 것.
집중을 방해하는 요소를 없앨 것(아이와 반려동물이 가까이 다가오지 않도록 할 것).

비누 혼합물 만들기 MAKE THE SOAP MIXTURE

1   수산화나트륨을 물에 붓고(순서가 뒤바뀌지 않도록 주의해야 한다) 수산화나트륨이 완전히 녹을 때까지 천천히 젓는다. 소듐락테이트액을 사용하는 경우라면 가성소다 수용액에 넣고 잘 섞이도록 젓는다. 용액이 투명해질 때까지 한쪽에 두고 식힌다.

2   팜 오일을 용기째로 녹인 후 완전히 젓는다. 오일과 가성소다 수용액을 모두 섞을 수 있는 넉넉한 크기의 그릇에 정량만큼 넣는다. 코코넛 오일을 녹인 후 정량만큼 그릇에 넣는다. 뜨거운 오일에 아보카도 버터를 넣고 완전히 녹을 때까지 젓는다. 퓨어 올리브 오일과 캐놀라 오일을 넣는다.

3   오일과 가성소다 수용액이 43~49℃가 되면 가성소다 수용액을 오일에 붓는다. 이때 기포가 생기는 것을 막기 위해 주걱이나 핸드블랜더의 길쭉한 부분 위로 가성소다 수용액을 붓는다. 그릇 바닥에 핸드블랜더의 칼날을 여러 번 두드려 용액 안의공기를 제거한다. 핸드블랜더가 용액 안에 완전히 잠긴 후에 전원을 켠다. 30초 또는 아주 묽은 트레이스가 만들어질 때까지 핸드블랜더로 용액을 섞는다.

4   몰드 한가운데에 긴 칸막이를 끼운다. 칸막이가 몰드 바닥에 닿도록 끝까지 밀어 넣는다. 몰드 윗부분에 짧은 칸막이를 끼우면 비누액을 붓는 동안 긴 칸막이가 편리하다.

안료 더하기 COLOR THE SOAP

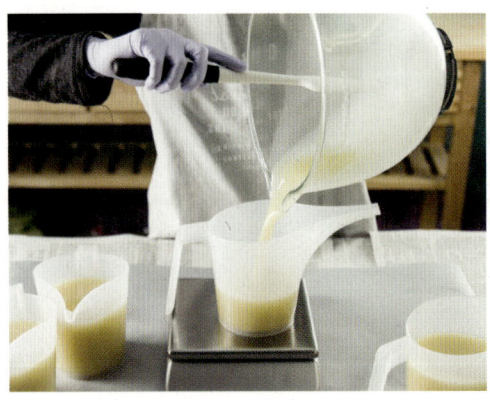 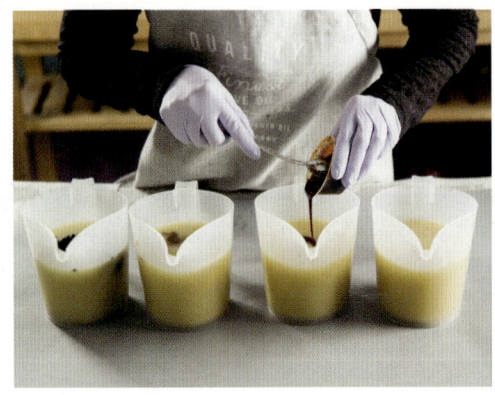

5   비누액을 사등분한다. 눈썰미가 좋은 편이라면 눈짐작으로 비누액을 나눠도 좋다. 하지만 저울에 무게를 달면 정확하게 사등분으로 나누어 용기에 담을 수 있다. 용기마다 비누액 약 567g(20온스)를 담는다.

6   각 용기에 다음의 안료를 넣는다.
   -A 용기: 파프리카 혼합물 전부
   -B 용기: 오렌지필 분말 전부
   -C 용기: 커피 분말 전부
   -D 용기: 제올라이트 클레이 전부, 스피룰리나 분말 혼합물 1작은술

핸드블랜더로 15초 정도 섞는다. 안료가 완전히 섞였는지 확인한다. 각 용기에 에센셜 오일 4분의 1가량을 넣고 거품기로 젓는다.

몰드에 붓기 POUR THE SOAP

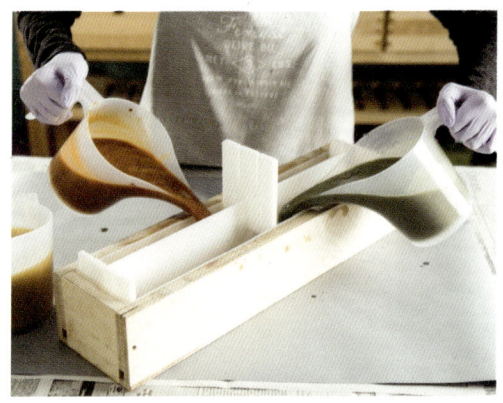

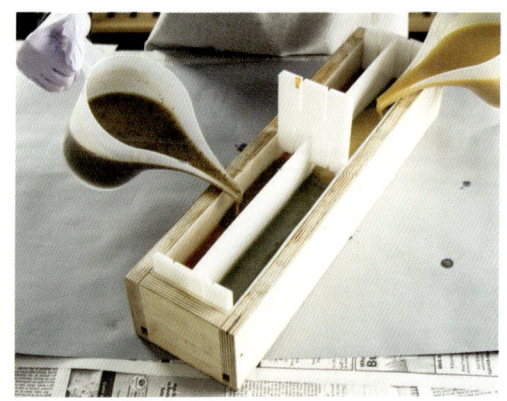

7 　첫 번째 비누층을 붓는다. 칸막이 양쪽에 각각 녹색 제올라이트와 파프리카를 넣은 비누액을 같은 속도로 붓는다. 용액을 다 붓고 나면 몰드를 테이블 위로 살살 내리쳐 평평하게 한다.

8 　이제 두 번째 비누층을 붓는다. 비누층 사이의 경계선이 무너지지 않도록 용기 주둥이를 첫 번째 비누층에 최대한 가깝게 대고 부어야 한다. 커피 비누는 파프리카 비누 위에, 오렌지필 비누는 스피룰리나 비누 위에 붓는다.

몰드에 붓기 POUR THE SOAP

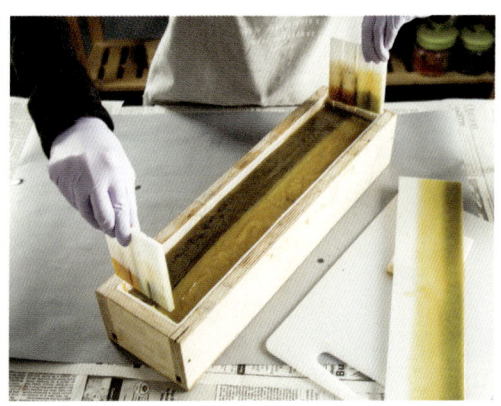

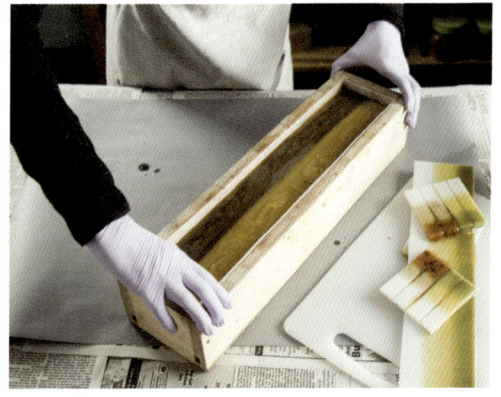

9 　가운데 칸막이와 양쪽 끝 칸막이를 위로 들어 올려 뺀다. 몰드 위에 99% 소독용 알코올을 뿌린 후 비누가 젤화 단계로 접어들도록 수건으로 덮어 전기방석 위에 30분 정도 올려놓는다.

10 　48시간 동안 비누를 굳힌 다음 몰드에서 꺼내 네모난 모양으로 자른다. 몰드를 옆으로 돌린 후 바닥을 밀면 몰드의 밑면을 쉽게 열 수 있다. 환기가 잘 되는 곳에서 4~6주 정도 건조한다. 며칠 간격으로 비누를 뒤집어 윗면과 아랫면이 골고루 마르도록 한다.

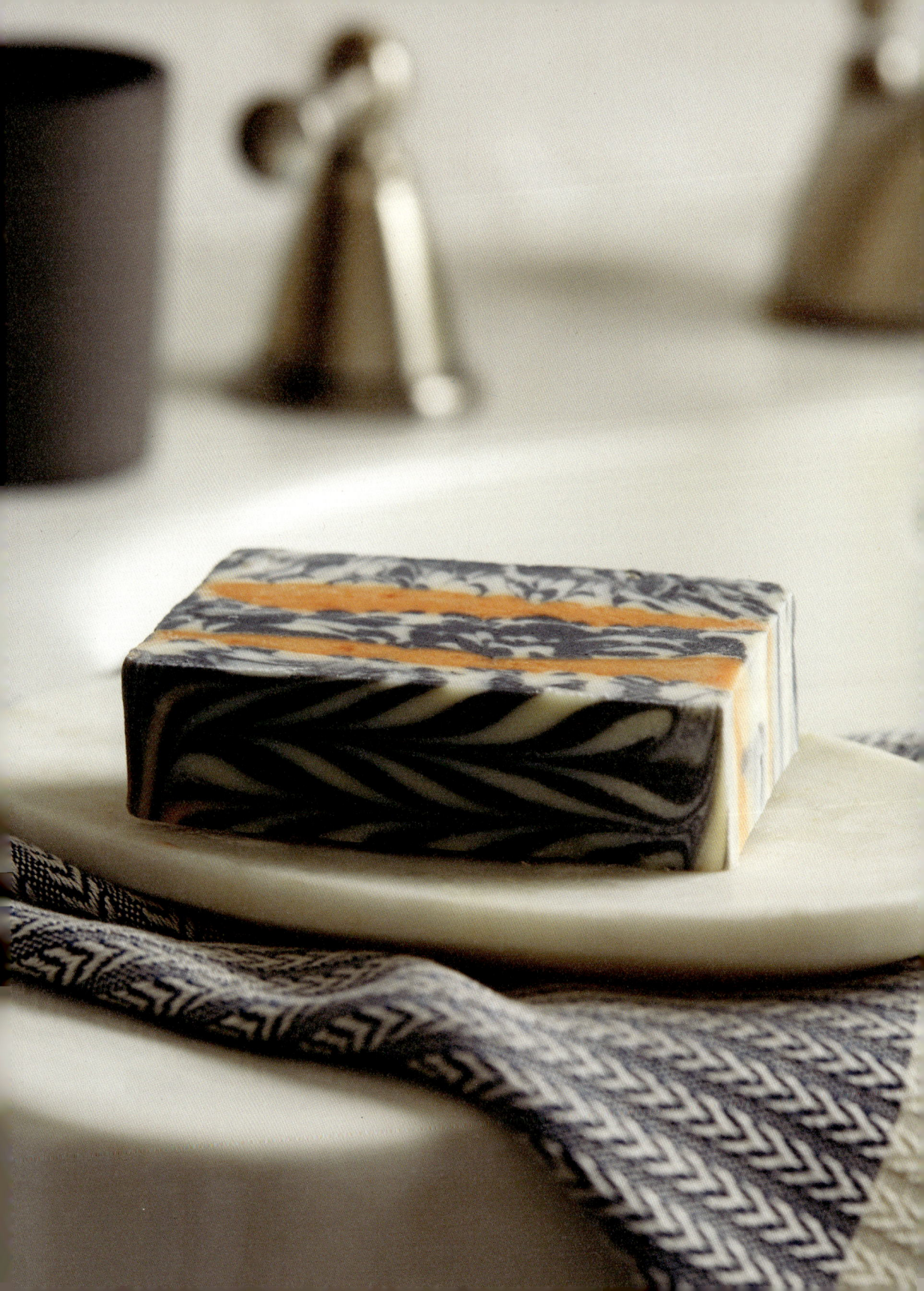

토마토 레이어드 스월 비누

Layered Tomato
SWIRL BARS

대략 12개 분량

토마토를 비누에 넣는다는게 생소하게 느껴질 수도 있다. 하지만 토마토는 아름답고 선명한 색을 낼 뿐만 아니라 노화를 예방하는 리코펜과 같이 피부가 좋아하는 영양분을 함유하고 있다. 이 레시피에는 티트리와 페퍼민트 에센셜 오일이 들어가기 때문에 피부에 상쾌하고 시원한 느낌을 주는 비누를 만들 수 있다. 서로 대조되는 색깔과 비누층의 대담한 무늬가 보는 이의 눈길을 사로잡는다.

몰드 및 도구
- 약 25cm짜리 직사각형 실리콘 몰드
- 소스통 2개
- 젓가락 또는 비슷한 크기의 스월 무늬용 도구

가성소다 수용액
- 수산화나트륨 약 130g(4.6온스) – 슈퍼팻률 5%
- 정제수 약 309g(10.9온스)
- 소듐락테이트액 1큰술(선택 사항)

오일량
- 코코넛 오일 약 281g(9.9온스) – 30%
- 망고 버터 약 94g(3.3온스) – 10%
- 캐놀라 오일 약 232g(8.2온스) – 25%
- 포마스 올리브 오일* 약 281g(9.9온스) – 30%
- 헤이즐넛 오일 약 45g(1.6온스) – 5%

안료와 첨가물량
- 숯분말 2작은술 – 캐놀라 오일 2큰술에 녹여서 사용
- 토마토 페이스트 약 43g(1.5온스)

에센셜 오일량
- 2번 증류한 페퍼민트 에센셜 오일 약 20g(0.7온스)
- 티트리 에센셜 오일 약 20g(0.7온스)

*국내에서는 구하기 어려우므로 퓨어 올리브 오일로 대체 가능하다.

Safe Soaping!

· 안전한 비누 만들기를 위해 ·

항상 적절한 보호 장비를 착용할 것.
환기가 잘 되는 공간에서 작업할 것.
집중을 방해하는 요소를 없앨 것(아이와 반려동물이 가까이 다가오지 않도록 할 것).

비누 혼합물 만들기 MAKE THE SOAP MIXTURE

1   수산화나트륨을 정제수에 천천히 붓고(순서가 뒤바뀌지 않도록 주의해야 한다) 수산화나트륨이 완전히 녹을 때까지 천천히 젓는다. 소듐락테이트 액을 사용하는 경우라면 가성소다 수용액에 넣고 잘 섞이도록 젓는다. 용액이 투명해질 때까지 한쪽에 두고 식힌다.

2   코코넛 오일을 용기째로 녹인 후 오일과 가성소다 수용액을 모두 섞을 수 있는 넉넉한 크기의 그릇에 정량만큼 넣는다. 뜨거운 오일에 망고 버터를 넣고 완전히 녹을 때까지 젓는다. 필요한 경우 망고와 코코넛 버터가 다 녹을 때까지 15초 간격으로 전자레인지에 오일을 데운다. 뜨거운 오일에 캐놀라 오일, 포마스 올리브 오일, 그리고 헤이즐넛 오일을 넣는다.

3   오일과 가성소다 수용액이 43~49℃가 되면 가성소다 수용액을 오일에 붓는다. 이때 기포가 생기는 것을 막기 위해 주걱이나 핸드블랜더의 길쭉한 부분 위로 가성소다 수용액을 붓는다. 그릇 바닥에 핸드블랜더의 칼날을 여러 번 두드려 용액 안에 들어 있는 공기를 제거한다. 핸드블랜더가 용액 안에 완전히 잠긴 후에 전원을 켠다. 25초 또는 아주 묽은 트레이스가 만들어질 때까지 핸드블랜더로 용액을 섞는다. 에센셜 오일을 모두 넣고 거품기로 섞는다.

4   비누액을 삼등분해 나누어 담는다. 각 용기에 다음의 안료를 넣는다.
  - A 용기: 숯분말 혼합물 1.5큰술
  - B 용기: 토마토 페이스트 약 43g(1.5온스)
  - C 용기: 무색(하얀색)

5   연한 색부터 짙은 색의 순으로 각 용기를 핸드블랜더로 5초 동안 섞는다. 검은색과 하얀색 비누액(A 용기와 C 용기)을 소스통에 옮겨 담는다.

몰드에 붓고 무늬 만들기 POUR AND SWIRL

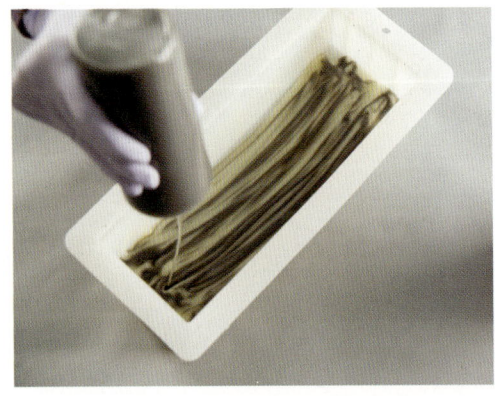 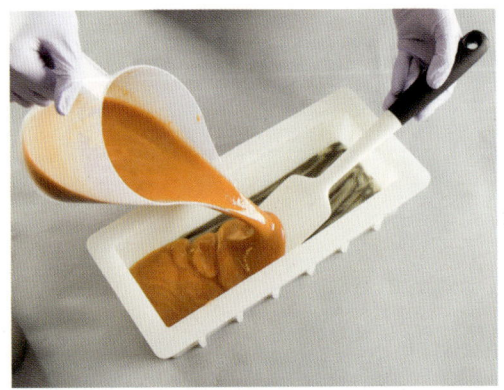

6   몰드 바닥에 검은색과 하얀색 비누액을 번갈아 좌우로 움직여 줄무늬를 만든다. 비누가 1.27cm 정도의 높이로 쌓일 때까지 계속한다. 몰드를 바닥에 살살 내리쳐 기포를 제거한다.

7   줄무늬 비누층 위에 주걱을 반대로 뒤집어 대고 토마토 페이스트 비누를 붓는다. 천천히 그리고 낮게 부어야 비누층 사이의 경계선이 무너지지 않는다. 토마토 페이스트 비누를 절반만 붓는다.

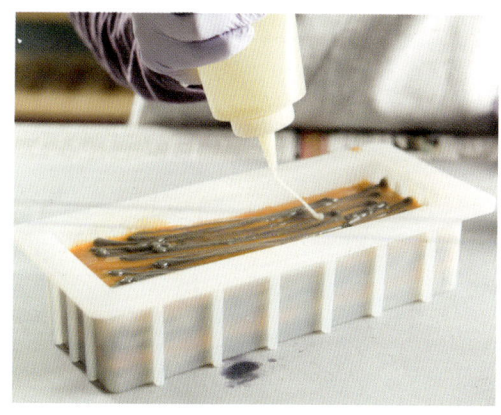 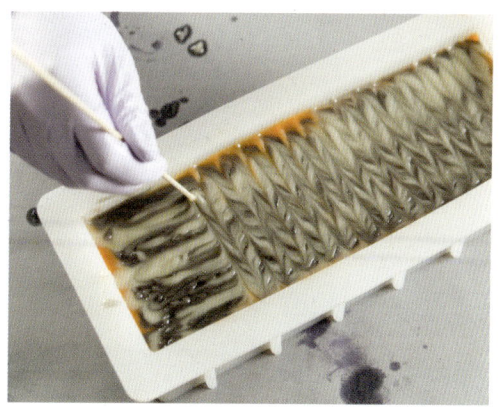

8   6번과 7번을 반복한다.

9   토마토 비누의 두 번째 층 위에 검은색 비누와 하얀색 비누의 남은 양을 모두 사용해 줄무늬를 만든다.

10   한쪽 모서리에 스월 무늬용 도구를 0.6cm 정도 깊이로 집어넣는다. 도구를 위아래로 움직이며 비누의 줄무늬와 직각이 되도록 좁은 U자 모양을 만든다.

마무리하기   FINAL STEPS

11   소다회가 생기지 않도록 몰드 위에 99% 소독용 알코올을 뿌린다. 덮개를 덮은 후 48~72시간 동안 놔둔다. 그런 다음 몰드에서 비누를 꺼낸다.

12   몰드에서 꺼낸 비누를 네모난 모양으로 자른다. 환기가 잘 되는 곳에서 4~6주 정도 건조한다. 며칠 간격으로 비누를 뒤집어 윗면과 아랫면이 골고루 마르도록 한다.

비누 혼합물 만들기 MAKE THE SOAP MIXTURE

1. 수산화나트륨을 식힌 커피에 천천히 붓는다. 수산화나트륨이 녹을 때까지 계속해서 젓는다. 수산화나트륨이 커피에 반응하면 초록색 빛이 돌고 특유의 냄새가 난다. 정상적인 반응 현상으로, 완성된 비누에서는 냄새가 나지 않는다. 수산화나트륨 분말이 모두 녹고 나면 소듐락테이트액(사용하는 경우)을 넣고 잘 저은 후 한쪽에 두고 식힌다.

2. 오일과 가성소다 수용액을 모두 섞을 수 있는 넉넉한 크기의 그릇에 포마스 올리브 오일, 미강 오일, 그리고 피마자 오일을 정량만큼 넣는다. 별도의 용기에 커피 버터와 코코아 버터, 그리고 코코넛 오일을 20초 간격으로 넣는다. 그래야 혼합물이 지나치게 뜨거워지는 것을 막을 수 있다. 버터가 모두 녹고 나면 큰 그릇에 섞어둔 오일에 넣는다.

3. 오일과 가성소다 수용액의 혼합액이 43~49℃가 되면 수산화나트륨-커피 혼합액을 오일에 붓는다. 이때 기포가 생기는 것을 막기 위해 주걱이나 핸드블랜더의 길쭉한 부분 위로 수산화나트륨-커피 혼합액을 붓는다. 그릇 바닥에 핸드블랜더의 칼날을 여러 번 두드려 용액 안에 들어 있는 공기를 제거한다. 핸드블랜더가 용액 안에 완전히 잠긴 후에 전원을 켠다. 50초 또는 묽은 트레이스가 만들어질 때까지 핸드블랜더로 용액을 섞는다.

4. 에센셜 오일을 모두 넣고 핸드블랜더로 15초 정도 섞는다.

안료 첨가하기 ADD COLORANTS

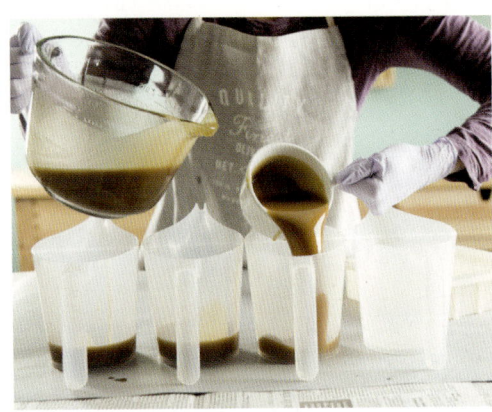 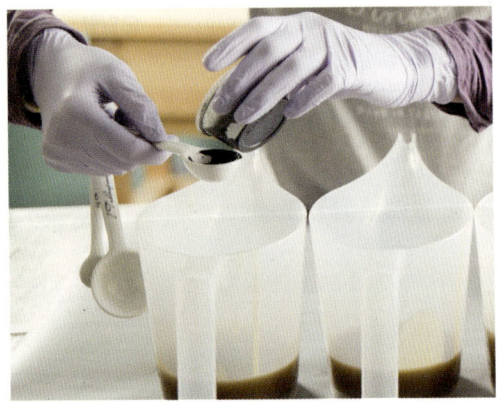

5. 주둥이가 길어 따르기 쉬운 용기에 비누액을 다음 양만큼 나누어 담는다.
   - A 용기: 1과 1/4컵(300ml)
   - B 용기: 1과 1/4컵(300ml)
   - C 용기: 2/3컵(150ml)
   - D 용기: 2/3컵(150ml)

6. C 용기에 숯분말 혼합물 2작은술을 넣는다.

몰드에 붓고 장식하기 POUR, SWIRL, AND STAMP

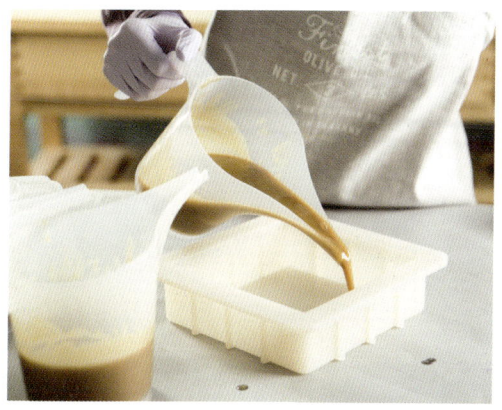

7   A 용기(무색의 비누액)를 핸드블랜더로 5초 정도 섞는다. 그런 다음 몰드에 전부 붓는다. 몰드를 테이블 위로 살살 내리쳐 평평하게 한다.

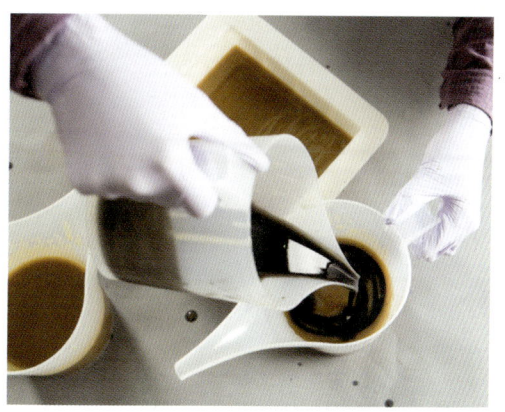

8   무색의 양이 적은 비누액(D 용기)에 검은색 비누액(C 용기)을 나선 모양을 그리며 붓는다. 용기에서 적어도 15cm 떨어진 높이에서 부어야 검은색 용액이 무색의 비누 안으로 깊숙이 스며든다.

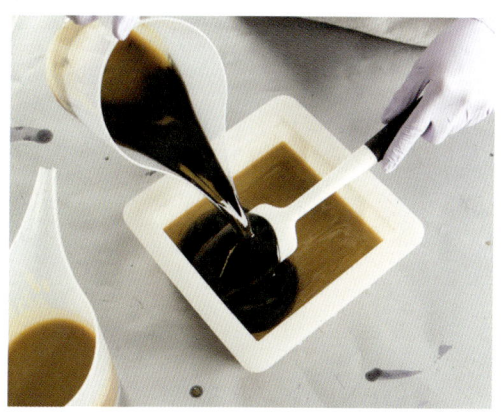

9   검은색과 연갈색이 섞여 있는 D 용기를 첫 번째 비누층 위로 붓는다. 주걱을 뒤로 뒤집어 그 위로 최대한 낮게 용액을 부으면 비누층 사이에 경계선을 깔끔하게 유지할 수 있다. D 용기의 용액을 모두 붓는다.

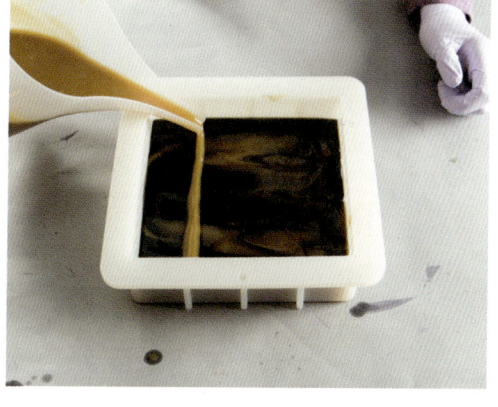

10   B 용기의 용액을 거품기로 저어 부드럽게 만든다. 이번에도 뒤로 뒤집은 주걱 위에 최대한 천천히 그리고 낮게 용액을 부어야 한다. 스월 무늬의 비누층 위에 용액 절반을 붓는다.

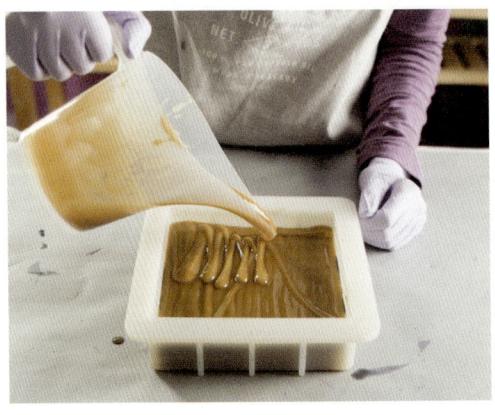

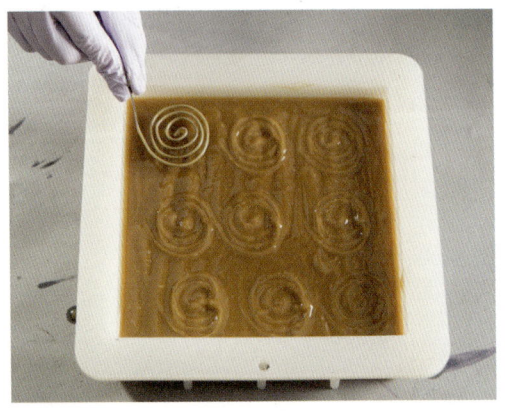

11 B 용기에 남아 있는 용액을 핸드블랜더로 10초 정도 섞는다. 걸쭉해진 비누를 조심스럽게 몰드 안에 부은 후 몰드를 살살 내리쳐 비누액을 정리한다.

12 한쪽 모서리에서 나선 모양으로 접은 와이어를 비누 표면 바로 아래에 넣는다. 와이어를 들어 올린 후 비누에 나선무늬가 그대로 남아 있어야 한다. 비누가 너무 묽어 무늬가 사라진다면 5분 정도 기다렸다가 다시 시도해보자. 가로세로 3개씩 무늬를 만든다.

마무리하기 FINAL STEPS

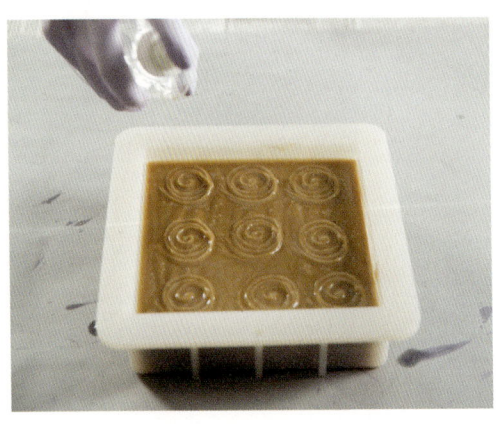

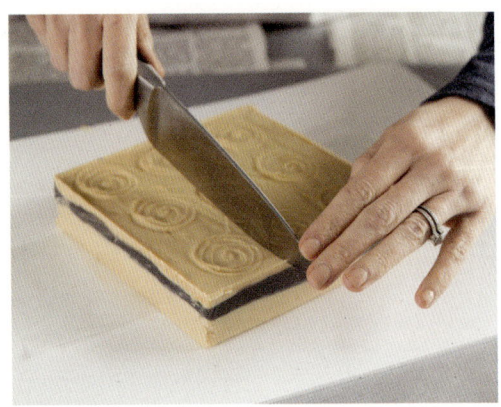

13 몰드 위에 99% 소독용 알코올을 뿌린 후 48시간 정도 놓아둔 다음 몰드에서 비누를 꺼낸다. 비누가 잘 빠지지 않으면 24시간을 더 놓아두거나 3시간 정도 냉동실에 보관한 후 다시 시도한다.

14 판 형태의 비누를 네모난 모양으로 자른다. 환기가 잘 되는 곳에서 4~6주 정도 건조한다. 며칠 간격으로 비누를 뒤집어 윗면과 아랫면이 골고루 마르도록 한다.

연필 라인이 들어간 알카넷 레이어드 비누

Alkanet Layers
WITH PENCIL LINES

대략 12개 분량

피부 탄력과 미백에 좋은 자초는 연회색에서부터 짙은 보라색에 이르는 다양한 색깔을 낸다. 선명한 마젠타 인퓨전이 알칼리성 비누와 만나 보라색으로 변하는 신기한 장면을 관찰할 수 있다. 여러 개의 연필 라인과 비스듬한 윗부분이 완성된 비누는 시각적 흥미를 더한다. 자초의 색은 열을 만나면 진해지므로 이 비누를 만들 때는 젤화 단계가 반드시 필요하다(p.34 '젤화 단계란?' 참조).

몰드 및 도구
- 25cm짜리 직사각형 실리콘 몰드
- 두께가 2.5cm인 공책 또는 몰드 밑에 괼 수 있는 비슷한 두께의 물건

가성소다 수용액
- 수산화나트륨 약 130g(4.6온스) – 슈퍼팻률 5%
- 정제수 약 306g(10.8온스)
- 소듐락테이트액 1큰술(선택 사항)

에센셜 오일량
- 라벤더 40/42 에센셜 오일* 약 31g(1.1온스)
- 펜넬 에센셜 오일 약 11g(0.4온스)

오일량
- 팜 오일 약 281g(9.9온스) – 30%
- 코코넛 오일 약 235g(8.3온스) – 25%
- 포마스 올리브 오일** 약 329g(11.6온스) – 35%
- 정제한 햄프시드 오일 약 94g(3.3온스) – 10%

안료와 첨가물량
- 티타늄디옥사이드 2작은술 – 햄프시드 오일 2큰술에 녹여서 사용
- 자초 분말 2큰술 – 포마스 올리브 오일*** 약 57g(2온스)에 녹여서 사용
- 말린 자초 분말 1큰술

*저온법 비누의 색을 더욱 오랫동안 지속하기 위한 목적으로 만든 혼합물로 일반적인 라벤더 에센셜 오일이나 리나롤 40%/리날릴 아세테이트 42%로도 대체 가능하다.
**국내에서는 구하기 어려우므로 퓨어 올리브 오일로 대체 가능하다.
***p.50~p.51에 허브 인퓨전을 만드는 방법이 나와 있다.

Note: 비누액 전체가 걸쭉해지지 않도록 각 비누층을 따로 굳혀서 사용한다. 그러므로 2개의 색을 사용하지만 총 4개의 용기가 필요하다.

Safe Soaping!
· 안전한 비누 만들기를 위해 ·

항상 적절한 보호 장비를 착용할 것.
환기가 잘 되는 공간에서 작업할 것.
집중을 방해하는 요소를 없앨 것(아이와 반려동물이 가까이 다가오지 않도록 할 것).

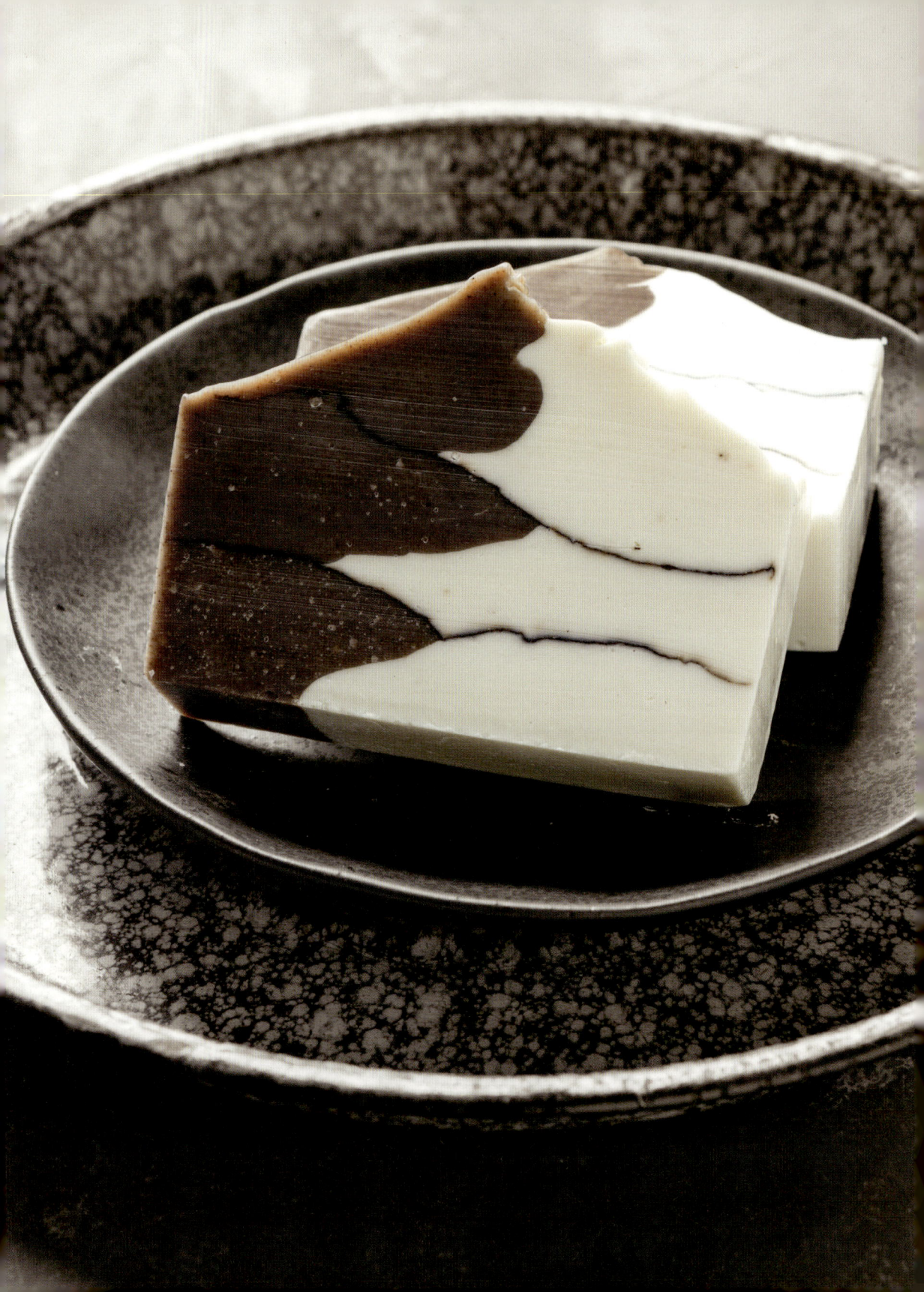

비누 혼합물 만들기 MAKE THE SOAP MIXTURE

1. 수산화나트륨을 물에 붓고(순서가 뒤바뀌지 않도록 주의해야 한다) 수산화나트륨이 완전히 녹을 때까지 천천히 젓는다. 소듐락테이트액을 사용하는 경우라면 가성소다 수용액에 넣고 잘 섞이도록 젓는다. 용액이 투명해질 때까지 한쪽에 두고 식힌다.

2. 팜 오일을 용기째로 녹인 후 완전히 젓는다. 오일과 가성소다 수용액을 모두 섞을 수 있는 넉넉한 크기의 그릇에 정량만큼 넣는다. 코코넛 오일을 녹인 후 정량만큼 그릇에 넣는다. 포마스 올리브 오일과 정제된 햄프시드 오일을 넣는다.

3. 오일과 가성소다 수용액이 49~54℃가 되면 가성소다 수용액을 오일에 붓는다. 이때 기포가 생기는 것을 막기 위해 주걱이나 핸드블랜더의 길쭉한 부분 위로 가성소다 수용액을 붓는다. 그릇 바닥에 핸드블랜더의 칼날을 여러 번 두드려 용액 안에 들어 있는 공기를 제거한다. 핸드블랜더가 용액 안에 완전히 잠긴 후에 전원을 켠다. 20초 또는 트레이스가 막 만들어질 때까지 핸드블랜더로 용액을 섞는다. 에센셜 오일을 모두 넣고 거품기로 섞는다.

4. 비누액을 이등분해 각 용기에 나누어 담는다. 다음의 첨가물을 넣고 거품기로 섞는다.
   - A 용기: 티타늄디옥사이드 혼합물 2큰술
   - B 용기: 자초 인퓨전 약 57g(2온스)

5. 색마다 1컵 정도의 양을 주둥이가 길어 액체를 따르기 쉬운 용기에 붓는다. 하얀색 비누는 C 용기에, 보라색 비누는 D 용기에 붓는다.

몰드에 붓기 POUR THE SOAP

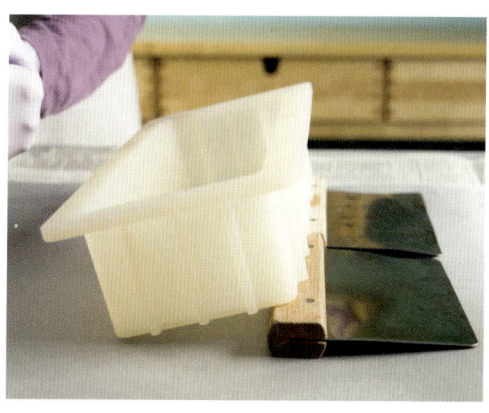 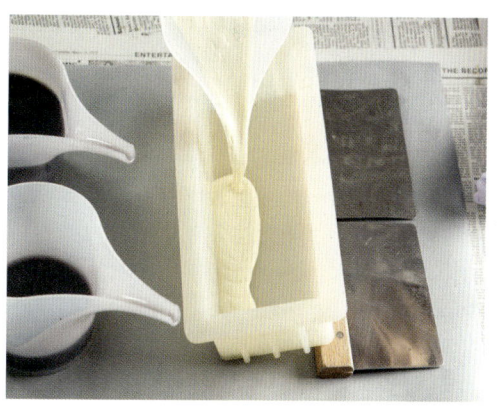

6. 몰드의 긴 면 한쪽 아래에 비누칼이나 공책 등 받침대를 깔아 비스듬하게 기울인다.

7. C 용기의 하얀색 비누액이 중간 정도의 트레이스가 될 때까지 5초 정도 핸드블랜더로 섞는다. 비스듬히 기울인 몰드의 밑쪽에 이 용액을 붓는다.

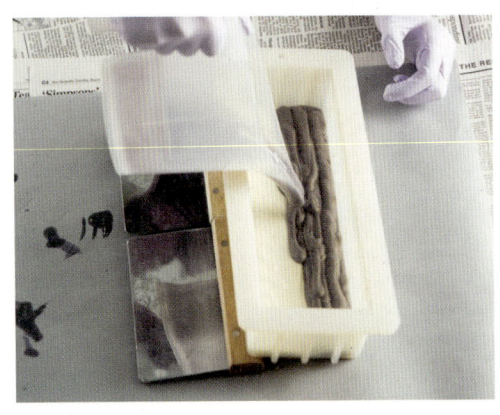 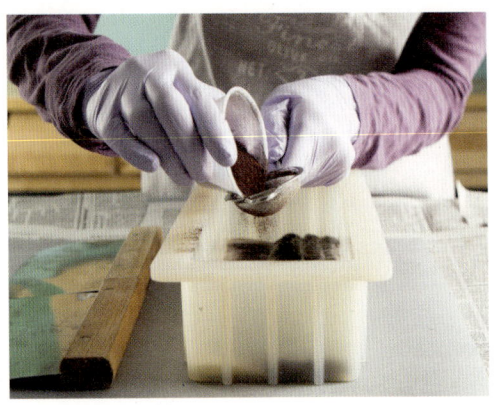

8 D 용기의 보라색 비누액이 중간 정도의 트레이스가 될 때까지 5초 정도 핸드블랜더로 섞는다.
조심스럽게 받침대를 반대편으로 옮겨 첫 번째 비누층 아래에 밀어 넣는다.
보라색 비누액(D 용기)을 하얀색 비누층 옆 비어있는 몰드의 가장 밑쪽에 붓는다.

9 알카넷 분말 1작은술을 촘촘한 거름망 위에 올려놓고 비누 표면이 전부 분말로 얇게 덮일 때까지 살살 뿌린다.

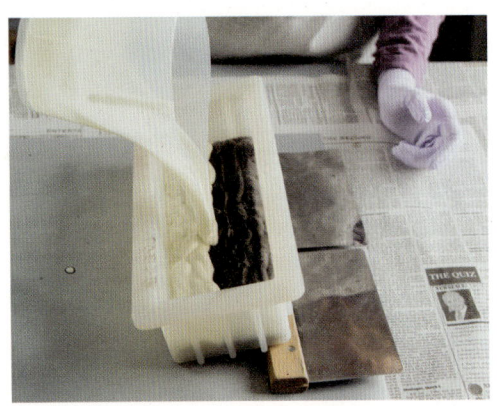 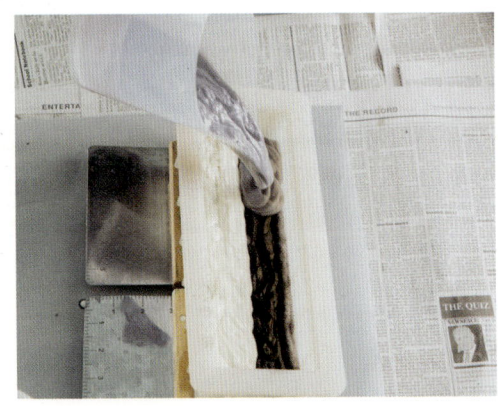

10 A 용기와 B 용기의 용액 1컵씩을 다시 C 용기와 D 용기에 붓는다. C 용기와 D 용기의 용액이 중간 정도의 트레이스가 될 때까지 5초 정도 핸드블랜더로 섞는다.
몰드 아래 끼워둔 받침대의 위치를 다시 바꿔 걸쭉해진 하얀색 비누를 몰드 밑쪽 첫 번째 하얀색 비누층 위에 붓는다.

11 하얀색 비누층이 굳도록 10초 정도 기다렸다가 다시 받침대의 위치를 바꾼다. 걸쭉해진 보라색 비누 1컵을 첫 번째 보라색 비누층 위에 붓는다.

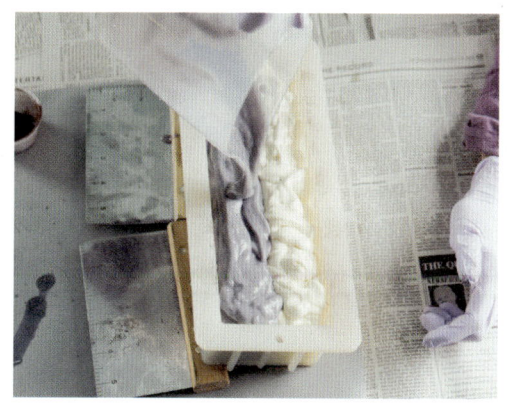 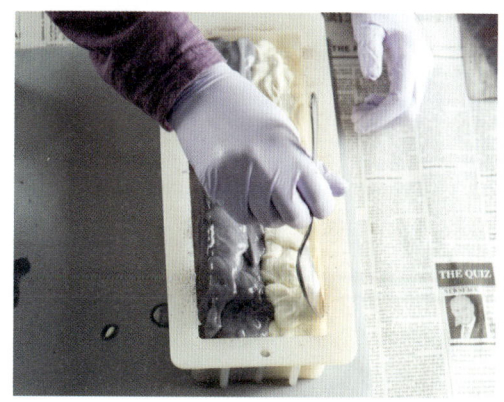

12 9번부터 11번을 반복해 남은 2개의 용기에 담긴 용액을 모두 붓는다. 필요에 따라 비누액을 조금씩 굳혀가며 작업한다.

13 숟가락 뒷면으로 가장자리에 있는 비누를 가운데로 끌어와 산봉우리 모양을 만든다. 하얀색과 보라색이 섞이지 않도록 중간중간 숟가락을 깨끗하게 닦는다.

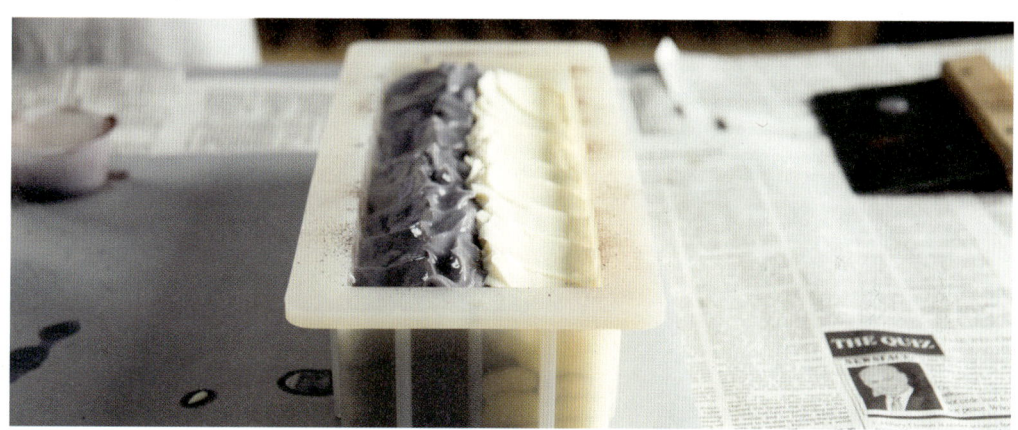

마무리하기 FINAL STEPS

14 몰드를 덮어 열을 유지한다. 중간 불로 켠 전기방석 위에 1시간 정도 올려놓는다. 전기방석을 끈 후에도 덮개를 덮은 몰드를 그대로 방석 위에 둔다. 72시간 정도 식힌다.

15 몰드에서 꺼낸 비누를 옆으로 돌린 후 잘라야 연필 라인이 밀리지 않는다. 환기가 잘 되는 곳에서 4~6주 정도 건조한다. 며칠 간격으로 비누를 뒤집어 윗면과 아랫면이 골고루 마르도록 한다.

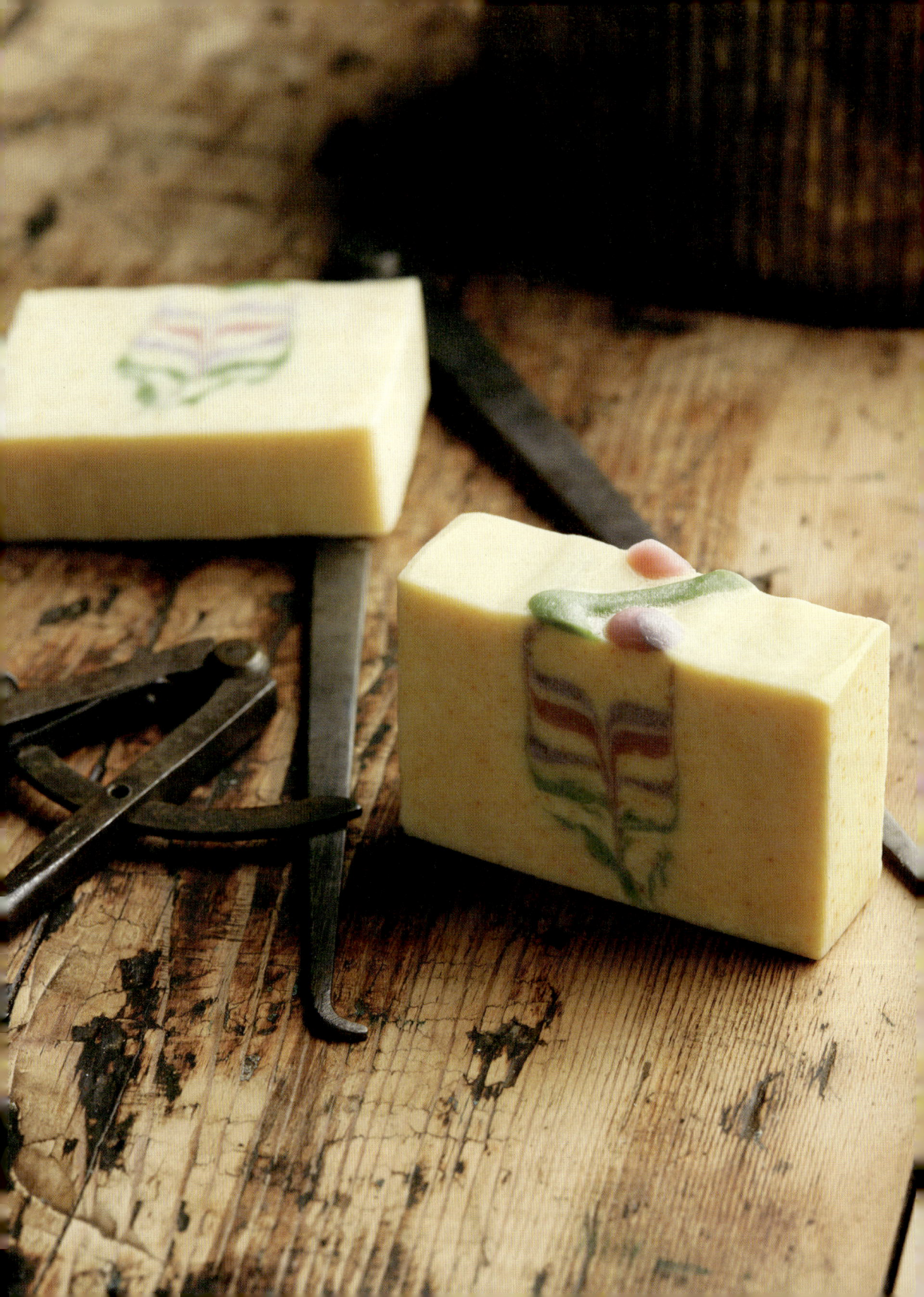

노른자가 들어간 숨은 깃털 스월 비누

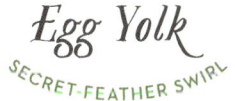

대략 20개 분량

달걀은 잘 알려진 건강식품이지만, 스킨케어 제품의 재료로도 쓸 수 있다는 사실을 아는 사람은 많지 않다. 이 레시피는 비타민 A와 B3와 같은 영양분이 많이 들어 있어 피부 노화를 막고 보습에 좋은 달걀노른자만 사용한다. 간단해 보이지만 결코 쉽지 않은 레시피로 시작하기 전에 마음을 단단히 먹어야 한다. 가장 좋은 결과물을 얻으려면 트레이스를 묽게 유지해 필요한 비누층을 만들 시간을 충분히 확보해야 한다.

몰드 및 도구

- 밑판을 밀어서 열 수 있는 2kg짜리 나무 몰드와 실리콘 라이너
- 각기 다른 용액을 부을 수 있는 분할 칸막이
- 촘촘한 거름망
- 220g짜리 소스통 4개
- 스월 무늬용 도구를 만들 옷걸이와 플라스틱 빨대

*국내에서는 구하기 어려우므로 팜 커넬 오일로 대체 가능하다.
**추가로 노른자와 섞어 트레이스에 넣을 약 113g(4온스)가 필요하므로, 총 필요량은 약 374g(13.2온스)다.
***저온법 비누의 색을 더욱 오랫동안 지속하기 위한 목적으로 만든 혼합물로 일반적인 라벤더 오일을 사용해도 상관없다.
****메이창 에센셜 오일로 대체 가능하다.

가성소다 수용액

- 수산화나트륨 약 238g(8.4온스) – 슈퍼팻률 5%
- 정제수 약 561g(19.8온스)
- 소듐락테이트액 1.25큰술(선택 사항)

에센셜

- 팜 오일 약 408g(14.4온스) – 24%
- 코코넛 오일 약 408g(14.4온스) – 24%
- 아보카도 버터 약 51g(1.8온스) – 3%
- 팜씨 분말* 약 34g(1.2온스) – 2%
- 피마자 오일 약 51g(1.8온스) – 3%
- 스윗 아몬드 오일 약 85g(3온스) – 5%
- 캐놀라 오일 약 329g(11.6온스) – 35%
- 퓨어 올리브 오일** 약 261g(9.2온스) – 22%

안료와 첨가물량

- 울트라마린 핑크 옥사이드 1작은술 – 스윗 아몬드 오일 1큰술에 녹여서 사용
- 티타늄디옥사이드 2작은술 – 스윗 아몬드 오일 2큰술에 녹여서 사용
- 블랙 옥사이드 1작은술 – 스윗 아몬드 오일 1큰술에 녹여서 사용
- 상온 상태의 노른자 4개
- 퓨어 올리브 오일 약 113g(4온스)

에센셜 오일량

- 라벤더 40/42 에센셜 오일*** 약 57g(2온스)
- 리치아 쿠베바 에센셜 오일**** 약 14g(0.5온스)

Safe Soaping!

· 안전한 비누 만들기를 위해 ·

항상 적절한 보호 장비를 착용할 것.
환기가 잘 되는 공간에서 작업할 것.
집중을 방해하는 요소를 없앨 것(아이와 반려동물이 가까이 다가오지 않도록 할 것).

스월 무늬용 도구 만들기 MAKE THE SWIRLING TOOL

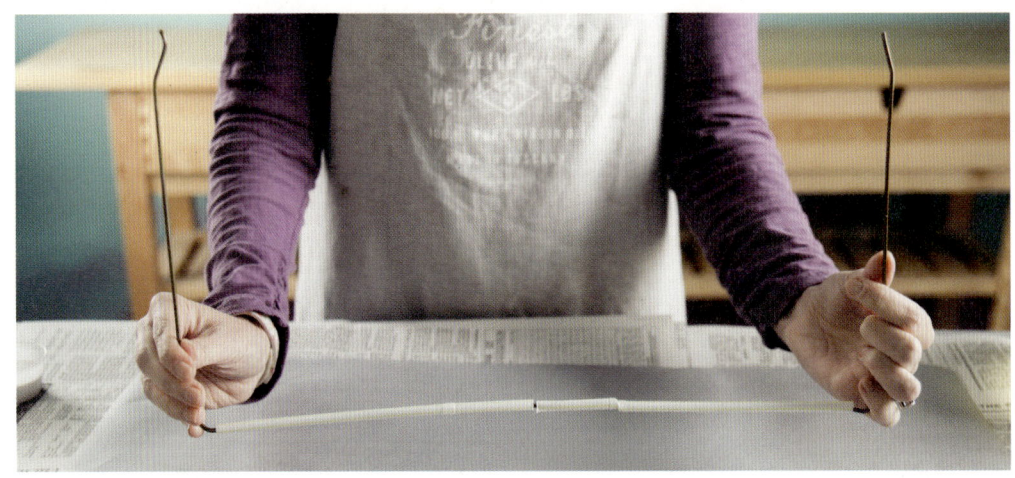

옷걸이의 구부러진 부분을 펴 꼬여 있는 끝을 푼다. 양쪽 끝을 반대 방향으로 잡아당겨 U자 모양을 만든다. 옷걸이의 편편한 일자 부분이 U 모양의 바닥이 된다. 옷걸이의 일자 부분을 몰드의 긴 면에 대고 길이를 잰다. 몰드의 길이에 맞춰 주둥이가 긴 플라이어로 옷걸이를 구부린다. 플라스틱 빨대를 옷걸이의 일자 부분에 엮은 후 길이에 맞춰 자른다. 더욱 인상적인 깃털 무늬를 만들 수 있다.

비누 혼합물 만들기 MAKE THE SOAP MIXTURE

1. 수산화나트륨을 물에 붓고(순서가 뒤바뀌지 않도록 주의해야 한다) 수산화나트륨이 완전히 녹을 때까지 천천히 젓는다. 소듐락테이트액을 사용하는 경우라면 가성소다 수용액에 넣고 잘 섞이도록 젓는다. 용액이 투명해질 때까지 한쪽에 두고 식힌다.

2. 팜 오일을 용기째로 녹인 후 완전히 젓는다. 오일과 가성소다 수용액을 모두 섞을 수 있는 넉넉한 크기의 그릇에 정량만큼 넣는다. 코코넛 오일을 녹인 후 뜨거운 오일에 아보카도 버터와 팜씨 분말을 넣고 녹을 때까지 섞는다. 필요하다면 전자레인지에 넣고 10초 간격으로 데운다. 피마자 오일과 스윗 아몬드 오일, 캐놀라 오일, 그리고 퓨어 올리브 오일 약 261g(9.2온스)를 나머지 오일과 섞는다.

3. 작은 컵에 남은 퓨어 올리브 오일 약 113g(4온스)를 넣고 달걀노른자와 섞는다.

4. 온도가 매우 중요하다. 오일 안에 있는 달걀이 '익으면' 안 되기 때문이다. 오일과 가성소다 수용액이 49~54℃가 되면 가성소다 수용액을 오일에 붓는다. 이때 기포가 생기는 것을 막기 위해 주걱이나 핸드블랜더의 길쭉한 부분 위로 가성소다 수용액을 붓는다. 그릇 바닥에 핸드블랜더의 칼날을 여러 번 두드려 용액 안에 들어 있는 공기를 제거한다. 핸드블랜더가 용액 안에 완전히 잠긴 후에 전원을 켠다. 20초 또는 아주 묽은 트레이스가 만들어질 때까지 핸드블랜더로 용액을 섞는다.

5 노른자와 오일을 섞은 혼합물을 체에 걸러 그릇에 넣는다. 거품기로 잘 젓는다.

6 반 컵(115ml)보다 살짝 적은 양의 비누액을 주둥이가 길어 액체를 따르기 쉬운 용기에 붓는다. 나머지 대부분의 비누액은 그릇 안에 남겨둔다.

7 용기에 다음 인료를 넣는다.
   - 큰 그릇: 티타늄디옥사이드 혼합물 1.5큰술
   - A 용기: 울트라마린 핑크 옥사이드 혼합물 1작은술
   - B 용기: 티타늄디옥사이드 혼합물 0.5큰술, 울트라마린 핑크 옥사이드 혼합물 1작은술, 블랙 옥사이드 혼합물 0.0625작은술
   - C 용기: 녹색 크롬 혼합물 0.25작은술

8 에센셜 오일을 전부 큰 그릇에 넣고 5초 정도 핸드블랜더로 섞는다. 하얀색의 메인 비누액을 2컵에 나누어 담고 한쪽으로 치워둔다.

칸막이에 붓기 POUR INTO DIVIDERS

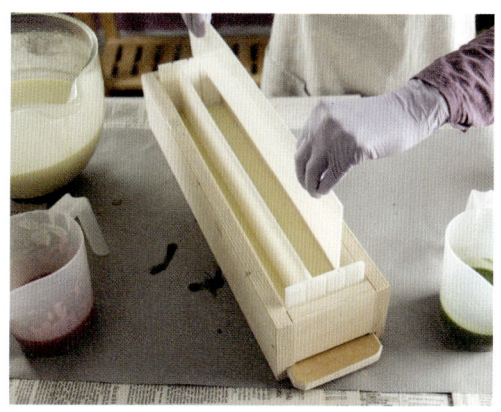 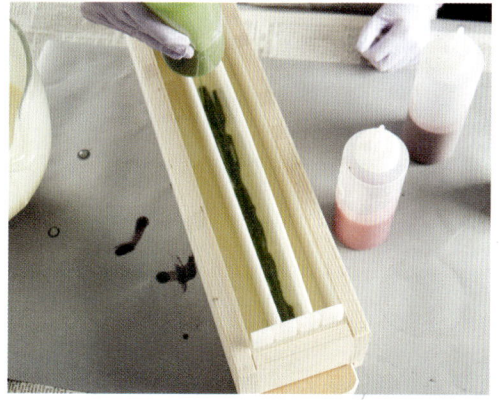

9 메인 비누액을 몰드 안에 부어 1.3cm 높이의 비누층을 만든다. 비누 위로 분할 칸막이 2개를 끼워 넣어 몰드를 총 3부분으로 나눈다.

10 각각 분홍색 비누액과 초록색 비누액, 보라색 비누액, 그리고 하얀색 비누액(따로 담아둔 컵 2개 말고 큰 그릇에 있던 비누액으로)으로 소스통을 채운다.
초록색 비누액을 가운데 부분에 뿌린다. 하얀색 비누층이 완벽하게 가려지지 않아도 괜찮다.

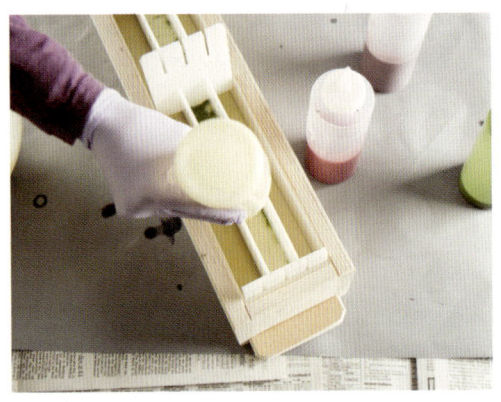 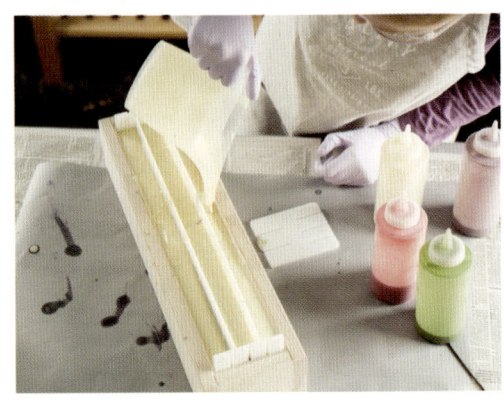

11 초록색 비누층 위로 하얀색 비누액을 뿌린다. 아래 비누층을 완벽하게 덮지 않아도 상관없다. 다음의 순서로 가운데 부분에 여러 색의 비누액을 뿌린다.

    초록색   분홍색
    하얀색   하얀색
    보라색   보라색
    하얀색   하얀색

필요에 따라 하얀색 소스통에 큰 그릇에 남아 있는 비누액을 다시 채워 넣는다. 초록색과 분홍색, 보라색 비누액은 1/8컵 정도 남겨둔다.

12 컵 2개에 따로 담아두었던 하얀색 비누액으로 가운데 부분과 높이가 비슷해지도록 양쪽 끝부분을 채운다.

스월 무늬 넣기 SWIRL THE SOAP

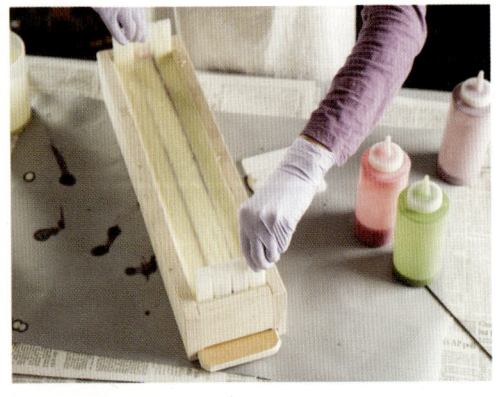 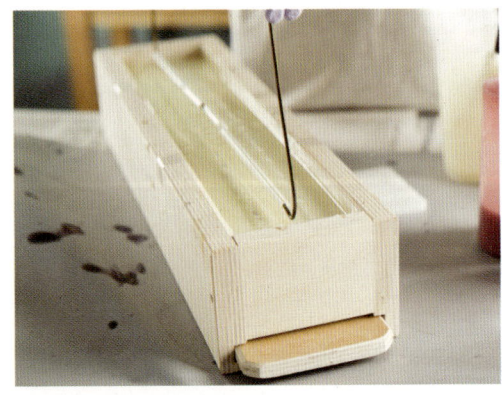

13 조심스럽게 긴 칸막이 2개와 양 끝에 넣었던 짧은 칸막이 2개를 위로 들어 올려 꺼낸다.

14 여러 가지 색을 쌓은 비누의 가운데 부분에 옷걸이를 바닥까지 넣은 후 들어 올려 비누 밖으로 뺀다.

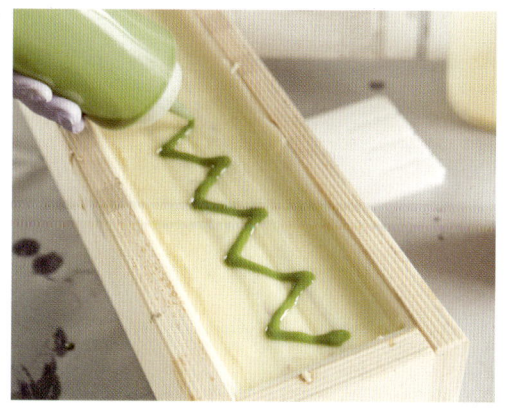 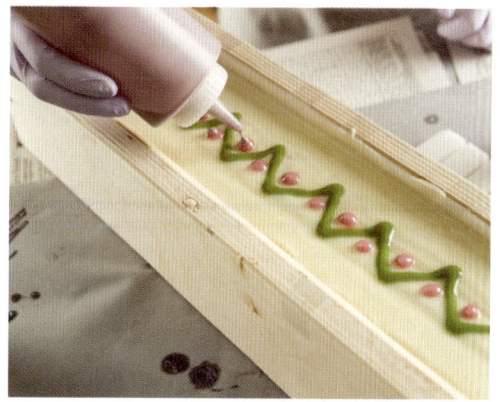

15 8번에서 놓아두었던 하얀색 비누액을 거품기로 젓는다. 부드럽게 왔다갔다 움직이며 남아 있는 하얀색 비누액을 모두 비누 표면에 붓는다.

16 남겨두었던 초록색 비누액으로 비누 표면에 구불구불한 선을 그린다.

17 들쑥날쑥한 초록색 선 사이사이에 분홍색 점을 찍고 그 위에 보라색 점을 한 번 더 찍는다.

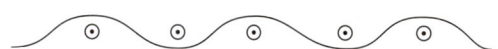

마무리하기 FINAL STEPS

18 몰드 위에 99% 소독용 알코올을 뿌리고 아무것도 덮지 않은 채로 48~72시간 정도 놓아둔 다음 몰드에서 비누를 꺼낸다. 몰드를 옆으로 돌린 후 바닥을 밀면 몰드의 밑면을 쉽게 열 수 있다.

19 비누를 네모난 모양으로 자른 후 환기가 잘 되는 곳에서 4~6주 정도 건조한다. 며칠 간격으로 비누를 뒤집어 윗면과 아랫면이 골고루 마르도록 한다.

제10장

화려하고 창의적인 비누 레시피

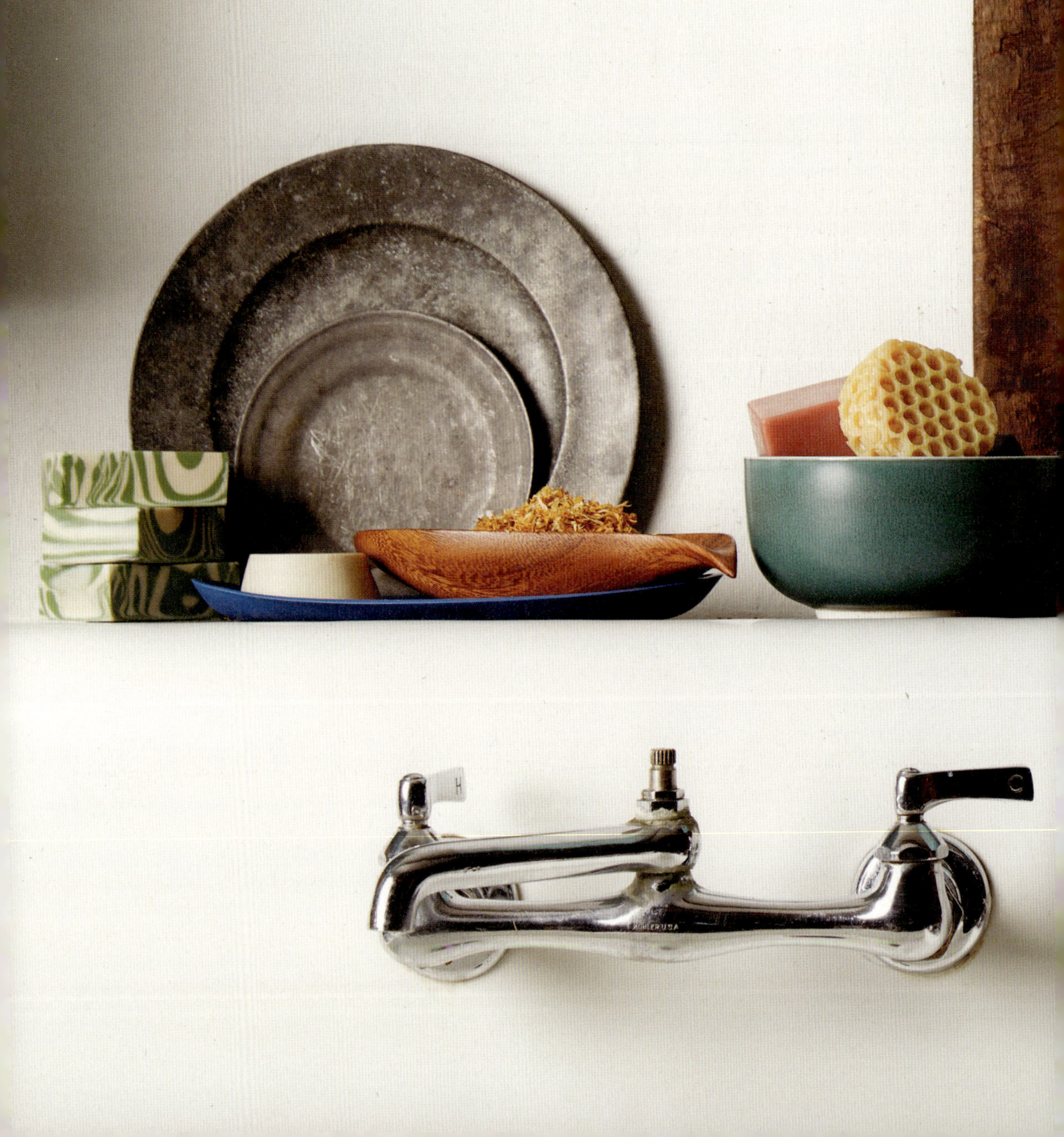

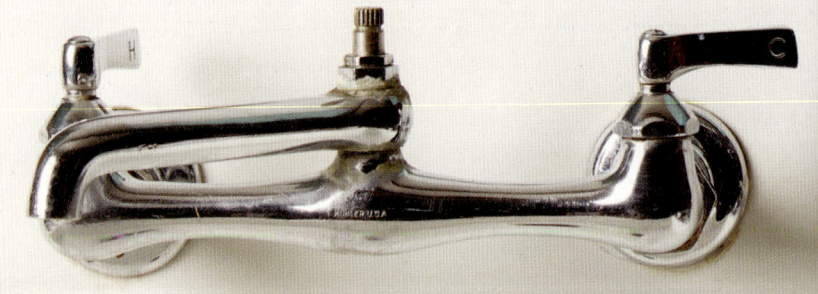

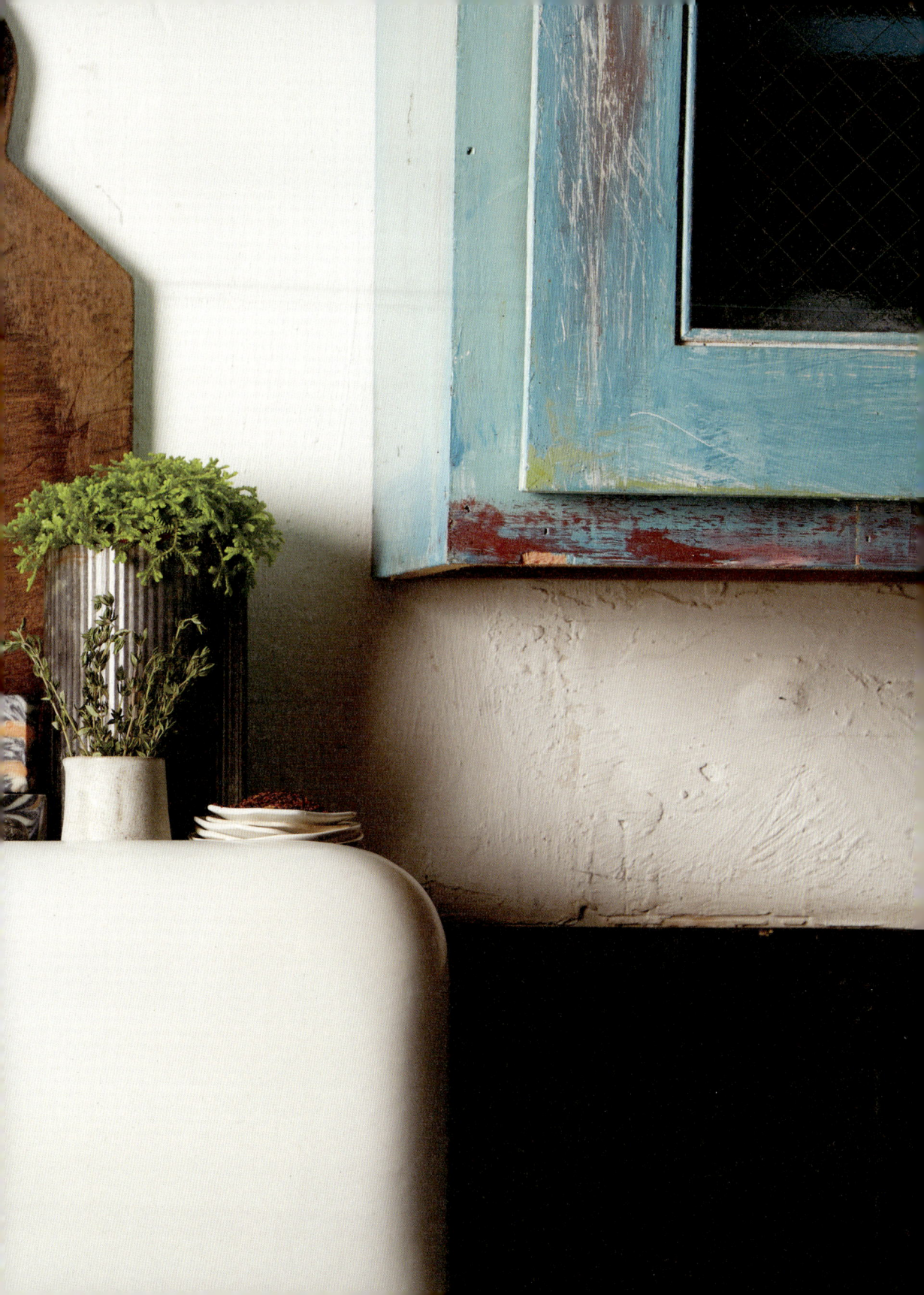

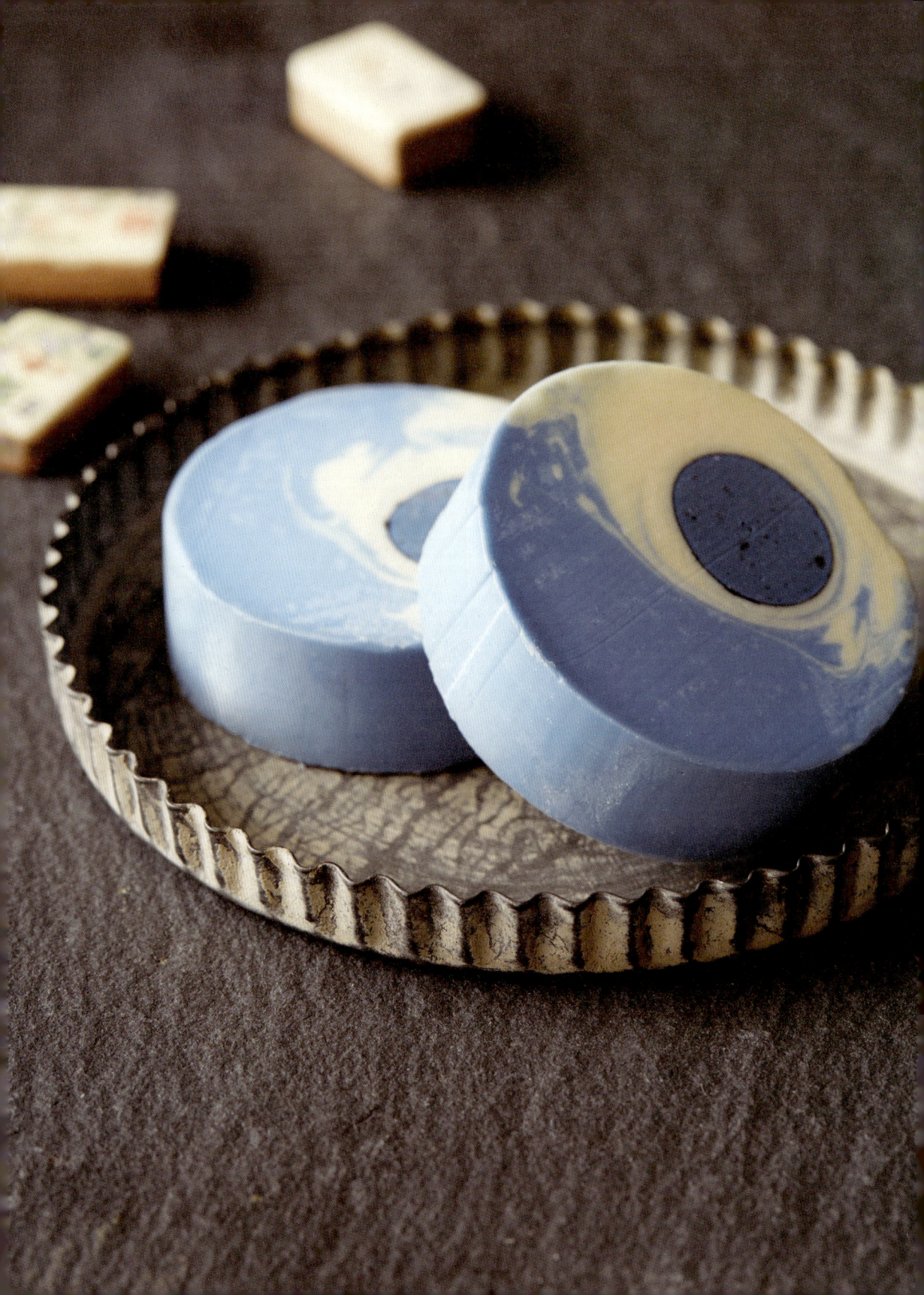

블루베리를 담은 동그란 비누

Blueberry Embed
ROUND BARS

대략 8개 분량

신선한 블루베리와 망고 버터를 풍부하게 사용하는 레시피다. 슈퍼푸드로 잘 알려진 블루베리는 활성산소를 없애는 역할을 하는 항산화 물질이 풍부하다. 망고 버터에는 비누화되지 않는 불감화물이 많이 들어 있어 피부를 촉촉하게 해주는 비누를 만들 때 쓰인다. 또한 올레산의 비율도 높아 보습 기능 역시 뛰어나다. 숯분말로 이루어진 아주 얇은 원 모양이 블루베리의 색을 더욱 돋보이게 한다.

1 단계
블루베리 임베드 만들기

몰드 및 도구
· 미니 사이즈의 실리콘 기둥 몰드
· 촘촘한 거름망

가성소다 수용액
· 수산화나트륨 약 20g(0.7온스) – 슈퍼팻률 5%
· 정제수 약 31g(1.1온스)
· 소듐락테이트액 0.5큰술(선택 사항)

오일량
· 팜 오일 약 43g(1.5온스) – 30%
· 코코넛 오일 약 43g(1.5온스) – 30%
· 포마스 올리브 오일* 약 43g(1.5온스) – 30%
· 스윗 아몬드 오일 약 14g(0.5온스) – 10%

에센셜 오일량
· 주니퍼 베리 에센셜 오일 약 3g(0.1온스)

안료와 첨가물량
· 블루베리** 10개
· 울트라마린 블루 1작은술 – 스윗 아몬드 오일 1큰술에 녹여서 사용
· 티타늄디옥사이드 1작은술 – 스윗 아몬드 오일 1큰술에 녹여서 사용
· 숯분말 1작은술

*국내에서는 구하기 어려우므로 퓨어 올리브 오일로 대체 가능하다.
**얼린 블루베리를 사용할 경우 먼저 녹인 후 사용한다.

Note: 이 비누의 아름다운 디자인에 들어가는 임베드는 사용하기 48시간 전에 만들어 굳혀야 하므로 미리 준비해야 한다.

Safe Soaping!
· 안전한 비누 만들기를 위해 ·

항상 적절한 보호 장비를 착용할 것.
환기가 잘 되는 공간에서 작업할 것.
집중을 방해하는 요소를 없앨 것(아이와 반려동물이 가까이 다가오지 않도록 할 것).

비누 혼합물 만들기 MAKE THE SOAP MIXTURE

1. 수산화나트륨을 물에 붓고(순서가 뒤바뀌지 않도록 주의해야 한다) 수산화나트륨이 완전히 녹을 때까지 천천히 젓는다. 소듐락테이트액을 사용하는 경우라면 가성소다 수용액에 넣고 잘 섞이도록 젓는다. 용액이 투명해질 때까지 한쪽에 두고 식힌다.

2. 팜 오일을 용기째로 녹인 후 완전히 젓는다. 오일과 가성소다 수용액을 모두 섞을 수 있는 넉넉한 크기의 그릇에 정량만큼 넣는다. 코코넛 오일을 녹여 정량만큼 넣는다. 포마스 올리브 오일과 스윗 아몬드 오일을 넣는다.

3. 오일에 블루베리를 넣고 핸드블랜더의 세기를 높여 30초 정도 섞는다. 블루베리의 껍질이 퓌레처럼 흐물흐물해지고 덩어리가 없도록 간다.

4. 오일과 가성소다 수용액이 43~49℃가 되면 가성소다 수용액을 오일에 붓는다. 이때 기포가 생기는 것을 막기 위해 주걱이나 핸드블랜더의 길쭉한 부분 위로 가성소다 수용액을 붓는다. 그릇 바닥에 핸드블랜더의 칼날을 여러 번 두드려 용액 안에 들어 있는 공기를 제거한다. 핸드블랜더가 용액 안에 완전히 잠긴 후에 전원을 켠다. 10초 또는 아주 묽은 트레이스가 만들어질 때까지 핸드블랜더로 용액을 섞는다.

섞은 후 몰드에 붓기 MIX AND POUR

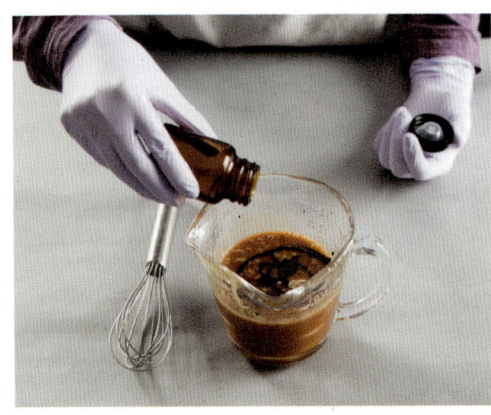 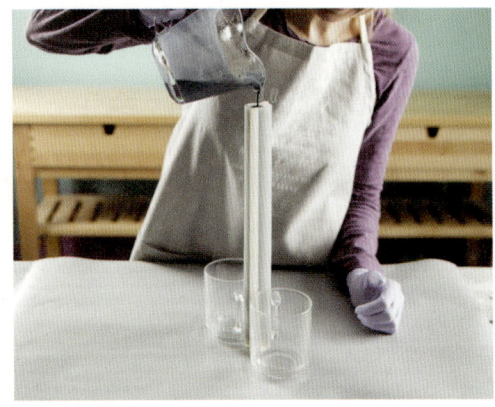

5. 비누액에 울트라마린 블루 혼합물 2작은술, 티타늄디옥사이드 혼합물 0.5작은술, 그리고 주니퍼 에센셜 오일 전부를 넣는다.

6. 거품기로 안료와 에센셜 오일을 골고루 섞은 후 비누액을 둥그런 기둥 모양의 실리콘 몰드에 붓는다. 유리컵 또는 비슷한 물체 사이에 몰드를 끼워 움직이지 않도록 고정한다. 비누를 24~48시간 정도 식힌 후 몰드에서 꺼낸다. 소듐락테이트액을 사용하지 않았다면 비누를 일주일까지 식힌 후 몰드에서 꺼내야 한다.

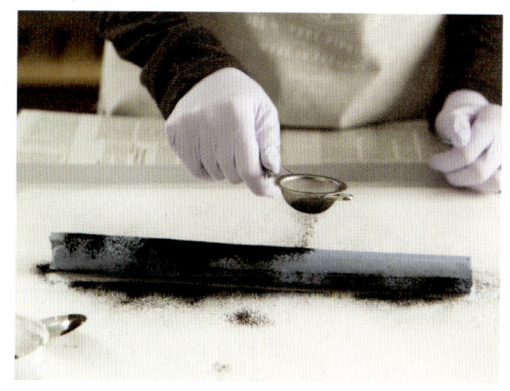 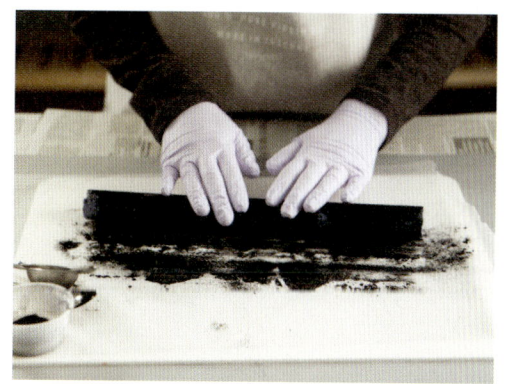

7 몰드에서 꺼낸 비누를 신문지 또는 종이 타월 위에 올린다. 비누 토막 위에 촘촘한 거름망으로 숯분말을 뿌린다.

8 숯분말을 비누 토막 위에 균일하게 펴 바른다. 임베드 전체에 꼼꼼하게 숯분말을 발라야 한다. 임베드를 살살 두드려 숯분말을 제거한다.

2 단계
백그라운드 비누 만들기

몰드 및 도구
· 기둥 모양의 실리콘 몰드
· 긴 주둥이가 있어 액체를 쉽게 따를 수 있는 용기 2개

가성소다 수용액
· 수산화나트륨 약 74g(2.6온스) – 슈퍼팻률 5%
· 정제수 약 176g(6.2온스)
· 소듐락테이트액 2큰술(선택 사항)

오일량
· 팜 오일 약 136g(4.8온스) – 25%
· 코코넛 오일 약 136g(4.8온스) – 25%
· 망고 버터 약 54g(1.9온스) – 10%
· 퓨어 올리브 오일 약 82g(2.9온스) – 15%
· 캐놀라 오일 약 136g(4.8온스) – 25%

안료와 첨가물량
· 티타늄디옥사이드 1작은술 – 퓨어 올리브 오일 1큰술에 녹여서 사용
· 울트라마린 블루 1작은술 – 퓨어 올리브 오일 1큰술에 녹여서 사용
· 블루베리를 담아 만든 비누 – 24~48시간 전에 미리 만들어놓는다

에센셜 오일량
· 아니스 에센셜 오일 약 14g(0.5온스)
· 리치아 에센셜 오일 약 14g(0.5온스)

비누 혼합물 만들기 MAKE THE SOAP MIXTURE

1 수산화나트륨을 물에 붓고(순서가 뒤바뀌지 않도록 주의해야 한다) 수산화나트륨이 완전히 녹을 때까지 천천히 젓는다. 소듐락테이트액을 사용하는 경우라면 가성소다 수용액에 넣고 잘 섞이도록 젓는다. 용액이 투명해질 때까지 한쪽에 두고 식힌다.

2 팜 오일을 용기째로 녹인 후 완전히 젓는다. 오일과 가성소다 수용액을 모두 섞을 수 있는 넉넉한 크기의 그릇에 정량만큼 넣는다. 코코넛 오일을 녹여 정량만큼 넣는다. 뜨거운 오일에 망고 버터를 넣고 녹을 때까지 섞는다. 필요하다면 오일과 버터를 전자레인지에 넣고 녹을 때까지 10초 간격으로 데운다. 퓨어 올리브 오일과 캐놀라 오일을 넣는다.

3 오일과 가성소다 수용액이 43~49℃가 되면 가성소다 수용액을 오일에 붓는다. 이때 기포가 생기는 것을 막기 위해 주걱이나 핸드블랜더의 길쭉한 부분 위로 가성소다 수용액을 붓는다. 그릇 바닥에 핸드블랜더의 칼날을 여러 번 두드려 용액 안에 들어 있는 공기를 제거한다. 핸드블랜더가 용액 안에 완전히 잠긴 후에 전원을 켠다. 20초 또는 아주 묽은 트레이스가 만들어질 때까지 핸드블랜더로 용액을 섞는다.

4 비누액을 반으로 나눈 다음 각 용기에 다음의 안료를 넣는다.
 -A 용기: 티타늄디옥사이드 혼합물 1작은술, 에센셜 오일 혼합물 절반
 -B 용기: 울트라마린 블루 혼합물 1작은술, 티타늄디옥사이드 혼합물 0.5작은술, 에센셜 오일 혼합물 절반

몰드에 붓고 임베드 넣기 POUR SOAP AND ADD EMBED

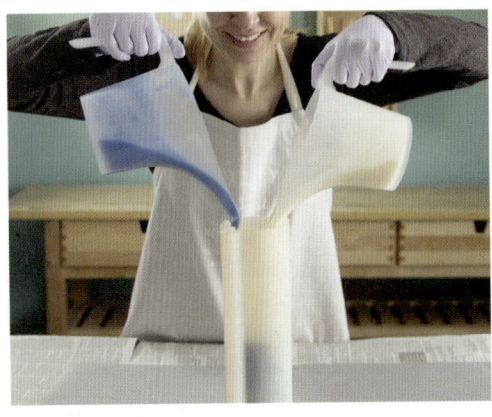

5 파란색과 하얀색 비누액 전체를 한꺼번에 몰드에 붓는다.

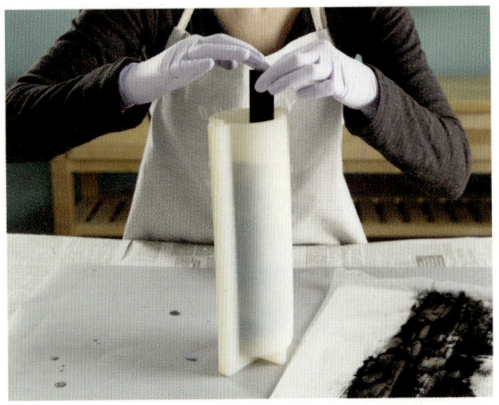

6 파란색 임베드를 비누액의 한가운데서 좀 빗겨난 곳에 일자로 집어넣는다. 임베드가 몰드의 옆면에 부딪히지 않도록 주의한다.

마무리하기 FINAL STEPS

7 소다회가 생기지 않도록 몰드 위에 99% 소독용 알코올을 뿌린다. 이 비누의 경우 '숨을 쉴 수 있는' 면적이 크지 않으므로 몰드 안에 최소 72시간 정도 두었다가 꺼내는 것이 좋다.

8 몰드에서 꺼낸 비누를 동그란 모양으로 자른다. 비누를 자를 때 숯분말이 묻어나와 비누가 지저분해질 수 있다. 비누를 깨끗하게 하려면 이틀 정도 말린 후 칼 뒷부분으로 비누의 얇은 막을 살살 벗겨낸다. 비누의 선이 훨씬 깔끔하고 선명하게 보인다.
환기가 잘 되는 곳에서 4~6주 정도 건조한다. 며칠 간격으로 비누를 뒤집어 윗면과 아랫면이 골고루 마르도록 한다.

하트 모양으로 장식한 숯 비누

Charcoal Hearts
ROUND BARS

대략 8개 분량

숯분말로 이루어진 고리와 알록달록 앙증맞은 모양의 임베드가 인상 깊은 대조를 이룬다. 임베드와 베이스 비누를 따로 만들어야 해서 번거롭지만 스월 무늬의 배경에 하트 모양의 장식이 들어간 독특한 비누를 완성할 수 있다.

1 단계
임베드 만들기

몰드 및 도구
- 하트 모양의 실리콘 임베드 몰드 4개
- 몰드를 고정시킬 수 있는 크기의 컵이나 그릇

가성소다 수용액
- 수산화나트륨 약 60g(2.1온스) – 슈퍼팻 5%
- 정제수 약 150g(5.3온스)
- 소듐락테이트액 2큰술(선택 사항)

오일량
- 라드 약 249g(8.8온스) – 30%
- 코코넛 오일 약 68g(2.4온스) – 30%
- 포마스 올리브 오일* 약 136g(4.8온스) – 30%

에센셜 오일량
- 주니퍼 베리 에센셜 오일 약 23g (0.8온스)
- 클라리세이지 에센셜 오일 약 6g (0.2온스)

안료량
- 티타늄디옥사이드 2작은술 – 포마스 올리브 오일 2큰술에 녹여서 사용
- 울트라마린 바이올렛 1작은술 – 포마스 올리브 오일 1큰술에 녹여서 사용
- 울트라마린 핑크 옥사이드 1작은술 – 포마스 올리브 오일 1큰술에 녹여서 사용

Note: 이 비누의 아름다운 디자인에 들어가는 임베드는 사용하기 48시간 전에 만들어 굳혀야 하므로 미리 준비해야 한다.

*국내에서는 구하기 어려우므로 퓨어 올리브 오일로 대체 가능하다.

Safe Soaping!
· 안전한 비누 만들기를 위해 ·

항상 적절한 보호 장비를 착용할 것.
환기가 잘 되는 공간에서 작업할 것.
집중을 방해하는 요소를 없앨 것(아이와 반려동물이 가까이 다가오지 않도록 할 것).

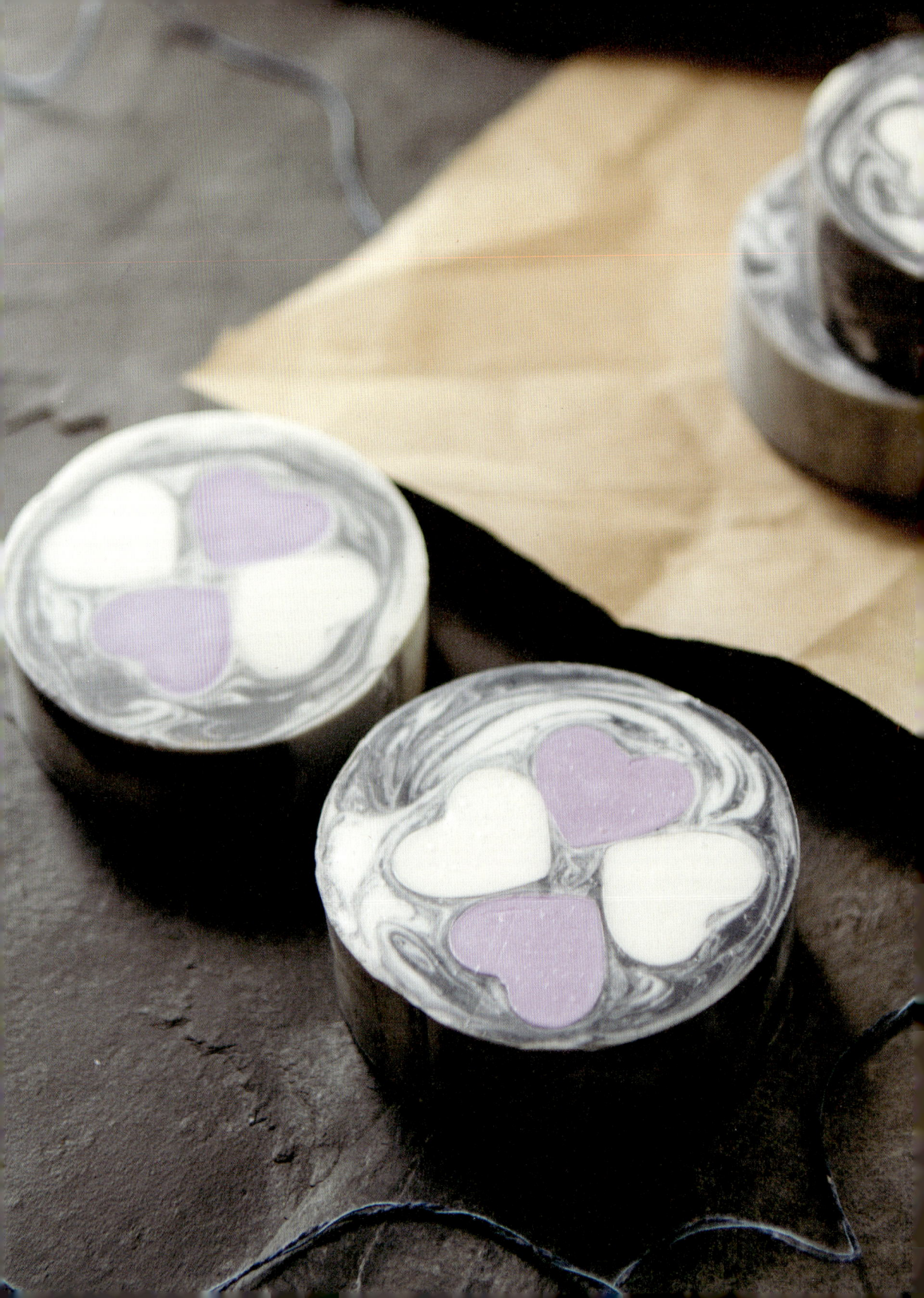

비누 혼합물 만들기 MAKE THE SOAP MIXTURE

1   수산화나트륨을 물에 붓고(순서가 뒤바뀌지 않도록 주의해야 한다) 수산화나트륨이 완전히 녹을 때까지 천천히 젓는다. 소듐락테이트액을 사용하는 경우라면 가성소다 수용액에 넣고 잘 섞이도록 젓는다. 용액이 투명해질 때까지 한쪽에 두고 식힌다.

2   오일과 가성소다 수용액을 모두 섞을 수 있는 넉넉한 크기의 그릇에 돼지기름과 코코넛 오일을 정량만큼 넣는다. 두 가지 오일이 모두 투명한 액체가 될 때까지 전자레인지에 넣고 데운다. 녹인 오일에 포마스 올리브 오일을 정량만큼 넣고 섞는다.

3   오일과 가성소다 수용액이 43~49℃가 되면 가성소다 수용액을 오일에 붓는다. 이때 기포가 생기는 것을 막기 위해 주걱이나 핸드블랜더의 길쭉한 부분 위로 가성소다 수용액을 붓는다. 그릇 바닥에 핸드블랜더의 칼날을 여러 번 두드려 용액 안에 들어 있는 공기를 제거한다. 핸드블랜디가 용액 안에 완전히 잠긴 후에 전원을 켠다. 10초 정도 핸드블랜더로 용액을 섞는다. 에센셜 오일 혼합물을 모두 넣고 거품기로 섞는다.

색을 낸 후 몰드에 붓기 COLOR AND POUR

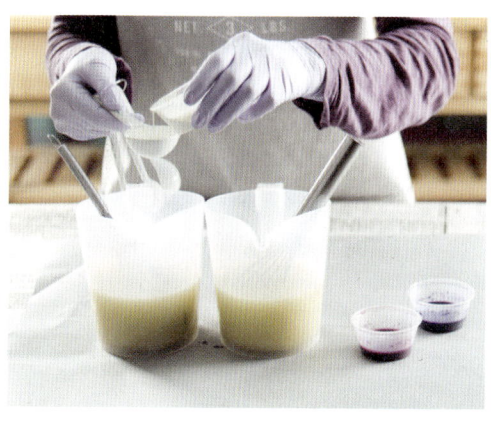 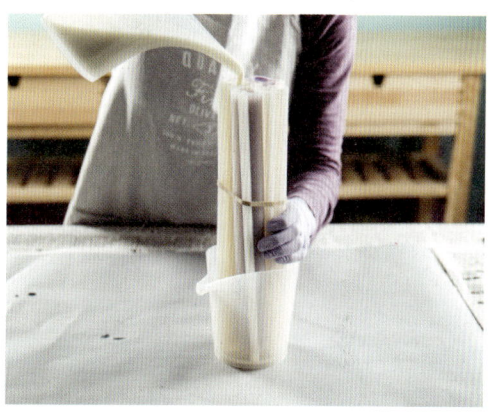

4   비누액을 이등분해 나누어 담는다. 각 용기에 다음의 안료를 넣는다.
    - A 용기: 티타늄디옥사이드 혼합물 1큰술
    - B 용기: 티타늄디옥사이드 혼합물 2작은술, 울트라마린 바이올렛 혼합물 2작은술, 울트라마린 핑크 옥사이드 혼합물 2작은술

5   임베드 몰드의 균형을 잡은 후 쓰러지지 않도록 잘 고정한다(용기 안에 담아도 좋다). 조심스럽게 하얀색 비누액을 몰드 2개(서로 떨어져 있는)에 붓는다. 보라색 비누액을 나머지 몰드 2개에 붓는다.

6   최소 48시간 동안 비누를 굳힌 후 몰드에서 꺼낸다. 필요한 경우 딱딱해진 비누를 냉동실에 30분 정도 넣어두면 좀 더 수월하게 몰드에서 비누를 꺼낼 수 있다.

2 단계
베이스 비누 만들기

몰드 및 도구
· 기둥 모양의 실리콘 몰드

가성소다 수용액
· 수산화나트륨 약 57g(2온스) – 슈퍼팻률 5%
· 정제수 약 139g(4.9온스)
· 소듐락테이트액 1큰술(선택 사항)

오일량
· 포마스 올리브 오일 약 102g(3.6온스) – 24%
· 코코넛 오일 약 108g(3.8온스) – 25%
· 코코아 버터 약 26g(0.9온스) – 6%
· 라드 약 192g(6.8온스) – 45%

에센셜 오일량
· 클라리세이지 에센셜 오일 약 6g (0.2온스)
· 주니퍼 베리 에센셜 오일 약 14g (0.5온스)

안료량
· 숯분말 1작은술 – 퓨어 올리브 오일 1큰술에 녹여서 사용
· 티타늄디옥사이드 1작은술 – 퓨어 올리브 오일 1큰술에 녹여서 사용
· 하트 모양 임베드 4개 – 24~48시간 전에 미리 만들어놓는다

비누 혼합물 만들기 MAKE THE SOAP MIXTURE

1 수산화나트륨을 물에 붓고(순서가 뒤바뀌지 않도록 주의해야 한다) 수산화나트륨이 완전히 녹을 때까지 천천히 젓는다. 소듐락테이트액 1작은술을 가성소다 수용액에 넣고 잘 섞이도록 젓는다. 용액이 투명해질 때까지 한쪽에 두고 식힌다.

2 오일과 가성소다 수용액을 모두 섞을 수 있는 넉넉한 크기의 그릇에 포마스 올리브 오일을 정량만큼 넣는다. 별도의 용기에 코코넛 오일과 코코아 버터, 그리고 라드를 정량만큼 넣고 녹인다. 완전히 녹으면 큰 그릇에 담아놓은 포마스 올리브 오일에 넣는다.

3 오일과 가성소다 수용액이 43~49℃가 되면 가성소다 수용액을 오일에 붓는다. 이때 기포가 생기는 것을 막기 위해 주걱이나 핸드블랜더의 길쭉한 부분 위로 가성소다 수용액을 붓는다. 그릇 바닥에 핸드블랜더의 칼날을 여러 번 두드려 용액 안에 들어 있는 공기를 제거한다. 핸드블랜더가 용액 안에 완전히 잠긴 후에 전원을 켠다. 15초 또는 아주 묽은 트레이스가 만들어질 때까지 핸드블랜더로 용액을 섞는다.

색을 낸 후 몰드에 붓기 COLOR AND POUR

4 비누액을 이등분해 나누어 담는다. 각 용기에 다음의 안료를 넣는다.
　-A 용기: 티타늄디옥사이드 혼합물 1큰술, 에센셜 오일 혼합물 절반
　-B 용기: 숯분말 혼합물 1큰술, 에센셜 오일 혼합물 절반

5 각 용기의 안료와 에센셜 오일을 핸드블랜더로 5초 정도 섞는다.

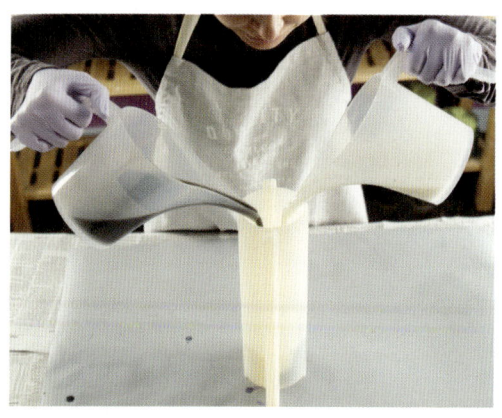

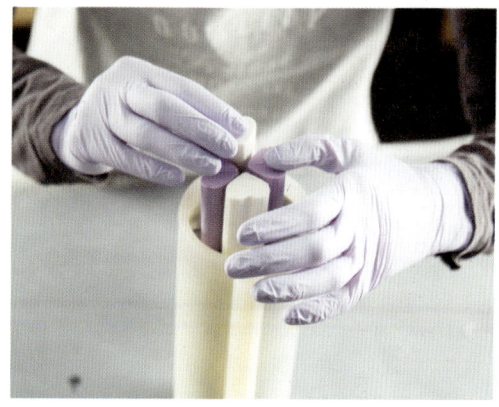

6 기둥 모양의 실리콘 몰드에 두 가지 비누액을 한꺼번에 붓는다. 용기를 살짝 움직여 색깔이 섞이도록 한다(말굽 패턴도 괜찮다). 비누액을 전부 섞는다.

7 하트 모양 임베드를 하나씩 비누액 안에 집어넣는다. 하트의 뾰족한 부분이 가운데를 향하도록 해 네 잎 클로버 모양을 만든다.

마무리하기 FINAL STEPS

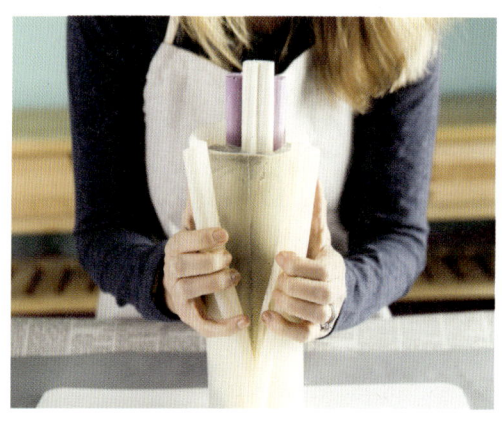

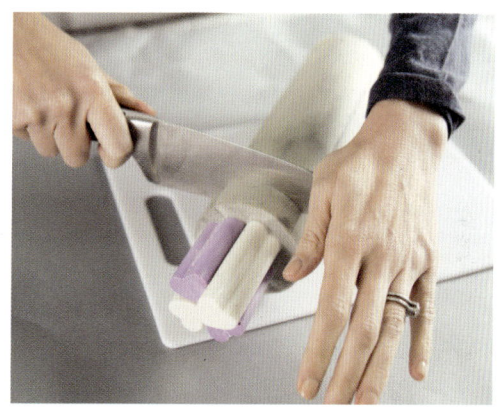

8 소다회가 생기지 않도록 몰드 위에 99% 소독용 알코올을 뿌린다. 48~72시간 정도 두었다가 몰드에서 꺼낸다.

9 몰드에서 꺼낸 비누를 자른다. 환기가 잘 되는 곳에서 4~6주 정도 건조한다. 며칠 간격으로 비누를 뒤집어 윗면과 아랫면이 골고루 마르도록 한다.

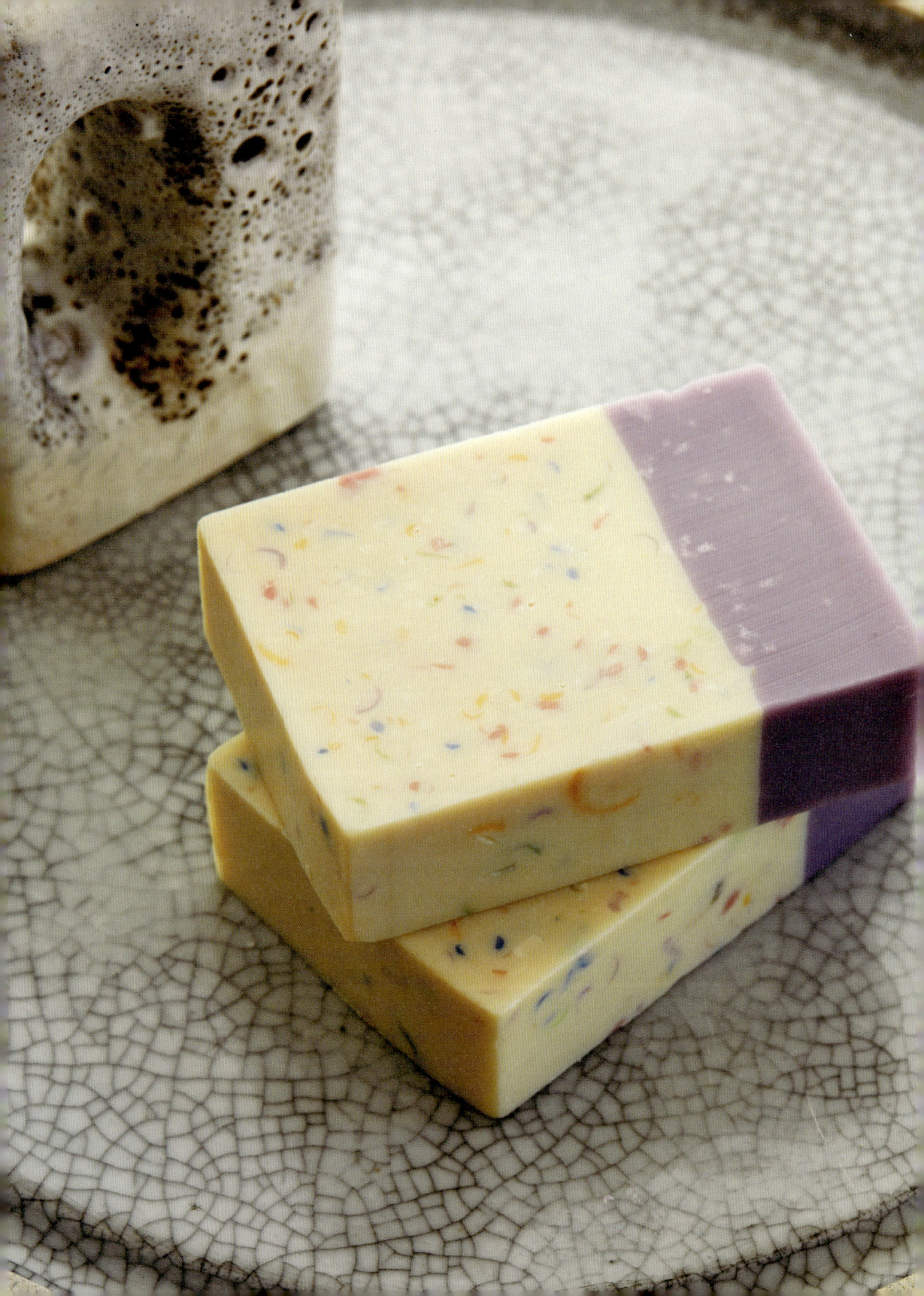

여러 색의 비누 조각이 들어간 아몬드 밀크 비누

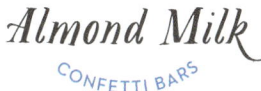

대략 20개 분량

비타민 E와 B가 풍부한 아몬드 밀크는 건조한 피부에 촉촉함을 더한다. 엘레미 오일은 전통적으로 피부에 활력을 준다고 알려져 있으며 로즈마리는 머리를 맑게 하는 효능이 있다. 섬세한 비누의 색깔이 시각적인 매력을 더할 뿐만 아니라 거품이 풍부하고 부드러워 샤워할 때 나도 모르게 기분이 좋아진다.

다른 비누를 만들 때보다 낮은 온도를 유지해야 젤화 단계를 방지하고 아름다운 무채색(칙칙한 갈색이 아닌)을 강조할 수 있다. 비누 조각을 임베드로 활용하므로 비누액의 마지막 방울까지 알뜰하게 사용할 수 있다! 다른 비누를 만들고 남은 조각이나 실패한 비누액을 재활용해도 좋고, 새로 알록달록한 비누액을 만들어 장식해도 좋다.

몰드 및 도구
- 밑판을 밀어서 열 수 있는 2kg짜리 나무 몰드와 실리콘 라이너
- 각기 다른 용액을 부을 수 있는 분할 칸막이

가성소다 수용액양
- 수산화나트륨 약 215g(7.6온스) - 슈퍼팻률 5%
- 아몬드 밀크 약 513g(18.1온스) - 얼려서 사용
- 소듐락테이트액 5큰술(선택 사항)

에센셜
- 팜 오일 약 329g(11.6온스) - 21%
- 코코넛 오일 약 391g(13.8온스) - 25%
- 퓨어 올리브 오일 약 422g(14.9온스) - 27%
- 미강 오일 약 391g(13.8온스) - 25%
- 피마자 오일 약 31g(1.1온스) - 2%

에센셜 오일량
- 엘레미 에센셜 오일 약 54g(1.9온스)
- 로즈마리 에센셜 오일 약 17g(0.6온스)

안료와 첨가물량
- 울트라마린 바이올렛 2작은술 - 미강 오일 2큰술에 녹여서 사용
- 티타늄디옥사이드 1작은술 - 미강 오일 1큰술에 녹여서 사용
- 잘게 썬 여러 가지 색깔의 비누 조각 5컵

Safe Soaping! · 안전한 비누 만들기를 위해 ·
항상 적절한 보호 장비를 착용할 것.
환기가 잘 되는 공간에서 작업할 것.
집중을 방해하는 요소를 없앨 것(아이와 반려동물이 가까이 다가오지 않도록 할 것).

비누 혼합물 만들기 MAKE THE SOAP MIXTURE

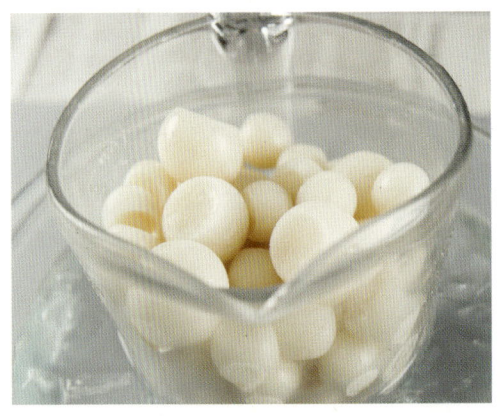
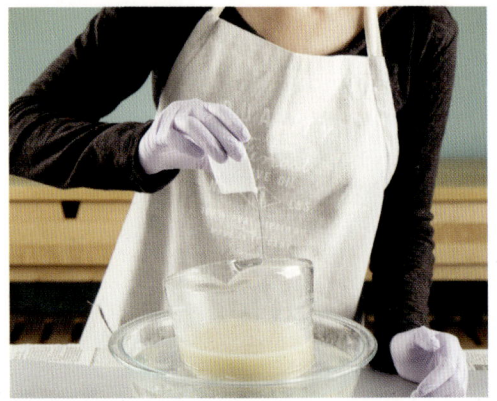

1   열에 강한 용기에 얼린 아몬드 밀크를 정량만큼 넣은 후 통째로 차가운 물을 넣은 그릇 안에 넣는다. 천천히 조심해서 수산화나트륨 분말 1큰술 정도를 아몬드 밀크 위에 붓는다. 2분 정도 저은 후 수산화나트륨 분말 1큰술을 또 넣는다. 수산화나트륨을 천천히 넣을수록 우유의 변색을 방지할 수 있다. 준비한 수산화나트륨을 모두 사용하고 아몬드 밀크가 완전히 녹을 때까지 계속해서 1큰술씩 넣는다. 소듐락테이트액을 사용하는 경우라면 가성소다 수용액에 넣고 잘 섞이도록 젓는다. 용액이 투명해질 때까지 한쪽에 두고 식힌다.

2   팜 오일을 용기째로 녹인 후 완전히 젓는다. 오일과 가성소다 수용액을 모두 섞을 수 있는 넉넉한 크기의 그릇에 정량만큼 넣는다. 코코넛 오일을 녹여 정량만큼 넣는다. 퓨어 올리브 오일과 미강 오일, 그리고 피마자 오일을 넣는다.

3   오일의 온도가 32℃ 이하로 내려가고 수산화나트륨-우유 혼합액의 온도가 15.5~21℃ 사이가 되면 천천히 조심해서 수산화나트륨을 오일에 붓는다. 아몬드 우유 안에 들어 있는 천연 지방이 가성소다 수용액 위에 둥둥 떠다닐 수 있다. 정상적인 현상으로, 큰 덩어리는 핸드블랜더를 사용하면 완전히 섞을 수 있다.

섞은 후 몰드에 붓기 MIX AND POUR

4   50초 또는 아주 묽은 트레이스가 만들어질 때까지 핸드블랜더로 혼합물을 섞는다. 긴 주둥이가 있어 액체를 따르기 쉬운 용기에 비누액 약 567g(20온스) 정도를 붓는다. 여기에 울트라마린 바이올렛 혼합물 전부를 넣고 거품기로 젓는다. 큰 그릇에 남아 있는 비누액에는 티타늄디옥사이드 혼합물을 전부 넣고 거품기로 젓는다.

5   모든 안료가 골고루 섞이도록 핸드블랜더로 5초 정도 각 용기를 섞는다. 하얀색 비누액에는 에센셜 오일 3분의 2 정도를, 보라색 비누액에는 에센셜 오일 3분의 1 정도를 넣고 거품기로 저어 잘 섞는다.

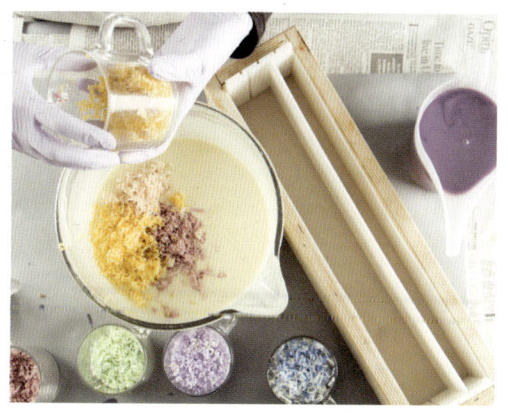

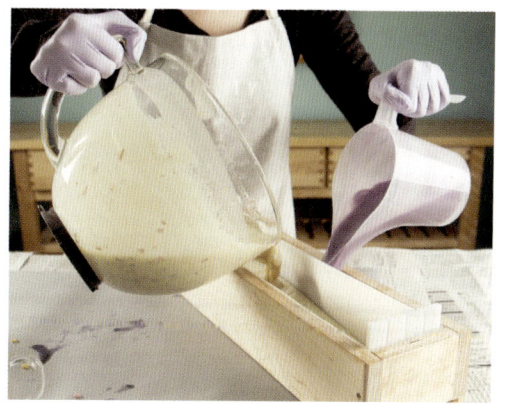

6   몰드의 3분의 1이 되는 지점에 긴 칸막이를 끼워 몰드를 두 부분으로 나눈다. 한쪽이 다른 쪽보다 2배 넓어야 한다. 잘게 썬 비누 조각을 하얀색 비누액에 넣고 주걱으로 젓는다.

7   보라색 용액은 몰드의 작은 부분에, 하얀색 용액은 몰드의 큰 부분에 동시에 붓는다. 몰드를 테이블 위로 세게 내리쳐 기포를 제거한다. 칸막이를 들어 올려 몰드에서 뺀다.

마무리하기 FINAL STEPS

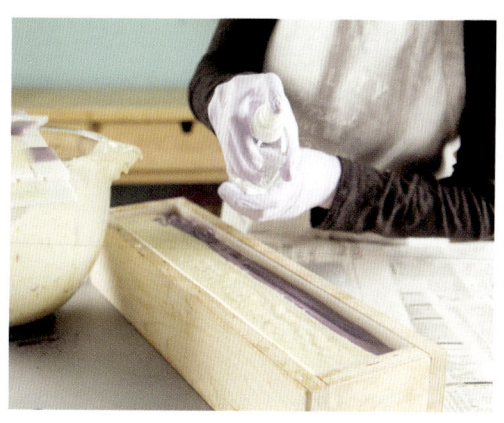

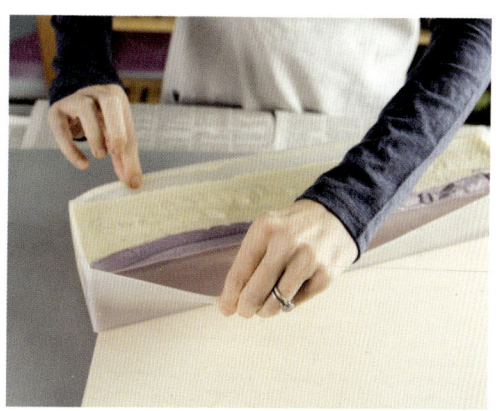

8   몰드 위에 99% 소독용 알코올을 뿌리고 몰드를 통째로 냉동실에 넣는다. 8~12시간 정도 넣어두었다가 꺼내 24시간 정도 녹인 다음 몰드에서 비누를 꺼낸다.

9   몰드에서 꺼낸 비누를 네모난 모양으로 자른 후 환기가 잘 되는 곳에서 4~6주 정도 건조한다. 며칠 간격으로 비누를 뒤집어 윗면과 아랫면이 골고루 마르도록 한다.

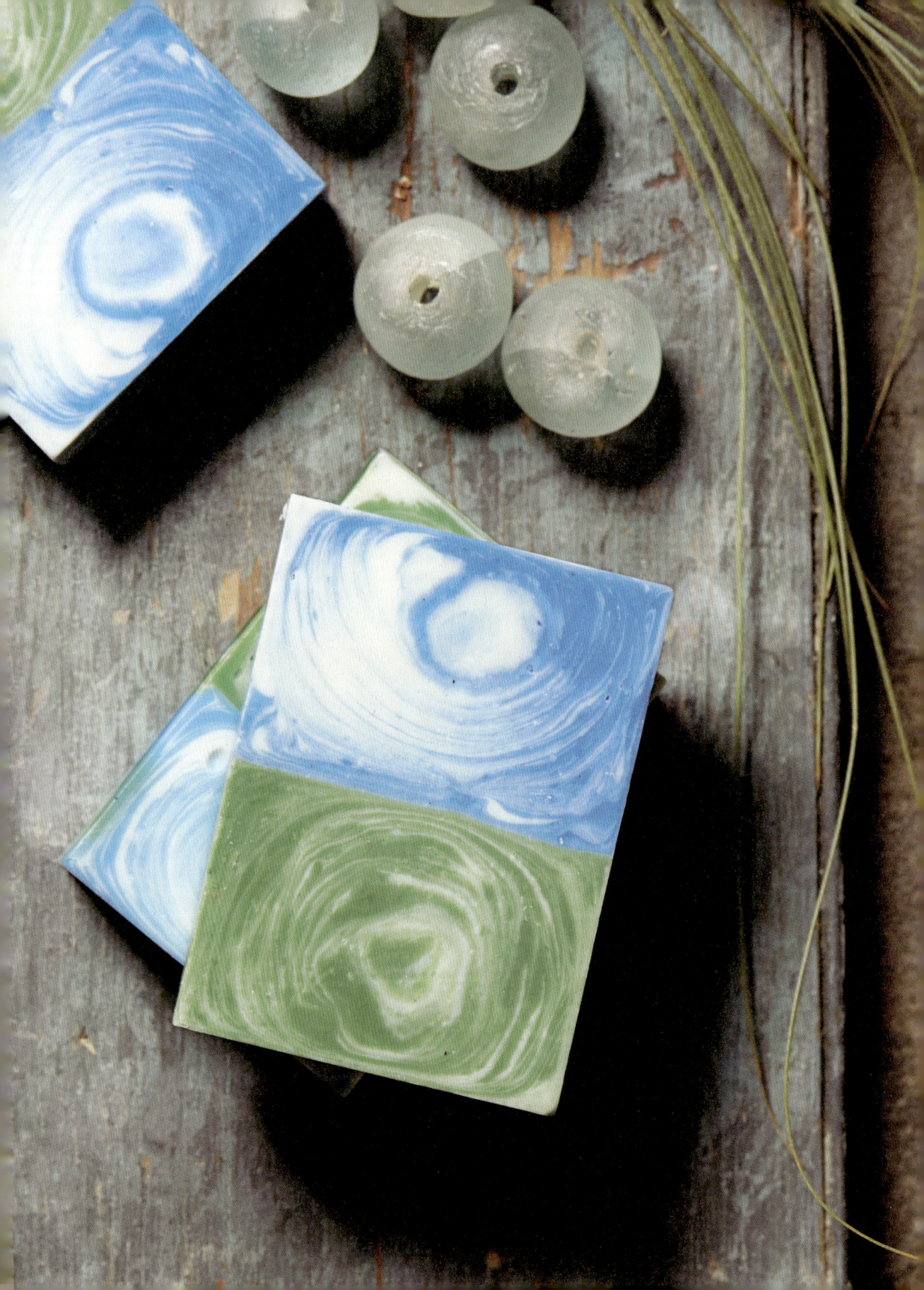

누에고치를 넣은 반반 비누

Tussah Silk
DOUBLE POUR

대략 16개 분량

피부 각질 제거에 탁월한 진짜 실크 섬유를 넣은 고급스러운 비누로 부드러운 거품이 피부를 촉촉하고 보들보들하게 해준다. 이 레시피대로 비누를 만들고 나면 앞으로 모든 비누에 실크를 넣고 싶은 욕심이 생길 것이다. 또한 영양 공급 효과가 뛰어난 녹차씨 오일을 넣어 이국적인 느낌을 더한다. 물을 20% 디스카운트 해 사용하므로 칸막이에서 비누를 꺼낼 때 좀 더 수월하게 작업할 수 있다.

몰드 및 도구
- 나무로 만든 수직 몰드와 칸막이

가성소다 수용액
- 수산화나트륨 약 173g(6.1온스) – 슈퍼팻률 5%
- 정제수 약 329g(11.6온스)
- 소듐락테이트액 4큰술(선택 사항)

오일량
- 팜 오일 약 312g(11온스) – 25%
- 코코넛 오일 약 312g(11온스) – 25%
- 아보카도 오일 약 62g(2.2온스) – 5%
- 캐놀라 오일 약 249g(8.8온스) – 20%
- 녹차씨 오일 약 62g(2.2온스) – 5%
- 퓨어 올리브 오일 약 422g(14.9온스) – 20%

첨가물량
- 누에고치 섬유 1꼬집
- 티타늄디옥사이드 2작은술 – 아보카도 오일 2큰술에 녹여서 사용
- 녹색 산화크롬 1작은술 – 아보카도 오일 1큰술에 녹여서 사용
- 울트라마린 블루 1작은술 – 아보카도 오일 1큰술에 녹여서 사용

에센셜 오일량
- 라벤더 40/42 에센셜 오일* 약 34g(1.2온스)
- 팔마로사 에센셜 오일 약 23g(0.8온스)

*저온법 비누의 색을 더욱 오랫동안 지속하기 위한 목적으로 만든 혼합물로 일반적인 라벤더 오일을 사용해도 상관없다.

Note: 용액을 몰드에 부을 때 도움이 필요하다. 칸막이로 나눈 몰드의 한 쪽은 직접 용액을 붓고 반대쪽은 다른 사람에게 부탁할 생각이라면 고글과 장갑 등 안전 장비를 모두 착용하도록 해야 한다.

Safe Soaping!
· 안전한 비누 만들기를 위해 ·
항상 적절한 보호 장비를 착용할 것.
환기가 잘 되는 공간에서 작업할 것.
집중을 방해하는 요소를 없앨 것(아이와 반려동물이 가까이 다가오지 않도록 할 것).

비누 혼합물 만들기 MAKE THE SOAP MIXTURE

1. 물의 양을 잰다. 터서 실크를 한 꼬집 정도 잡고 물 위에 실크를 펼친다(실크가 가라앉지 않고 물 위에 뜬다). 수산화나트륨을 물과 실크 섬유 위로 붓는다(순서가 뒤바뀌지 않도록 주의해야 한다). 실크 섬유를 녹이려면 반드시 열이 필요하다. 섬유 대부분과 수산화나트륨이 완전히 녹을 때까지 천천히 젓는다. 소듐락테이트액을 사용한다면 가성소다 수용액에 넣고 잘 젓는다. 용액이 투명해질 때까지 한쪽에 둔다. 아주 작은 실크 가닥이 가성소다 수용액에 떠다니는 것이 정상이다.

2. 팜 오일을 용기째로 녹인 후 완전히 젓는다. 오일과 가성소다 수용액을 모두 섞을 수 있는 넉넉한 크기의 그릇에 정량만큼 넣는다. 코코넛 오일을 녹여 정량만큼 넣는다. 아보카도 오일과 녹차씨 오일, 그리고 퓨어 올리브 오일을 넣는다.

3. 오일의 온도가 32~39℃ 사이고 가성소다 수용액의 온도가 54~57℃ 사이가 되면 천천히 조심해서 가성소다 수용액을 오일에 붓는다. 이때 기포가 생기는 것을 막기 위해 주걱이나 핸드블랜더의 길쭉한 부분 위로 가성소다 수용액을 붓는다. 그릇 바닥에 핸드블랜더의 칼날을 여러 번 두드려 용액 안에 들어 있는 공기를 제거한다. 핸드블랜더가 용액 안에 완전히 잠긴 후에 전원을 켠다. 30초 또는 아주 묽은 트레이스가 만들어질 때까지 핸드블랜더로 용액을 섞는다.

섞은 후 몰드에 붓기 MIX AND POUR

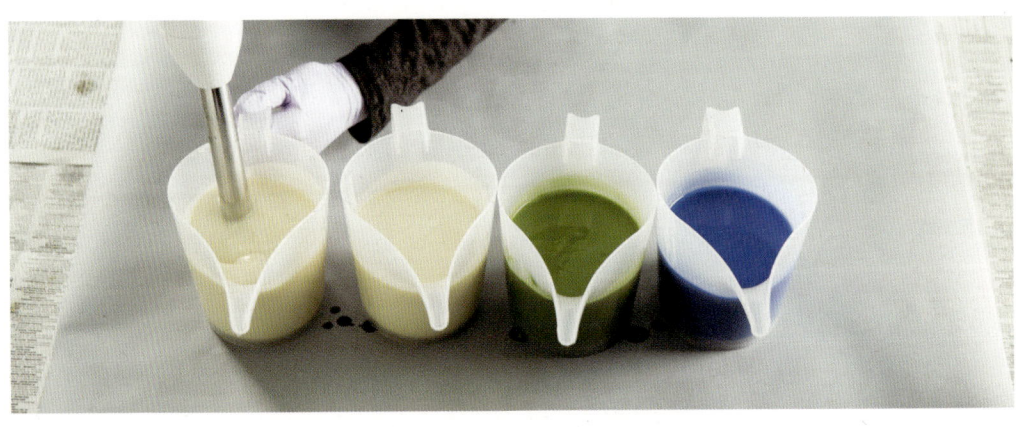

4. 에센셜 오일 혼합물을 넣고 거품기로 젓는다. 비누액은 사등분해 용기에 담는다.

5. 각 용기에 다음의 안료를 넣고 5초 동안 핸드블랜더로 섞는다. 용기 사이에 서로 색이 섞이지 않도록 연한 색부터 진한 색의 순으로 작업한다.
   - A 용기: 티타늄디옥사이드 혼합물 2작은술
   - B 용기: 티타늄디옥사이드 혼합물 2작은술
   - C 용기: 녹색 산화크롬 혼합물 1작은술
   - D 용기: 울트라마린 블루 혼합물 1작은술

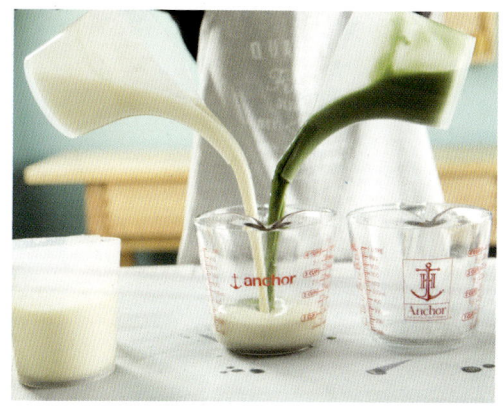 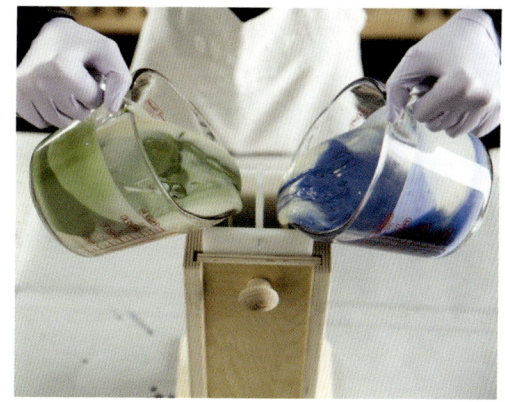

6   하얀색 비누액 중 하나와 초록색 비누액을 커다란 용기에 한꺼번에 부어 색을 섞는다.

7   파란색 비누액 전부와 나머지 하얀색 비누액을 커다란 용기에 한꺼번에 부어 색을 섞는다.

8   칸막이로 나눈 몰드의 한쪽에는 초록색 혼합 용액을, 다른 쪽에는 파란색 혼합 용액을 한꺼번에 붓는다.

9   가운데 칸막이를 위로 올려 몰드에서 뺀다.

마무리하기   FINAL STEPS

10   소다회가 생기지 않도록 몰드 위에 99% 소독용 알코올을 살짝 뿌린다.

11   비누를 최소 48시간 정도 놓아두었다가 몰드에서 꺼낸다. 먼저 몰드의 앞쪽에 있는 윙너트 4개를 뺀다. 나무로 만든 앞면을 민 다음 양옆에 있는 플라스틱 판을 들어 올려 붙어 있는 비누 토막을 통째로 꺼낸다. 조심스럽게 플라스틱 판을 밀어 비누에서 떼어낸다. 절대로 플라스틱 판을 잡아당기면 안 된다. 잘못하면 비누가 찢어질 수 있다.

12   비누가 몰드 안에서 제대로 숨을 쉬지 못했으므로 몰드에서 꺼낸 상태로 최소 24시간 정도 놔두었다가 비누가 적당히 마르면 두께가 2.54cm인 네모난 모양으로 자른다. 환기가 잘 되는 곳에서 4~6주 정도 건조한다. 며칠 간격으로 비누를 뒤집어 윗면과 아랫면이 골고루 마르도록 한다.

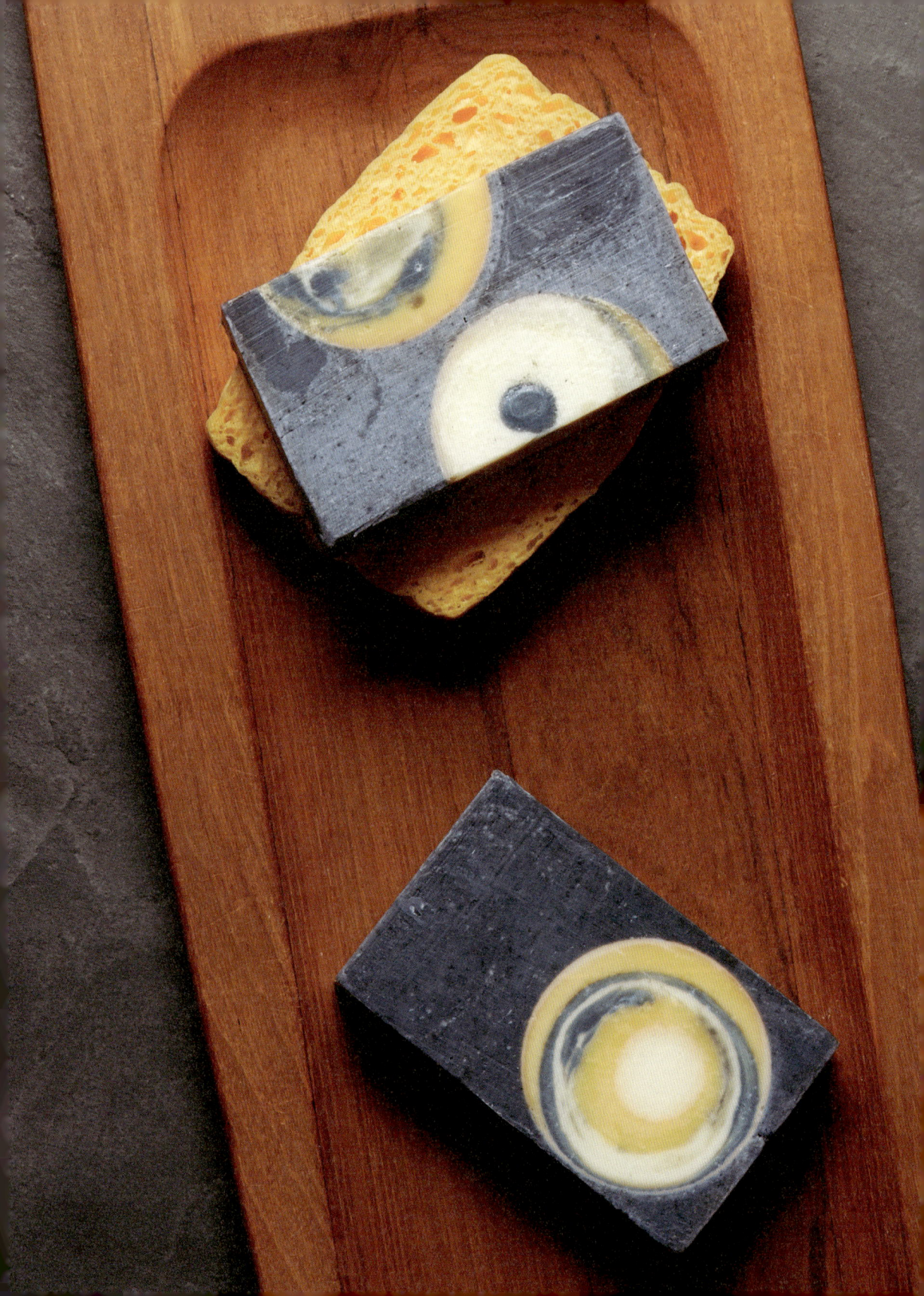

인디고-아나토 네거티브 스페이스 퍼넬 포어 비누

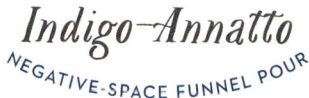

대략 20개 분량

원하는 모양과 크기의 임베드를 선택하는 네거티브 임베드negative embed 기술을 활용하는 레시피로 몰드의 유형에 구애받지 않고 자유롭게 응용할 수 있다. 심플한 PVC 배관 파이프를 작게 잘라 네거티브 스페이스negative space를 만들었다. 퍼넬 포어 기술을 활용해 네거티브 스페이스 안에 아나토 인퓨전에서 나오는 밝은 노란색을 강조했다. 짙은 파란색과 회색이 섞인 쪽물의 색감과 대조되어 극적인 효과를 준다. 독소 배출이 뛰어나 피부질환에 좋은 쪽(청대)은 뜨거운 젤화 단계에 이르면 더욱 아름다운 푸른색을 띤다(p.34 '젤화 단계란?' 참조).

1 단계
임베드 만들기

몰드 및 도구
- 밑판을 밀어서 열 수 있는 2kg짜리 나무 몰드와 실리콘 라이너
- 지름이 3cm인 PVC 파이프를 길이 13cm로 잘라 안팎을 미네랄오일 또는 사이클로메티콘으로 닦은 조각 7개
- 고무줄 7개(둘레 20cm, 너비 0.6cm)
- 전기방석

가성소다 수용액
- 수산화나트륨 약 133g(4.7온스) - 슈퍼팻률 5%
- 정제수 약 326g(11.5온스)
- 쪽 분말 1.5큰술
- 소듐락테이트액 1큰술(되도록 준비하는 것이 좋다)

에센셜 오일량
- 레몬그라스 에센셜 오일 약 28g (1온스)
- 로즈마리 에센셜 오일 약 14g(0.5온스)

오일량
- 아보카도 오일 약 99g(3.5온스) - 10%
- 캐놀라 오일 약 249g(8.8온스) - 25%
- 미강 오일 약 249g(8.8온스) - 25%
- 코코넛 오일 약 249g(8.8온스) - 25%
- 시어 버터 약 150g(5.3온스) - 15%

안료량
- 자초 분말 1큰술 - 해바라기 오일 약 28g(1온스)에 녹여 사용
- 티타늄디옥사이드 1작은술 - 해바라기 오일 1큰술에 녹여서 사용

Note: 이 비누의 독특한 패턴을 살리려면 기존보다 이틀을 더 건조하자.

Safe Soaping! · 안전한 비누 만들기를 위해 ·
항상 적절한 보호 장비를 착용할 것.
환기가 잘 되는 공간에서 작업할 것.
집중을 방해하는 요소를 없앨 것(아이와 반려동물이 가까이 다가오지 않도록 할 것).

몰드 준비하기 PREPARE THE MOLD

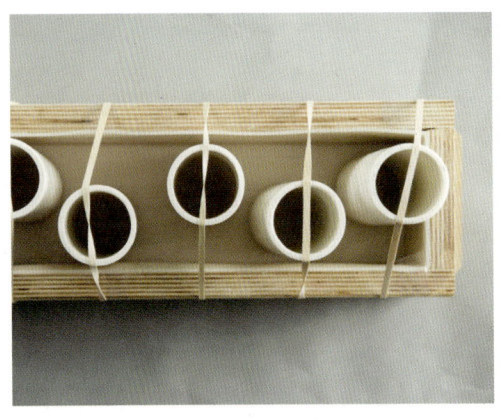

몰드 안쪽에 비누 원액과 닿아도 비누화되지 않을 물질을 바르는 것이 중요하다. 미네랄오일 또는 사이클로메티콘(액상 실리콘)이 적합하다.
윤활제를 바른 PVC 튜브 7개를 실리콘 라이너를 덧댄 몰드 안에 넣는다. 튜브가 서로 부딪치거나 몰드의 가장자리에 닿지 않도록 튜브 사이의 간격을 일정하게 띄운다.
이제, 고무줄로 몰드와 PVC 튜브를 감는다. 튜브 사이로 비누액이 스며들지 않도록 튜브를 몰드의 바닥에 고정할 수 있을 크기의 고무줄이 적당하다.

비누 혼합물 만들기 MAKE THE SOAP MIXTURE

1 수산화나트륨을 물에 붓고(순서가 뒤바뀌지 않도록 주의해야 한다) 수산화나트륨이 완전히 녹을 때까지 천천히 젓는다.

2 쪽 분말을 넣고 거품기로 젓는다. 가끔 분말이 잘 섞이지 않는 경우도 있다. 분말과 물이 완전히 섞일 때까지 계속해서 젓는다. 소듐락테이트액을 사용한다면 가성소다 수용액에 넣고 잘 젓는다. 용액이 투명해질 때까지 한쪽에 둔다.

3 오일과 가성소다 수용액을 모두 섞을 수 있는 넉넉한 크기의 그릇에 아보카도 오일과 캐놀라 오일, 그리고 미강 오일을 정량만큼 넣는다. 별도의 용기에 코코넛 오일과 시어 버터를 정량만큼 넣고 녹인다. 완전히 녹고 나면 오일에 섞는다.

4 쪽 분말의 색을 잘 살리려면 비누액을 뜨거운 젤 상태로 만들어야 한다. 오일의 온도가 최소 49~54°C가 되어야 하며, 가성소다 수용액의 온도도 비슷해야 한다. 필요한 경우 오일 혼합물을 전자레인지에 넣고 원하는 온도가 될 때까지 15초 간격으로 데운다. 수산화나트륨-물 혼합물을 저어 가라앉은 쪽 분말을 섞는다.
부드럽게 가성소다 수용액을 오일에 붓는다. 이때 기포가 생기는 것을 막기 위해 주걱이나 핸드블랜더의 길쭉한 부분 위로 가성소다 수용액을 붓는다. 그릇 바닥에 핸드블랜더의 칼날을 여러 번 두드려 용액 안에 들어 있는 공기를 제거한다. 핸드블랜더가 용액 안에 완전히 잠긴 후에 전원을 켠다. 20초 또는 아주 묽은 트레이스가 만들어질 때까지 핸드블랜더로 용액을 섞는다.

색을 낸 후 몰드에 붓기 COLOR AND POUR

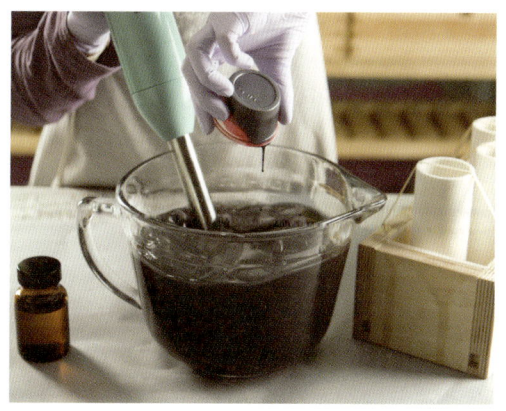 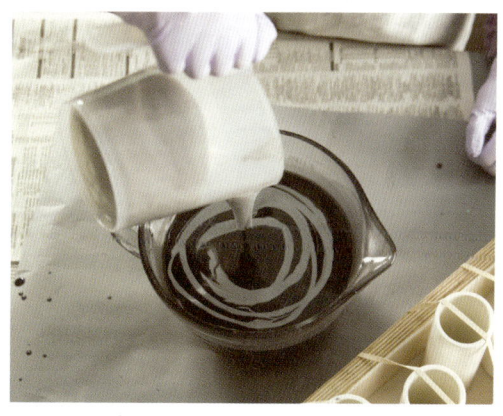

5   자초 분말을 녹인 혼합물과 에센셜 오일 혼합물 전부를 넣는다. 1분 정도 핸드블랜더로 섞는다. 비누액 약 340g(12온스) 정도를 긴 주둥이가 있어 액체를 따르기 쉬운 용기에 담는다. 티타늄디옥사이드 전부를 넣고 5초 정도 핸드블랜더로 섞는다.

6   어두운 용액이 담겨 있는 그릇에서 적어도 15cm의 간격을 둔 채 하얗게 만든 비누액 전부를 나선 모양으로 붓는다.

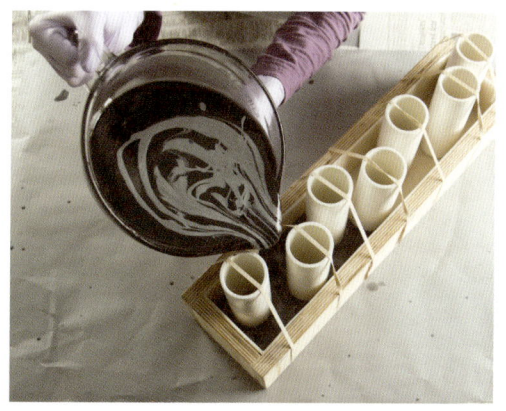

7   비누액이 저절로 몰드 안을 채우도록 몰드의 한쪽 모서리에 붓는다. 비누액이 흐르지 않고 튜브 주변으로 뭉친다면 몰드를 테이블 위로 살살 내리쳐 용액을 정리한다.

8   몰드를 전기방석 위에 올리고 열이 식지 않도록 덮개를 덮는다. 전기방석을 중간 온도로 설정하고 30분 정도 놔둔다. 비누가 너무 뜨거워지지 않는지 자주 확인해야 한다(비누 온도가 너무 높으면 틈이 갈라지거나 기포가 발생하고 표면이 위로 솟는다). 전기방석을 끈 후에도 몰드를 덮은 채 24시간 정도 둔다. 몰드에서 비누를 꺼내지 않아야 한다.

튜브 빼기 PULL THE TUBES

베이스 비누를 담은 몰드에서 천천히 그리고 조심해서 PVC 튜브를 잡아 뺀다. 튜브를 돌리면 비누가 찢어질 수 있으니 조심해야 한다. 한 손으로 튜브를 잡고 위로 잡아당기는 동시에 다른 손으로 비누를 눌러 비누가 딸려 올라오지 않도록 한다. 튜브가 잘 빠지지 않으면 24시간 정도 두었다가 다시 시도한다.

2 단계
퍼넬 포어 기술 사용하기

몰드
- 밑판을 밀어서 열 수 있는 2kg짜리 나무 몰드와 실리콘 라이너

가성소다 수용액
- 수산화나트륨 약 82g(2.9온스) – 슈퍼팻률 5%
- 정제수 약 207g(7.3온스)
- 소듐락테이트액 2큰술(선택 사항)

오일량
- 캐놀라 오일 약 156g(5.5온스) – 25%
- 아보카도 오일 약 62g(2.2온스) – 10%
- 미강 오일 약 156g(5.5온스) – 25%
- 코코넛 오일 약 156g(5.5온스) – 25%
- 시어 버터 약 94g(3.3온스) – 15%

에센셜 오일량
- 레몬그라스 에센셜 오일 약 20g(0.7온스)
- 로즈마리 에센셜 오일 약 9g(0.3온스)

안료와 첨가물량
- 티타늄디옥사이드 1작은술 – 아보카도 오일 1큰술에 녹여서 사용
- 아나토 인퓨전* 1큰술
- 블랙 옥사이드 1작은술 – 아보카도 오일 1큰술에 녹여서 사용

*p.50~p.51에 인퓨즈 오일을 만드는 방법이 나와 있다.

비누 혼합물 만들기 MAKE THE SOAP MIXTURE

1   수산화나트륨을 물에 붓고(순서가 뒤바뀌지 않도록 주의해야 한다) 수산화나트륨이 완전히 녹을 때까지 천천히 젓는다. 소듐락테이트액을 사용하는 경우라면 가성소다 수용액에 넣고 잘 섞이도록 젓는다. 용액이 투명해질 때까지 한쪽에 두고 식힌다.

2   오일과 가성소다 수용액을 모두 섞을 수 있는 넉넉한 크기의 그릇에 캐놀라 오일과 아보카도 오일, 그리고 미강 오일을 정량만큼 넣는다. 별도의 용기에 코코넛 오일과 시어 버터를 넣고 완전히 녹아 투명해질 때까지 20초 간격으로 데운다. 녹은 용액을 오일에 넣는다.

3   오일과 가성소다 수용액이 43~49℃가 되면 가성소다 수용액을 오일에 붓는다. 이때 기포가 생기는 것을 막기 위해 주걱이나 핸드블랜더의 길쭉한 부분 위로 가성소다 수용액을 붓는다. 그릇 바닥에 핸드블랜더의 칼날을 여러 번 두드려 용액 안에 들어 있는 공기를 제거한다. 핸드블랜더가 용액 안에 완전히 잠긴 후에 전원을 켠다. 25초 또는 묽은 트레이스가 만들어질 때까지 핸드블랜더로 용액을 섞는다.

4   비누액을 삼등분해 나누어 담는다. 각 용기에 다음의 안료를 넣는다.
    - A 용기: 티타늄디옥사이드 혼합물 1큰술과 에센셜 오일 혼합물 3분의 1
    - B 용기: 아나토 인퓨전 전부와 에센셜 오일 혼합물 3분의 1
    - C 용기: 블랙 옥사이드 혼합물 0.75큰술과 에센셜 오일 혼합물 3분의 1

5   각 용기를 거품기로 저어 안료와 에센셜 오일을 섞는다.

몰드에 붓기 FINAL STEPS

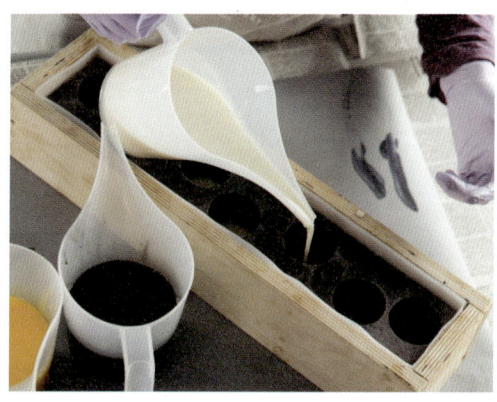 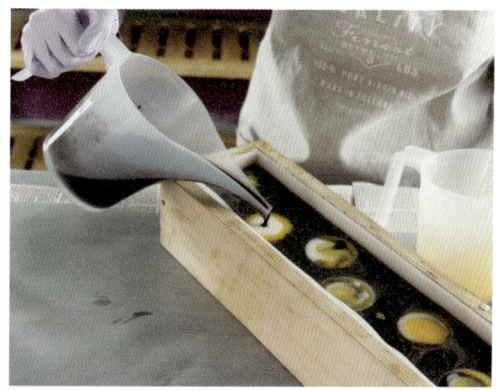

6   하얀색 비누액(A용기)부터 튜브를 빼고 남은 공간에 붓는다. 몰드에서 최소 15cm 떨어진 채로 줄기를 얇고 일정하게 유지한다. 구멍마다 3초 동안 용액을 붓는다.

7   주황색 비누액(B용기)을 6번과 똑같은 방법으로 하얀색 비누액의 한가운데에 붓는다. 주황색 용액이 하얀색 용액을 뚫고 번지도록 용기를 높이 들고 붓는다.

8   검은색 비누액(C용기)을 6번과 똑같은 방법으로 붓는다. 비누액을 다 쓰거나 구멍이 다 찰 때까지 하얀색, 주황색, 검은색의 순서로 패턴을 그린다.

마무리하기 FINAL STEPS

9   최소 48시간 정도 식힌 다음 몰드에서 비누를 꺼낸다. 밑면을 밀어서 빼려면 몰드를 통째로 옆으로 돌린 후 바닥을 잡아당긴다.

10 이 레시피는 특유의 디자인을 강조하기 위해 기존과는 다른 방법으로 비누를 자른다. 비누 토막을 넓이가 7cm인 조각으로 자른다. 각 조각을 가로로 반을 잘라 여러 가지 색이 들어 있는 원의 단면이 보이도록 한다.

11 환기가 잘 되는 곳에서 4~6주 정도 건조한다. 며칠 간격으로 비누를 뒤집어 윗면과 아랫면이 골고루 마르도록 한다.

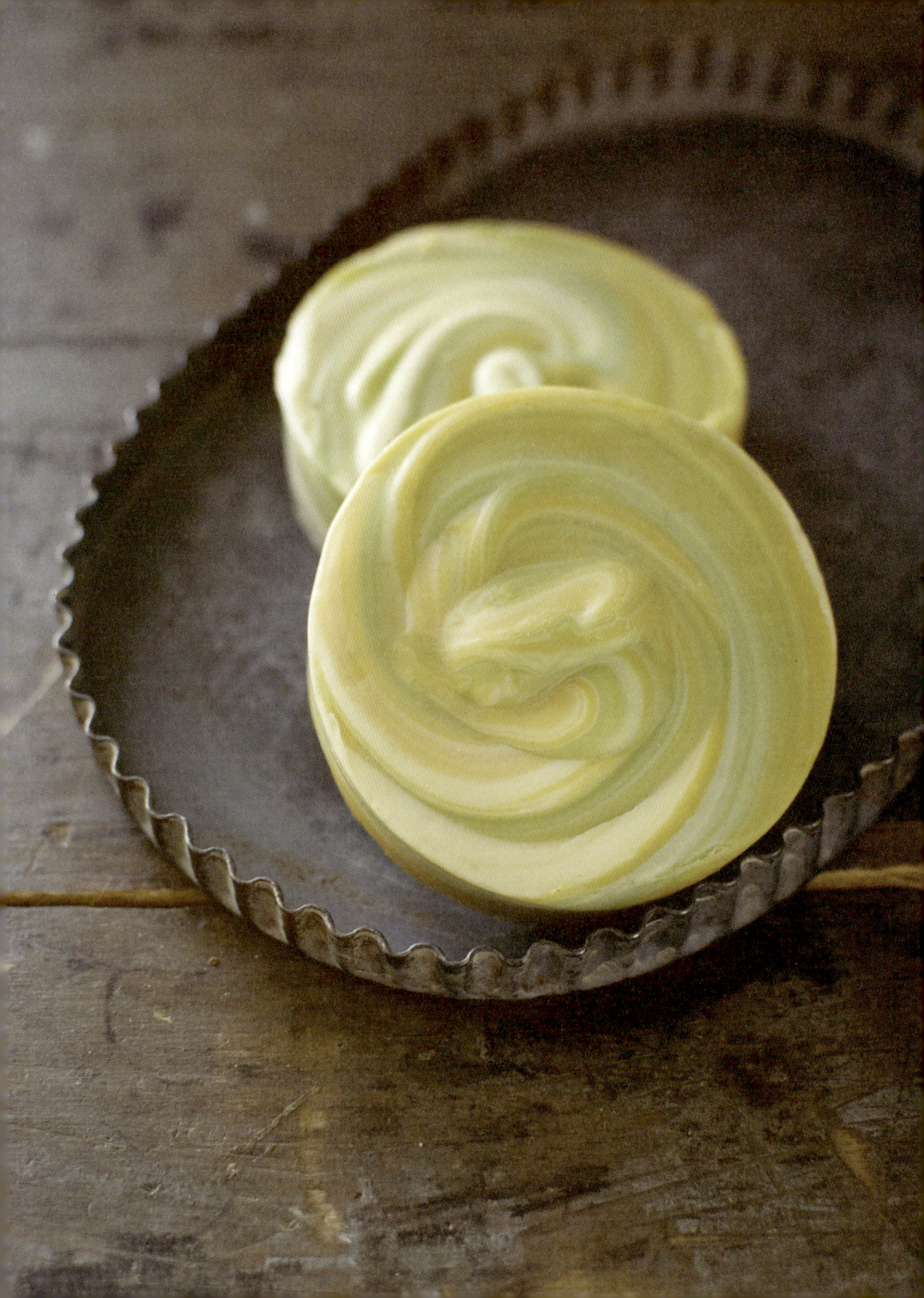

밀크 인더팟 스월 비누

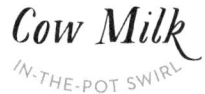

12개 분량

우유에 많이 들어 있는 비타민 B12와 D는 모두 피부를 건강하게 만들어주는 영양소다. 완성된 동그란 모양의 비누는 한 손에 딱 맞는 크기로 나선 모양의 아름다운 스월 무늬가 디자인적인 흥미를 더한다. 매력적인 무채색을 유지하기 위해 묽은 트레이스 상태에서 우유를 넣는다. 우유가 타면 비누의 색이 갈색으로 변하지만 우유를 살짝 데우는 과정을 건너뛰면 고체 오일의 온도가 내려가 트레이스가 빨리 만들어진다.

몰드 및 도구
- 칸이 12개인 동그란 모양의 실리콘 몰드. 쉽게 옮기기 위해 도마 위에 올려 사용
- 젓가락 또는 비슷한 크기의 스월 무늬용 도구

가성소다 수용액
- 수산화나트륨 약 133g(4.7온스) – 슈퍼팻률 5%
- 정제수 약 196g(6.9온스)
- 소듐락테이트액 1큰술(선택 사항)

오일량
- 팜 오일 약 141g(5온스) – 15%
- 코코넛 오일 약 141g(5온스) – 15%
- 아보카도 오일 약 37g(1.3온스) – 4%
- 메도우폼 오일 약 74g(2.6온스) – 8%
- 스윗 아몬드 오일 약 74g(2.6온스) – 8%
- 퓨어 올리브 오일 약 468g(16.5온스) – 50%

안료와 첨가물량
- 32℃로 살짝 따뜻하게 데운 우유 약 113g(4온스)
- 티타늄디옥사이드 1작은술 – 아보카도 오일 1큰술에 녹여서 사용
- 옐로우 옥사이드 1작은술 – 아보카도 오일 1큰술에 녹여서 사용
- 오렌지 10x 에센셜 오일* 약 6g(0.2온스)
- 녹색 산화크롬 1작은술 – 아보카도 오일 1큰술에 녹여서 사용

에센셜 오일량
- 라임 에센셜 오일 약 28g(1온스)
- 바질 에센셜 오일 약 6g(0.2온스)
- 라벤더 40/42 에센셜 오일** 약 14g(0.5온스)

*스윗 오렌지 에센셜 오일로 대체 가능하다.
**저온법 비누의 색을 더욱 오랫동안 지속하기 위한 목적으로 만든 혼합물로 일반적인 라벤더 오일을 사용해도 상관없다.

Safe Soaping! · 안전한 비누 만들기를 위해 ·

항상 적절한 보호 장비를 착용할 것.
환기가 잘 되는 공간에서 작업할 것.
집중을 방해하는 요소를 없앨 것(아이와 반려동물이 가까이 다가오지 않도록 할 것).

비누 혼합물 만들기 MAKE THE SOAP MIXTURE

1. 수산화나트륨을 물에 붓고(순서가 뒤바뀌지 않도록 주의해야 한다) 수산화나트륨이 완전히 녹을 때까지 천천히 젓는다. 소듐락테이트액을 사용하는 경우라면 가성소다 수용액에 넣고 잘 섞이도록 젓는다. 용액이 투명해질 때까지 한쪽에 두고 식힌다.

2. 팜 오일을 용기째로 녹인 후 완전히 젓는다. 오일과 가성소다 수용액을 모두 섞을 수 있는 넉넉한 크기의 그릇에 정량만큼 넣는다. 코코넛 오일을 녹인 후 정량만큼 그릇에 넣는다. 아보카도 오일과 메도우폼 오일, 스윗 아몬드 오일, 그리고 퓨어 올리브 오일을 넣는다.

3. 오일과 가성소다 수용액이 43~49℃가 되면 가성소다 수용액을 오일에 붓는다. 이때 기포가 생기는 것을 막기 위해 주걱이나 핸드블랜더의 길쭉한 부분 위로 가성소다 수용액을 붓는다. 그릇 바닥에 핸드블랜더의 칼날을 여러 번 두드려 용액 안에 들어 있는 공기를 제거한다. 핸드블랜더가 용액 안에 완전히 잠긴 후에 전원을 켠다. 30초 또는 아주 묽은 트레이스가 막 만들어질 때까지 핸드블랜더로 용액을 섞는다.

4. 따뜻하게 데운 우유를 천천히 비누액에 넣은 후 핸드블랜더로 5초 정도 섞는다. 아직 비누액이 매우 묽은 상태이나, 전체적으로 균일한 모습이어야 한다.

색을 낸 후 스월 무늬 만들기 COLOR AND SWIRL

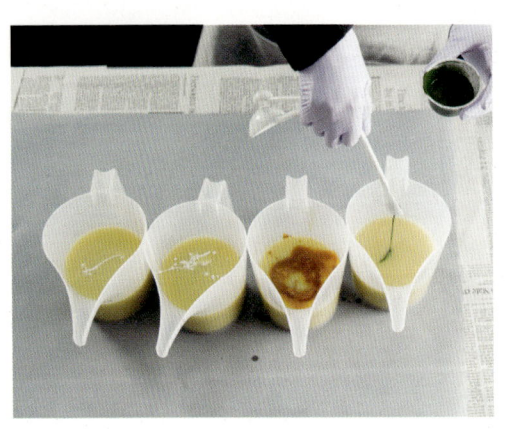

5. 비누액을 사등분해 주둥이가 길어 액체를 따르기 쉬운 용기에 담고 다음의 안료를 넣는다.
    - A 용기: 티타늄디옥사이드 혼합물 절반
    - B 용기: 티타늄디옥사이드 혼합물 절반
    - C 용기: 옐로우 옥사이드 혼합물 1작은술과 오렌지 10x 에센셜 오일 약 6g(0.2온스)
    - D 용기: 녹색 산화크롬 혼합물 0.5작은술

    에센셜 오일 혼합물을 똑같은 양으로 나누어 각 용기에 넣고 거품기로 젓는다. 각 용기를 2초 정도만 핸드블랜더로 섞는다.

> **Note:** 이 비누액의 경우 젤 상태로 변하지 않을 가능성이 높다. 하지만 온도가 높은 방에서 비누를 만들 때는 비누 위로 선풍기 바람을 쐬어주자. 비누액이 젤 상태로 변하면 우유가 타버리므로 고약한 냄새가 나고 우유 속 당분이 갈색으로 변한다.

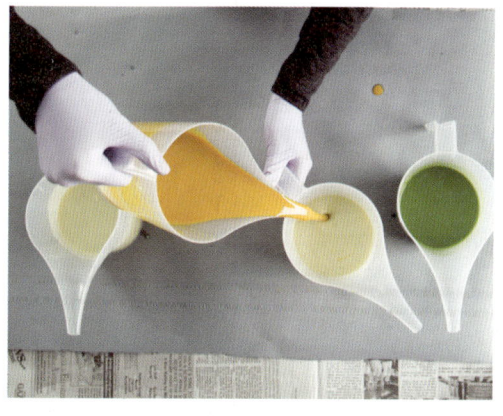 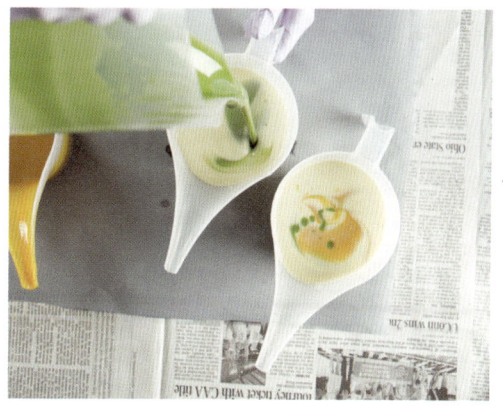

6 노란색 비누액(C용기)의 절반을 A용기에 붓는다. 노란색 용액이 하얀색 용액을 통과하도록 적어도 15cm 위에서 용액을 붓는다. 나머지 절반은 B 용기에 붓는다.

7 초록색 비누액(D 용기)의 절반을 A 용기에 붓는다. 역시 색깔이 잘 섞이도록 용기를 높게 든 채로 붓는다. 나머지 절반은 B 용기에 붓는다.

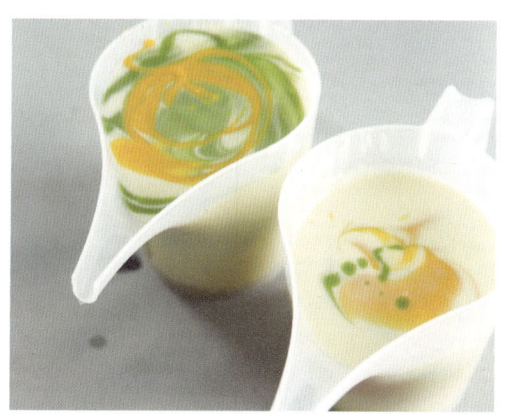 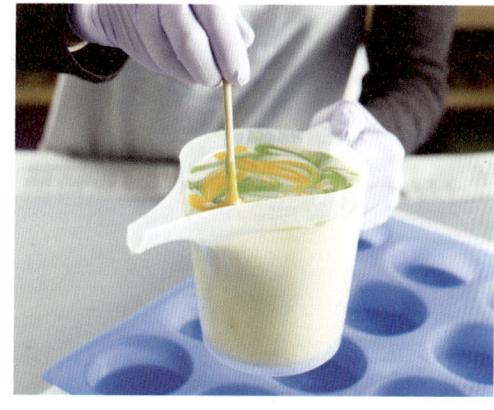

8 초록색과 노란색 비누액을 똑같은 양으로 섞은 하얀색 비누액 2통이 완성된다.

9 젓가락으로 각 용기의 비누액에 딱 한 번만 8자 모양을 그리며 스월 무늬를 만든다. 너무 많이 젓지 않도록 주의할 것! 다 찬 몰드를 옮기기 쉽도록 도마 위에 올린다.

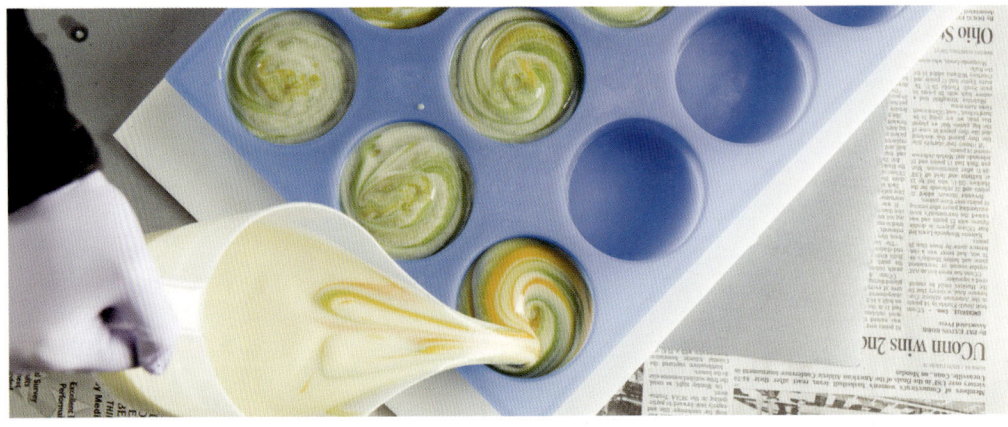

10 나선 모양으로 용기를 움직이며 비누액을 몰드의 칸 안에 붓는다.

마무리하기 FINAL STEPS

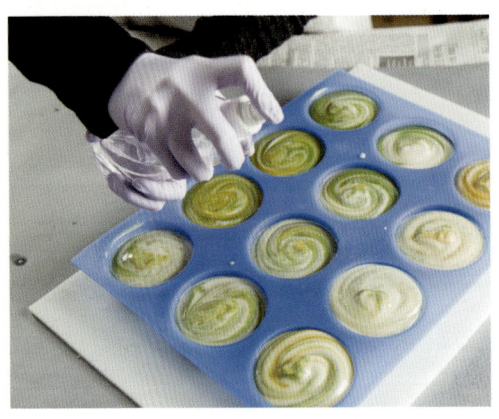

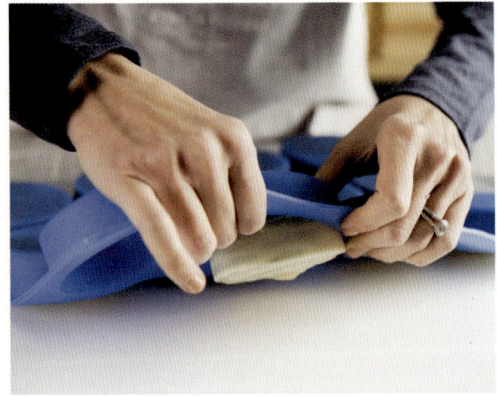

11 소다회가 생기지 않도록 몰드 위에 99% 소독용 알코올을 뿌린다. 비누를 48~72시간 정도 놔 둔 후 몰드에서 꺼낸다. 몰드를 통째로 냉동실에 넣고 4~24시간을 기다린다. 비누가 언 상태에서 몰드에서 꺼내면 찢어지는 것을 막을 수 있다.

12 몰드에서 꺼낸 비누를 환기가 잘 되는 곳에서 4~6주 정도 건조한다. 며칠 간격으로 비누를 뒤집어 윗면과 아랫면이 골고루 마르도록 한다.

알로에베라 행거 스월 비누

Aloe Vera
HANGER SWIRL

대략 20개 분량

고대 그리스인들이 '불멸의 식물'이라고 불렀던 알로에베라 식물의 잎을 넣어 만드는 비누다. 알로에베라에는 피부에 좋은 성분이 많이 들어있으며 진정과 영양 공급 효과가 뛰어나 다양한 방법으로 사용되고 있다. 알로에에 들어 있는 콜린은 피부의 탄력을 돕기 위해 화장품에 들어가는 성분이다. 옷걸이를 응용한 기술을 바탕으로 재미있는 패턴을 만들 수 있다. 또한 비누액을 숟가락 등으로 퍼서 떨어뜨리는 스푼-플랍 spoon-plop 기술을 무작위로 사용해 비누마다 독특하고 특별한 디자인을 넣을 수 있다. 취향에 따라 스월 무늬를 많이 또는 적게 만들 수 있다.

몰드 및 도구
- 밑판을 밀어서 열 수 있는 2kg짜리 나무 몰드와 실리콘 라이너
- 옷걸이로 만든 스월 무늬용 도구 (p.144 참조)
- 커다란 숟가락 3개
- 젓가락 또는 비슷한 크기의 스월 무늬용 도구

가성소다 수용액
- 수산화나트륨 약 133g(7.5온스) - 슈퍼팻률 5%
- 정제수 약 196g(13.1온스)
- 소듐락테이트액 1.5큰술(선택 사항)

오일량
- 코코넛 오일 약 388g(13.7온스) - 25%
- 정제 코코아 버터 약 156g(5.5온스) - 10%
- 퓨어 올리브 오일 약 624g(22온스) - 40%
- 미강 오일 약 311g(11온스) - 20%
- 피마자 오일 약 77g(2.7온스) - 5%

에센셜 오일량
- 시더우드 에센셜 오일 약 20g(0.7온스)
- 라벤더 40/42 에센셜 오일* 약 14g (0.5온스)

안료와 첨가물량
- 알로에베라잎 약 85g(3온스) - 퓌레로 만들어 사용
- 시중에서 구할 수 있는 액상 알로에 베라 약 57g(2온스)
- 티타늄디옥사이드 1작은술 - 미강 오일 1큰술에 녹여서 사용
- 녹색 산화크롬 1작은술 - 미강 오일 1큰술에 녹여서 사용
- 하이드레잇 크롬 그린 1작은술 - 미강 오일 1큰술에 녹여서 사용

*저온법 비누의 색을 더욱 오랫동안 지속하기 위한 목적으로 만든 혼합물로 일반적인 라벤더 오일을 사용해도 상관없다.

Safe Soaping!
· 안전한 비누 만들기를 위해 ·

항상 적절한 보호 장비를 착용할 것.
환기가 잘 되는 공간에서 작업할 것.
집중을 방해하는 요소를 없앨 것(아이와 반려동물이 가까이 다가오지 않도록 할 것).

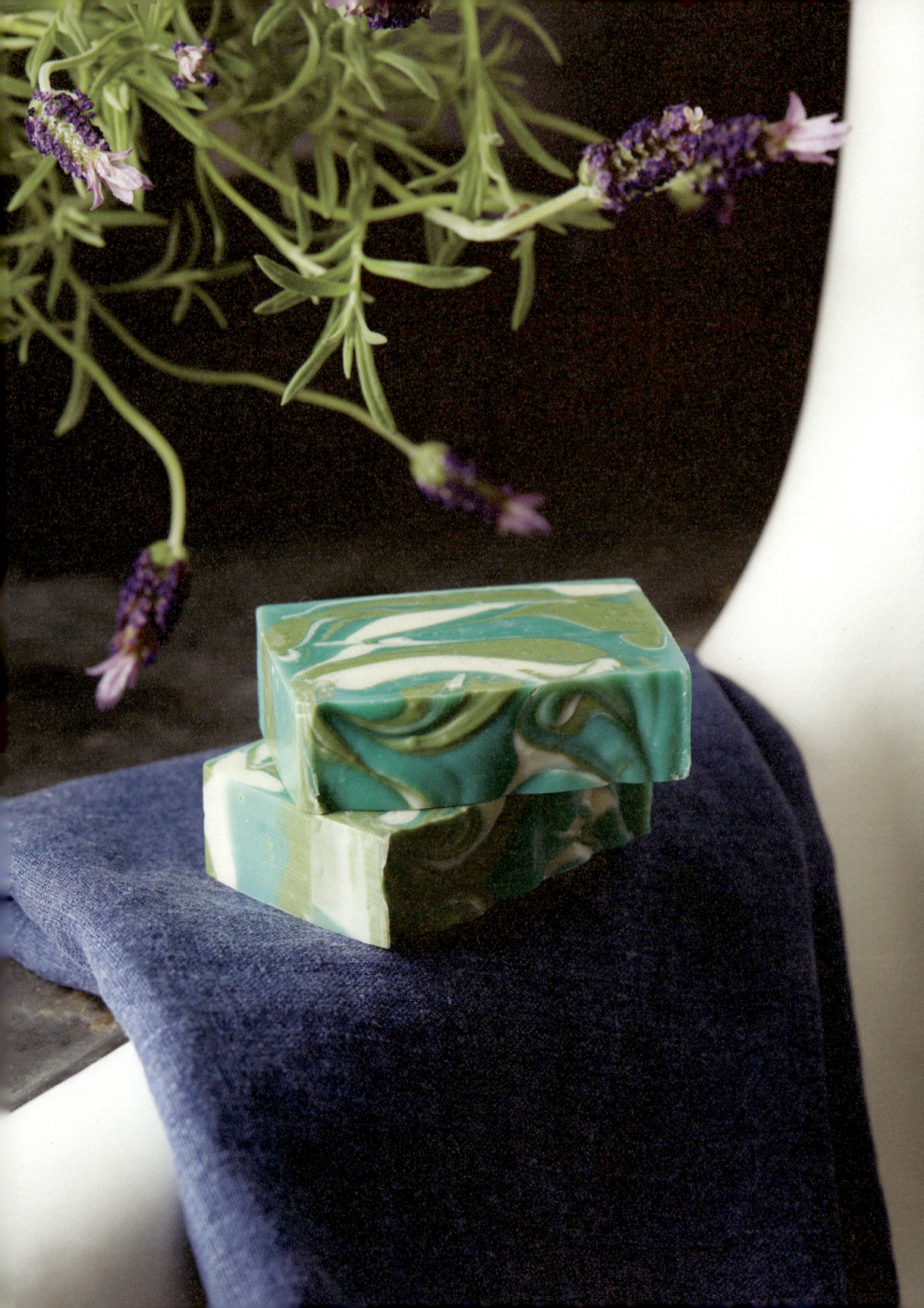

비누 혼합물 만들기 MAKE THE SOAP MIXTURE

1   수산화나트륨을 물에 붓고(순서가 뒤바뀌지 않도록 주의해야 한다) 수산화나트륨이 완전히 녹을 때까지 천천히 젓는다. 소듐락테이트액을 사용하는 경우라면 가성소다 수용액에 넣고 잘 섞이도록 젓는다. 용액이 투명해질 때까지 한쪽에 두고 식힌다.

2   코코넛 오일을 용기째로 녹인 후 완전히 젓는다. 오일과 가성소다 수용액을 모두 섞을 수 있는 넉넉한 크기의 그릇에 정량만큼 넣는다. 뜨거운 오일에 코코아 버터를 넣은 후 녹을 때까지 젓는다. 퓨어 올리브 오일과 미강 오일, 피마자 오일의 정량을 뜨거운 오일이 담긴 큰 그릇에 넣는다. 차가운 오일을 넣었을 때 오일 전체 색깔이 흐릿해지면, 오일 혼합물을 전자레인지에 넣고 다시 투명해질 때까지 데운다. 대개 38℃에서 다시 투명한 상태로 돌아온다.

3   오일과 가성소다 수용액이 43~49℃가 되면 가성소다 수용액을 오일에 붓는다. 이때 기포가 생기는 것을 막기 위해 주걱이나 핸드블랜더의 길쭉한 부분 위로 가성소다 수용액을 붓는다. 그릇 바닥에 핸드블랜더의 칼날을 여러 번 두드려 용액 안에 들어 있는 공기를 제거한다. 핸드블랜더가 용액 안에 완전히 잠긴 후에 전원을 켠다. 15초 또는 아주 묽은 트레이스가 만들어질 때까지 핸드블랜더로 용액을 섞는다.

4   알로에 퓌레와 액체를 넣고 펄스 모드로 5초 정도 섞는다.

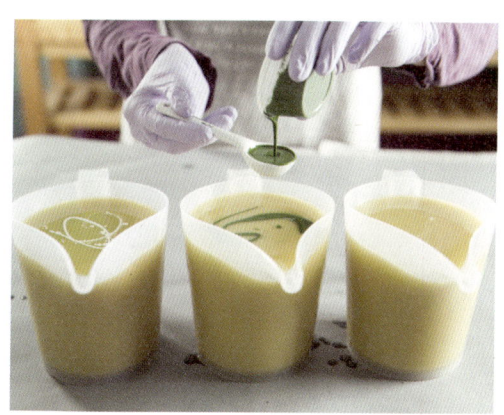
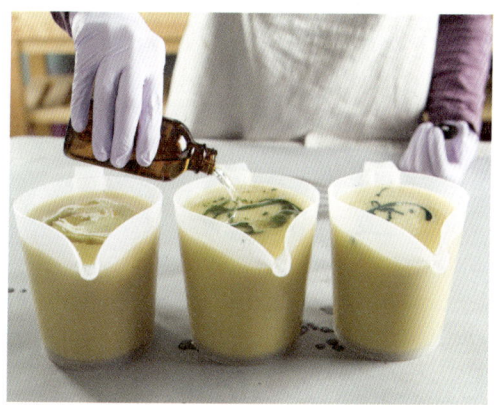

5   비누액을 삼등분해 나누어 담는다. 각 용기에 다음과 같이 안료를 넣는다.
    -A 용기: 티타늄디옥사이드 혼합물 1큰술
    -B 용기: 녹색 산화크롬 혼합물 2작은술
    -C 용기: 수화한 녹색 산화크롬 혼합물 1큰술

6   에센셜 오일 혼합물을 똑같은 양으로 나누어 각 용기에 넣는다. 연한 색에서 진한 색의 순서로 거품기로 에센셜 오일을 잘 섞는다.

몰드에 부은 후 스월 무늬 만들기 POUR AND SWIRL

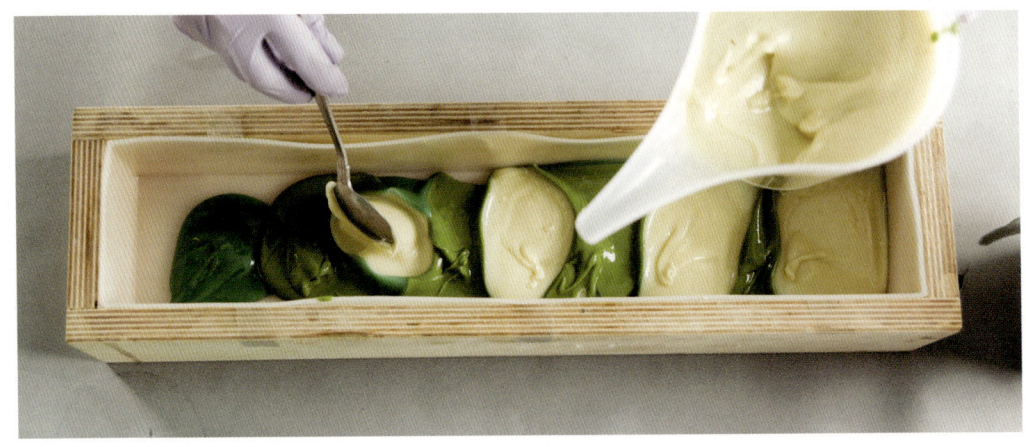

7 큰 숟가락이나 주걱으로 순서 없이 무작위로 한 번에 한 색깔씩 비누액을 퍼서 몰드에 떨어뜨린다. 비누액을 다 쓸 때까지 퍼서 떨어뜨린다. 중간중간 몰드를 테이블 위로 내리쳐 기포를 제거한다.

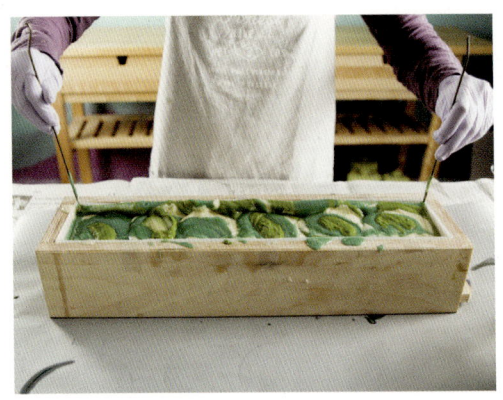

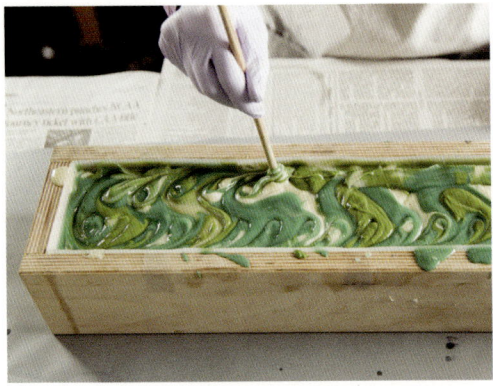

8 몰드에 옷걸이로 만든 스월 무늬용 도구를 집어넣는다. 몰드의 바닥에 닿으면 1cm쯤 밀고 비누의 표면 바로 아래까지 들어 올린다. 다시 도구를 가로로 1cm 정도 민 다음 몰드의 바닥에 닿을 때까지 쭉 집어넣는다. 몰드의 반대편에 닿을 때까지 반복한다.

9 모서리 가장자리에 젓가락 또는 꼬치 끝을 0.6cm 정도 넣은 후 비누 윗면에 고리 모양을 그리며 움직인다.

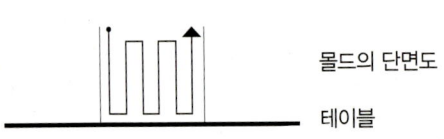

몰드의 단면도
테이블

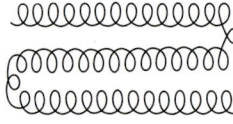

마무리하기 FINAL STEPS

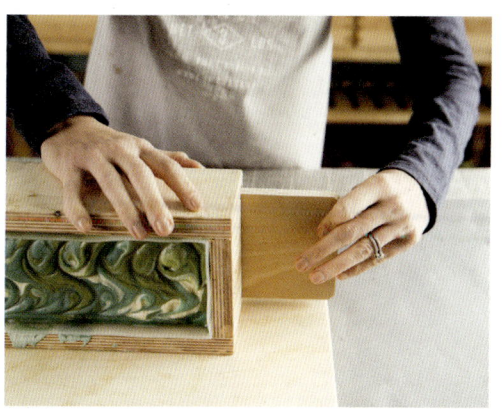 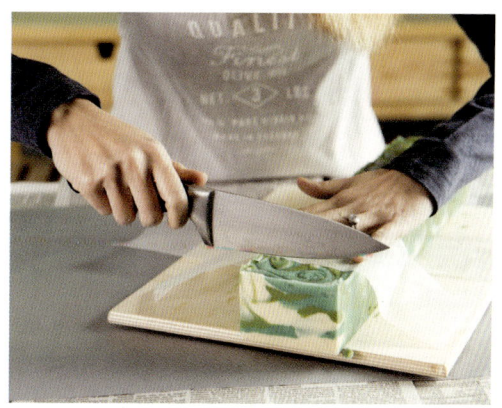

10 몰드를 한 번 더 내리쳐 남아 있는 기포를 제거한다. 몰드 위에 99% 소독용 알코올을 뿌린 후 덮개로 덮는다. 48시간 정도 식힌 다음 몰드에서 비누를 꺼낸다. 밑면을 밀어서 빼려면 몰드를 통째로 옆으로 돌린 후 바닥을 잡아당긴다.

11 몰드에서 꺼낸 비누를 날카로운 칼로 두께가 3cm가 되도록 자른다. 환기가 잘 되는 곳에서 4~6주 정도 건조한다. 며칠 간격으로 비누를 뒤집어 윗면과 아랫면이 골고루 마르도록 한다.

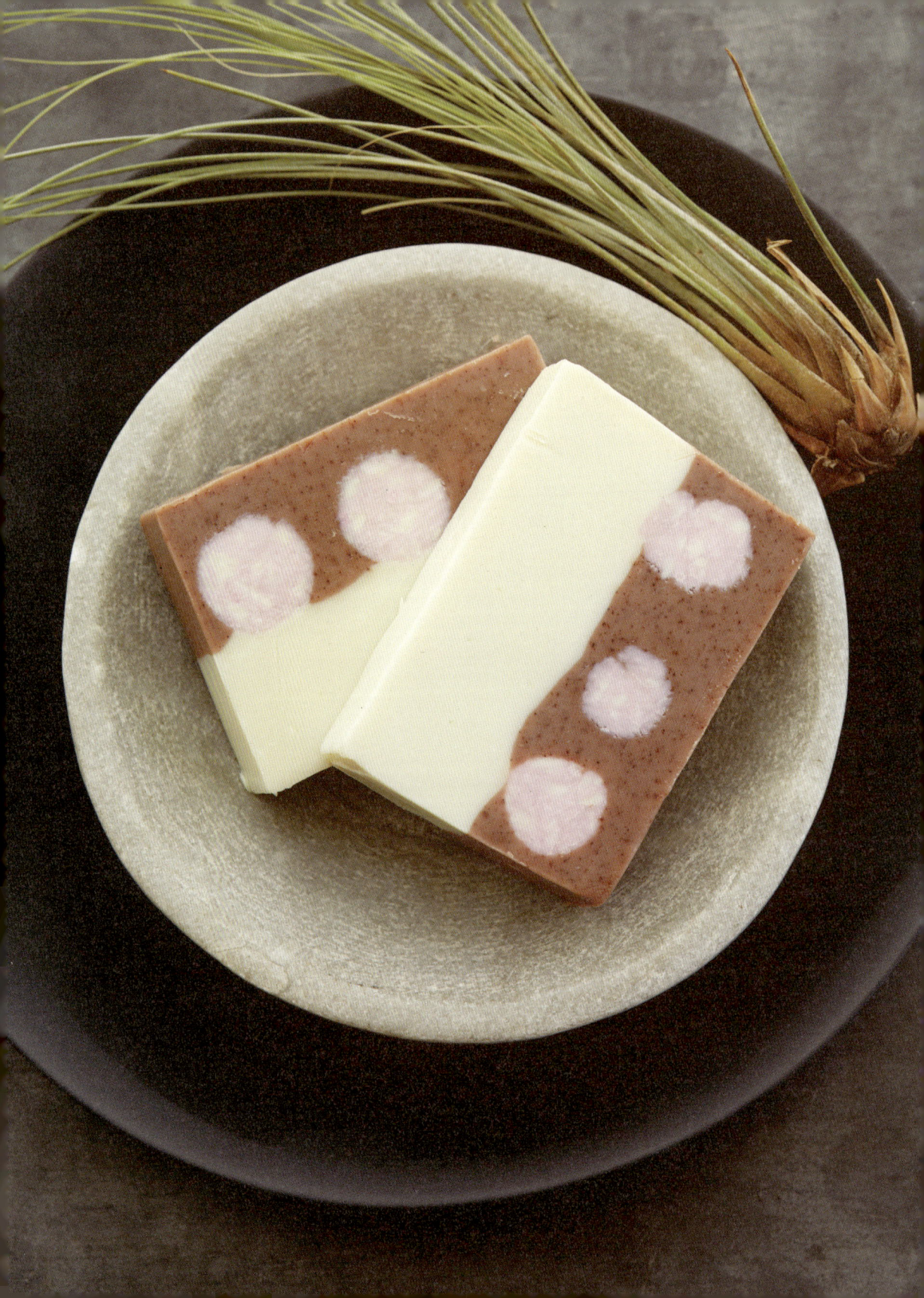

감자 레이어드 비누

Potato Patch
LAYERED SOAP

대략 12개 분량

감자는 세계에서 가장 널리 쓰이는 뿌리 식물 중 하나로, 모든 가정집에서 흔히 찾아볼 수 있는 식재료다. 진짜 감자 퓌레를 넣은 이 독특한 비누는 뒷마당에서 캔 감자를 연상시킨다. 전분으로 이루어진 감자는 피부에 빛과 광채를 더하고 건조한 피부에 수분을 공급한다고 한다.

몰드 및 도구
· 25cm 직사각형 실리콘 몰드

가성소다 수용액
· 수산화나트륨 약 111g(3.9온스) – 슈퍼팻률 5%
· 정제수 약 218g(7.7온스)
· 소듐락테이트액 1큰술(선택 사항)

*국내에서는 구하기 어려우므로 팜 커넬 오일로 대체 가능하다.

**저온법 비누의 색을 더욱 오랫동안 지속하기 위한 목적으로 만든 혼합물로 일반적인 라벤더 오일을 사용해도 상관없다.

***분말 형태의 재활용 비누는 온라인 수공예품 전문점이나 비누 용품 전문점에서 살 수 있다. 또는 고체 형태의 재활용 비누를 녹이기 쉽도록 잘게 조각내 사용할 수 있다.

오일량
· 팜 오일 약 96g(3.4온스) – 12%
· 코코넛 오일 약 198g(7온스) – 25%
· 시어 버터 약 40g(1.4온스) – 5%
· 팜씨 분말* 약 23g(0.8온스) – 3%
· 퓨어 올리브 오일 약 397g(14온스) – 50%
· 아보카도 오일 약 40g(1.4온스) – 5%

에센셜 오일량
· 라벤더 40/42 에센셜 오일** 약 31g(1.1온스)
· 티트리 에센셜 오일 약 11g(0.4온스)

안료와 첨가물량
· 분말*** 형태의 색과 향이 없는 재활용 베이스 비누 약 227g(8온스)
· 울트라마린 핑크 옥사이드 0.75작은술과 울트라마린 바이올렛 옥사이드 0.25작은술 – 아보카도 오일 1큰술에 녹여서 사용(보라색 혼합물)
· 껍질을 깐 작은 감자 1개
· 브라운 옥사이드 0.5작은술 – 아보카도 오일 1.5큰술에 녹여서 사용
· 호두 분말 1작은술 – 아보카도 오일 1큰술에 녹여서 사용
· 티타늄디옥사이드 2작은술 – 아보카도 오일 2큰술에 녹여서 사용

Note: 총 이틀에 걸쳐 작업하는 것이 좋다. 첫날은 임베드를 만들고(건조 포함) 둘째 날은 백그라운드 비누를 만든다.

Safe Soaping!
· 안전한 비누 만들기를 위해 ·

항상 적절한 보호 장비를 착용할 것.
환기가 잘 되는 공간에서 작업할 것.
집중을 방해하는 요소를 없앨 것(아이와 반려동물이 가까이 다가오지 않도록 할 것).

재활용 비누로 임베드 만들기 MAKE THE REBATCH EMBEDS

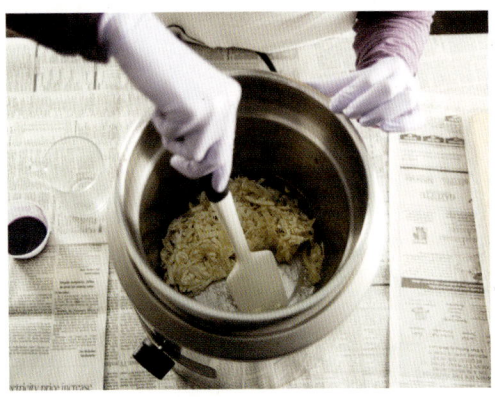 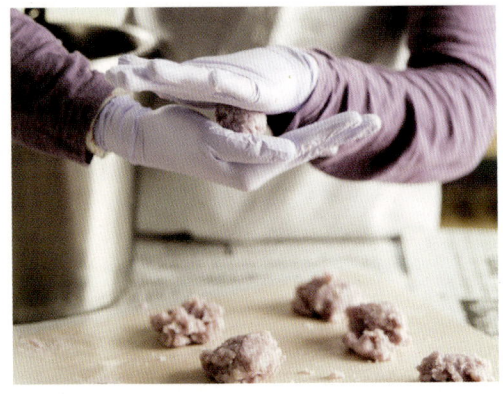

잘게 자른 재활용 비누를 이중냄비 안에 넣고 강한 불에 15분 정도 녹인다. 용액의 농도에 따라 마른 으깬 감자와 비슷해질 때까지 물 2~4큰술을 넣는다.

보라색 혼합물 1.5작은술을 넣고 골고루 섞는다. 손에 장갑을 낀 다음 아직 따뜻하고 부드러운 반죽을 손에서 굴려 작은 '감자 볼' 모양으로 만든다. 완성된 임베드를 한쪽에 두고 24시간 정도 건조한다.

감자 준비하기 PREPARE THE POTATO

감자를 정제수에 넣고 부드러워질 때까지 20분 정도 삶는다. 삶은 감자 약 57g(2온스)와 감자 삶은 물 약 28g(1온스)를 섞어 부드러운 퓌레를 만든다. 한쪽에 두고 식힌다.

비누 혼합물 만들기 MAKE THE SOAP MIXTURE

1 수산화나트륨을 물에 붓고(순서가 뒤바뀌지 않도록 주의해야 한다) 수산화나트륨이 완전히 녹을 때까지 천천히 젓는다. 소듐락테이트액을 사용하는 경우라면 가성소다 수용액에 넣고 잘 섞이도록 젓는다. 용액이 투명해질 때까지 한쪽에 두고 식힌다.

2 팜 오일을 용기째로 녹인 후 완전히 젓는다. 오일과 가성소다 수용액을 모두 섞을 수 있는 넉넉한 크기의 그릇에 정량만큼 넣는다. 코코넛 오일을 녹인 후 정량만큼 그릇에 넣는다. 시어 버터와 팜씨 분말을 뜨거운 오일에 넣고 녹을 때까지 젓는다. 필요하다면 전자레인지에 넣고 10초 간격으로 데운다. 퓨어 올리브 오일과 아보카도 오일을 넣는다.

3 오일의 온도가 35~38°C 사이고 가성소다 수용액의 온도가 54~57°C 사이가 되면 가성소다 수용액을 오일에 붓는다. 이때 기포가 생기는 것을 막기 위해 주걱이나 핸드블랜더의 길쭉한 부분 위로 가성소다 수용액을 붓는다. 그릇 바닥에 핸드블랜더의 칼날을 여러 번 두드려 용액 안에 들어 있는 공기를 제거한다. 핸드블랜더가 용액 안에 완전히 잠긴 후에 전원을 켠다. 20초 또는 아주 묽은 트레이스가 만들어질 때까지 핸드블랜더로 용액을 섞는다.

4 감자와 물을 섞은 걸쭉한 혼합물과 에센셜 오일을 비누액에 넣는다. 감자-물 혼합물이 완전히 섞일 때까지 10초 정도 핸드블랜더로 섞는다.

몰드에 베이스 붓기 POUR THE BASE

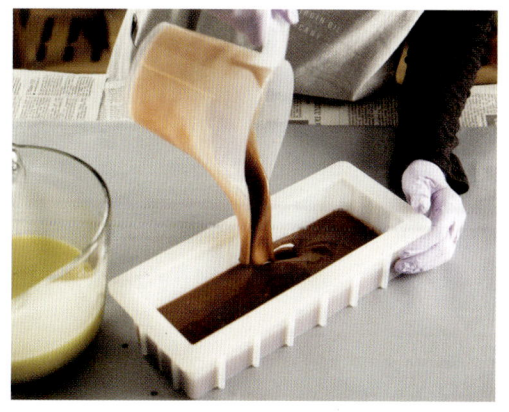

5   비누액 2.5컵 정도를 주둥이가 길어 액체를 따르기 쉬운 용기에 붓는다. 이산화 우라늄 혼합물 0.5작은술과 으깬 호두 분말 전부를 넣는다. 5초 정도 핸드블랜더로 섞은 후 에센셜 오일 절반을 넣는다. 손으로 저은 후 혼합물을 전부 몰드에 붓는다.

임베드 추가하기 ADD THE EMBEDS

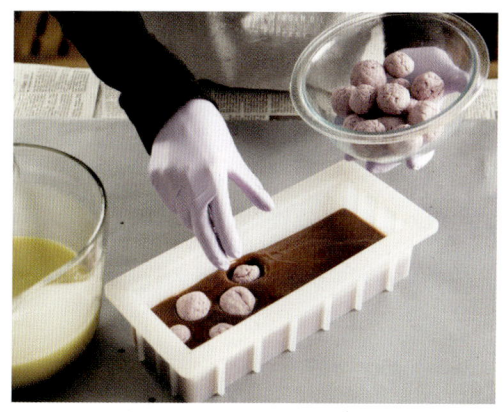

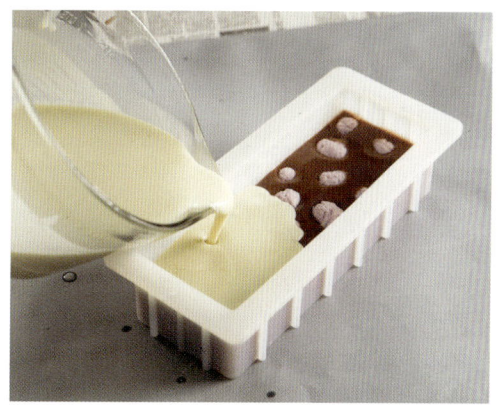

6   몰드 안에 부은 갈색 비누액 위에 '감자 볼'을 무작위로 떨어뜨린다.

7   남은 비누액에 티타늄디옥사이드 혼합물 1.5큰술을 넣는다. 그릇을 낮게 잡고 갈색 비누 층 위에 하얀색 비누액을 부드럽게 붓는다.

마무리하기 FINAL STEPS

8   몰드 위에 99% 소독용 알코올을 뿌린 후 덮개로 덮는다. 최소 48시간 정도 식힌 다음 몰드에서 비누를 꺼낸다.

9   몰드에서 꺼낸 비누를 자른다. 환기가 잘 되는 곳에서 4~6주 정도 건조한다. 며칠 간격으로 비누를 뒤집어 윗면과 아랫면이 골고루 마르도록 한다.

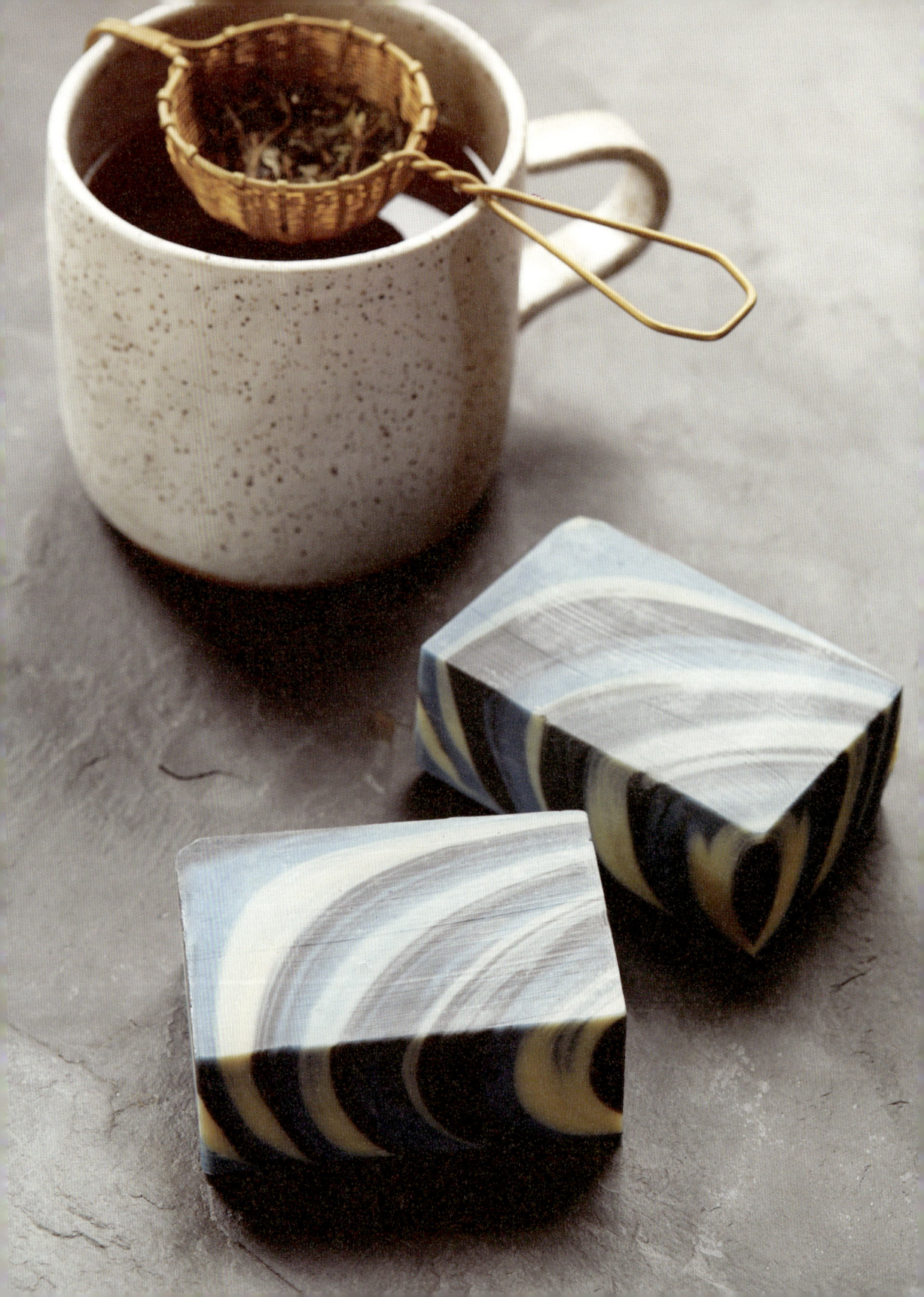

홍차 퍼넬 포어 비누

Black Tea
FUNNEL POUR

9개 분량

활기를 북돋워주는 감미로운 홍차는 천연비누에 넣을 수 있는 훌륭한 재료다. 홍차에는 타닌이 들어 있는데, 일부 연구 결과에 따르면 타닌은 혈액 순환을 촉진시킨다고 한다. 수산화나트륨이 홍차와 만나 반응하면 냄새와 색깔이 이상하게 변하는데, 걱정할 필요는 없다. 완성된 비누에는 아무런 영향을 끼치지 않는다. 묽은 트레이스 상태일 때 작업해야 비누액이 골고루 퍼져 아름다운 비누 층을 만든다.

몰드 및 도구
- 9개의 칸을 나눌 수 있는 버치우드 몰드와 라이너
- 자 2개
- 약 907g(32온스)짜리 커다란 깔때기
- 약 907g(32온스)짜리 플라스틱 요거트 통 또는 플라스틱 용기(높이는 최소 13cm)

가성소다 수용액
- 수산화나트륨 약 128g(4.5온스) – 슈퍼팻률 5%
- 정제수 약 156g(5.5온스)
- 소듐락테이트액 1큰술(선택 사항)

오일량
- 코코넛 오일 약 236g(8.3온스) – 25%
- 시어 버터 약 48g(1.7온스) – 5%
- 아보카도 버터 약 48g(1.7온스) – 5%
- 퓨어 올리브 오일 약 420g(14.8온스) – 45%
- 캐놀라 약 187g(6.6온스) – 20%

에센셜 오일량
- 발삼 페루 에센셜 오일 약 31g(1.1온스)
- 베이 라우렐 에센셜 오일 약 11g(0.4온스)

안료와 첨가물량
- 잉글리시 브랙퍼스트 또는 다른 종류의 홍차 1 티백
- 정제수 약 156g(5.5온스)
- 울트라마린 블루 1작은술 – 캐놀라 오일 1큰술에 녹여서 사용
- 티타늄디옥사이드 1작은술 – 캐놀라 오일 1큰술에 녹여서 사용
- 블랙 옥사이드 1작은술 – 캐놀라 오일 1큰술에 녹여서 사용

Safe Soaping!

· 안전한 비누 만들기를 위해 ·

항상 적절한 보호 장비를 착용할 것.
환기가 잘 되는 공간에서 작업할 것.
집중을 방해하는 요소를 없앨 것(아이와 반려동물이 가까이 다가오지 않도록 할 것).

홍차 준비하기 PREPARE THE TEA

정제수 약 156g(5.5온스)를 끓인 후 티백을 넣는다. 10분 정도 우린다. 티백은 꺼내서 버리고 홍차는 상온에서 식힌 뒤에 사용한다.

몰드 준비하기 PREPARE THE MOLD

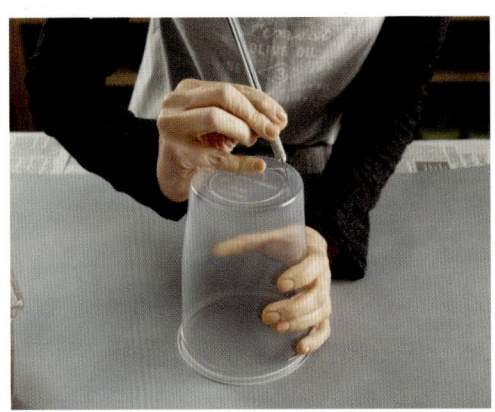 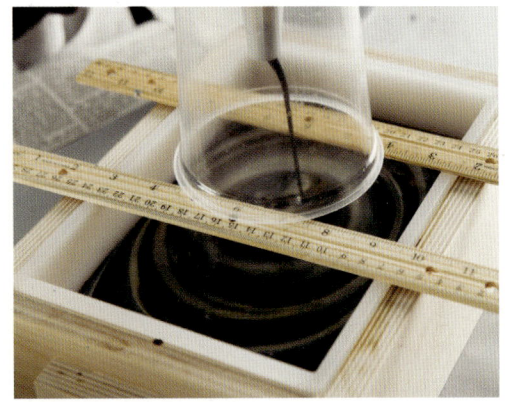

1 날카로운 칼로 플라스틱 용기의 한가운데에 깔대기가 들어갈 만한 크기의 구멍을 뚫는다. 구멍 사이에 깔대기의 끝부분을 집어넣고 테이프를 붙여 고정한다.

2 몰드 안에 실리콘 라이너를 깐다. 깔때기가 몰드의 한가운데에 올 수 있게 몰드 위에 자 2개를 평평하게 놓는다. 플라스틱 용기를 자 위에 얹어 균형을 잡는다.

비누 혼합물 만들기 MAKE THE SOAP MIXTURE

1 수산화나트륨을 물에 붓고(순서가 뒤바뀌지 않도록 주의해야 한다) 수산화나트륨이 완전히 녹을 때까지 천천히 젓는다. 소듐락테이트액을 사용하는 경우라면 가성소다 수용액에 넣고 잘 섞이도록 젓는다. 용액이 투명해질 때까지 한쪽에 두고 식힌다.

2 코코넛 오일을 녹여 오일과 가성소다 수용액을 모두 섞을 수 있는 넉넉한 크기의 그릇에 정량만큼 넣는다. 시어 버터와 아보카도 버터를 뜨거운 오일에 넣고 녹을 때까지 젓는다. 필요하다면 전자레인지에 넣고 10초 간격으로 데운다. 중간중간 잘 젓는다. 뜨거운 오일에 퓨어 올리브 오일과 캐놀라 오일을 넣는다.

3 오일과 가성소다 수용액의 온도가 43~49℃ 사이가 되면 가성소다 수용액을 오일에 붓는다. 이때 기포가 생기는 것을 막기 위해 주걱이나 핸드블렌더의 길쭉한 부분 위로 가성소다 수용액을 붓는다. 그릇 바닥에 핸드블렌더의 칼날을 여러 번 두드려 용액 안에 들어 있는 공기를 제거한다. 핸드블렌더가 용액 안에 완전히 잠긴 후에 전원을 켠다. 30초 또는 묽은 트레이스가 만들어질 때까지 핸드블렌더로 용액을 섞는다.

4 홍차와 에센셜 오일을 비누액에 넣는다. 5초 정도 핸드블렌더로 섞는다.

색을 낸 후 몰드에 붓기 COLOR AND POUR

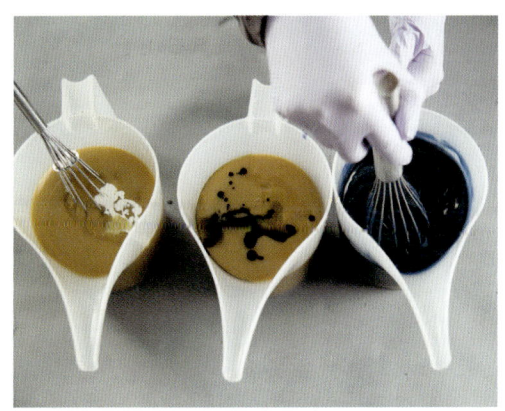 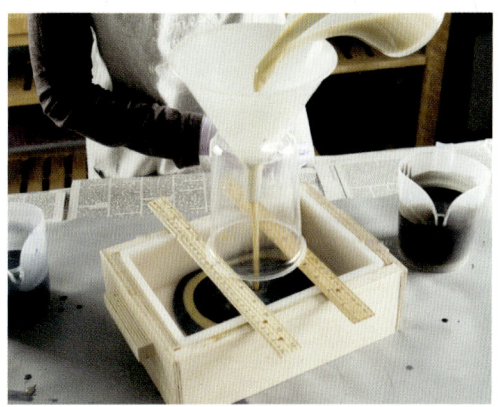

5   비누액을 삼등분해 주둥이가 길어 액체를 따르기 쉬운 용기에 나누어 담는다. 각 용기에 다음의 안료를 넣고 거품기로 잘 섞는다.
- A 용기: 울트라마린 블루 혼합물 2작은술
- B 용기: 티타늄디옥사이드 혼합물 전부
- C 용기: 블랙 옥사이드 혼합물 1.5작은술

6   깔때기 위에 파란색 비누액(A 용기)을 천천히 일정하게 붓는다. 큰 목소리로 5까지 센 다음 멈춘다. 이 과정을 하얀색 비누액(B 용기)과 검은색 비누액(C 용기)으로도 반복한다. 비누액을 다 쓸 때까지 파란색, 하얀색, 검은색의 순서로 반복한다. 필요하다면 용액을 붓기 전에 거품기로 저어 뭉친 부분을 푼다.

7   모든 용액을 붓고 나면 몰드를 테이블 위에 살살 내리치고 흔들어 비누를 정리한다(깔때기 바로 밑 가운데 부분을 중심으로 뭉치는 경향이 있다).

마무리하기 FINAL STEPS

8   소다회가 생기지 않도록 몰드 위에 99% 소독용 알코올을 뿌린다. 48~72시간 정도 식힌 다음 몰드에서 비누를 꺼낸다. 비누가 라이너에 달라붙으면 24시간 정도 더 식히거나 4~24시간 동안 냉동실에 넣었다가 꺼낸 후 다시 시도한다.

9   날카로운 칼로 몰드에서 꺼낸 비누를 네모난 모양으로 자른다. 환기가 잘 되는 곳에서 3~5주 정도 건조한다. 며칠 간격으로 비누를 뒤집어 윗면과 아랫면이 골고루 마르도록 한다.

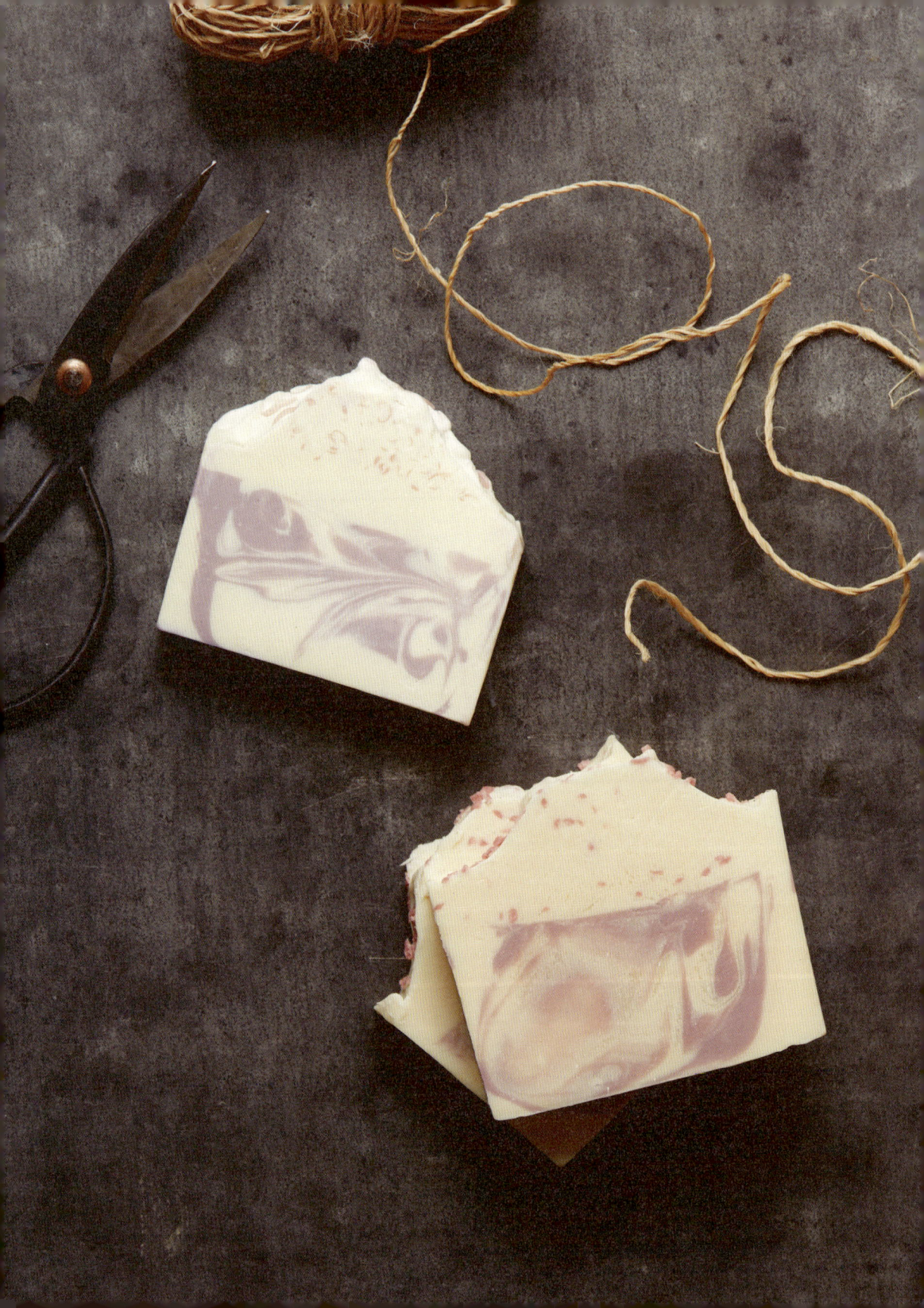

로제 & 샴페인 피크 비누

Rosé & Champagne
PEAKS

9개 분량

아름다운 스월 무늬와 토핑을 자랑하는 이 비누는 보는 이의 감탄을 자아낸다. 샴페인과 로제 와인에는 피부를 건강하게 해주는 항산화 물질이 많이 들어 있다. 장미와 비슷한 향이 나는 로즈 제라늄은 이 비누의 분위기와 매우 잘 어울린다. 향이 매우 강해 일반적인 정량보다 적은 양을 사용해도 향긋한 냄새가 비누에 남는다. 술은 사용하기 전에 알코올을 제거하고 얼려야 하므로 작업 시간을 여유 있게 계산하는 것이 좋다.

1 단계
임베드 만들기

몰드 및 도구
- 작은 공 모양의 칸이 9개인 실리콘 몰드
- 칸이 9개인 실리콘 몰드를 뒷받침하고 남는 비누를 담을 여분의 몰드
- 치즈 강판

가성소다 수용액
- 수산화나트륨 약 20g(0.7온스) – 슈퍼팻률 5%
- 정제수 약 45g(1.6온스)
- 소듐락테이트액 0.25작은술(선택 사항)

오일량
- 코코아 버터 약 23g(0.8온스) – 15%
- 코코넛 오일 약 79g(2.8온스) – 55%
- 포마스 올리브 오일* 약 43g(1.5온스) – 30%

안료와 첨가물량
- 울트라마린 핑크 옥사이드 0.25작은술 – 포마스 올리브 오일 1작은술에 녹여서 사용
- 버건디 옥사이드 0.25작은술 – 포마스 올리브 오일 1작은술에 녹여서 사용

에센셜 오일량
- 로즈 제라늄 약 9g(0.3온스)

*국내에서는 구하기 어려우므로 퓨어 올리브 오일로 대체 가능하다.

Note: 이 비누를 만들려면 이 틀이 더 필요하다. 임베드(p.198 사진 참조)를 만들고 싶지 않다면 건너뛰어도 된다

Safe Soaping!
· 안전한 비누 만들기를 위해 ·
항상 적절한 보호 장비를 착용할 것.
환기가 잘 되는 공간에서 작업할 것.
집중을 방해하는 요소를 없앨 것(아이와 반려동물이 가까이 다가오지 않도록 할 것).

비누 혼합물 만들기 MAKE THE SOAP MIXTURE

1. 수산화나트륨을 물에 붓고(순서가 뒤바뀌지 않도록 주의해야 한다) 수산화나트륨이 완전히 녹을 때까지 천천히 젓는다. 소듐락테이트액을 사용하는 경우라면 가성소다 수용액에 넣고 잘 섞이도록 젓는다. 용액이 투명해질 때까지 한쪽에 두고 식힌다.

2. 오일과 가성소다 수용액을 모두 섞을 수 있는 넉넉한 크기의 그릇에 코코아 버터와 코코넛 오일을 정량만큼 넣는다. 완전히 녹을 때까지 전자레인지에 넣고 20초 간격으로 데운다. 포마스 올리브 오일을 넣는다.

3. 오일과 가성소다 수용액의 온도가 43~49℃ 사이가 되면 가성소다 수용액을 오일에 붓는다. 이때 기포가 생기는 것을 막기 위해 주걱이나 핸드블랜더의 길쭉한 부분 위로 가성소다 수용액을 붓는다. 그릇 바닥에 핸드블랜더의 칼날을 여러 번 두드려 용액 안에 들어 있는 공기를 제거한다. 핸드블랜더가 용액 안에 완전히 잠긴 후에 전원을 켠다. 10초 또는 묽은 트레이스가 만들어질 때까지 핸드블랜더로 용액을 섞는다. 에센셜 오일을 넣고 거품기로 젓는다.

색을 낸 후 몰드에 붓기 COLOR AND POUR THE EMBEDS

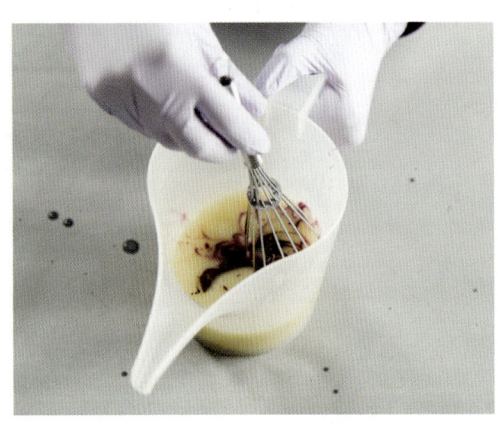

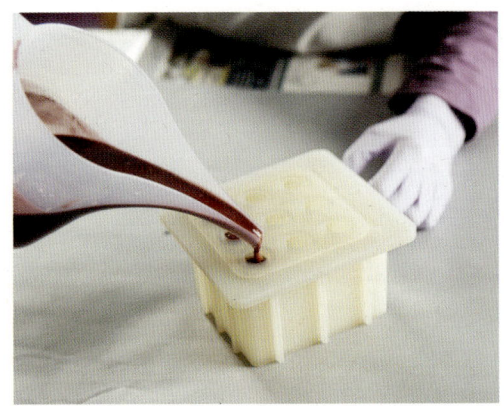

4. 울트라마린 핑크 옥사이드 혼합물 0.75작은술과 버건디 옥사이드 혼합물 0.125작은술을 넣고 거품기로 젓는다.

5. 동그란 칸이 9개인 몰드를 여분의 몰드 위에 얹은 다음 비누액을 칸에 붓는다. 몰드를 테이블 위로 살짝 내리쳐 기포를 제거한다. 남은 비누액을 여분의 몰드에 붓는다. 비누를 24시간 정도 굳힌 다음 몰드에서 꺼낸다.

6. 여분의 비누를 치즈 강판으로 간 다음 마무리 단계에서 쓸 때까지 한쪽에 따로 둔다.

2 단계

베이스 비누 만들기

몰드 및 도구
- 25cm짜리 직사각형 실리콘 몰드

가성소다 수용액
- 수산화나트륨 약 153g(5.4온스) – 슈퍼팻률 5%
- 로제 와인 약 340g(12온스) – 알코올을 날리고 나면 약 113g(4온스)가 줄어든다
- 샴페인 약 340g(12온스) – 알코올을 날리고 나면 약 113g(4온스)가 줄어든다
- 정제수 약 176g(6.2온스)
- 소듐락테이트액 1큰술 – 되도록 준비하는 것이 좋다

오일량
- 피마자 오일 약 34g(1.2온스) – 3%
- 메도우폼 오일 약 91g(3.2온스) – 8%
- 스윗 아몬드 오일 약 113g(4온스) – 10%
- 미강 오일 약 227g(8온스) – 20%
- 퓨어 올리브 오일 약 386g(13.6온스) – 34%
- 코코넛 오일 약 283g(10온스) – 25%

에센셜 오일량
- 로즈 제라늄 약 26g(0.9온스)

안료와 첨가물량
- 티타늄디옥사이드 2작은술 – 스윗 아몬드 오일 2큰술에 녹여서 사용
- 울트라마린 핑크 옥사이드 1작은술 – 스윗 아몬드 오일 1큰술에 녹여서 사용
- 블랙 옥사이드 0.25작은술 – 스윗 아몬드 오일 1작은술에 녹여서 사용
- 잘게 간 분홍색 비누 – 최소 하루 전에 만들어놓는다
- 공 모양 임베드 9개 – 최소 하루 전에 만들어놓는다

와인-수산화나트륨 혼합액 준비하기 PREPARE THE WINE-LYE SOLUTION

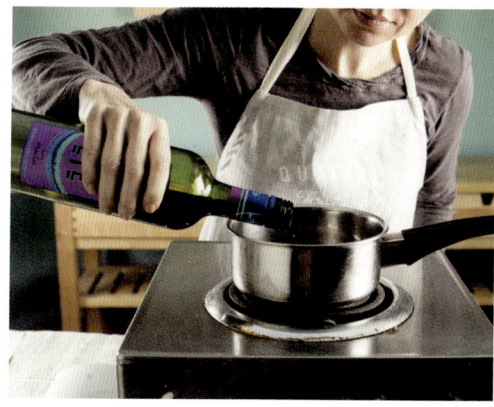
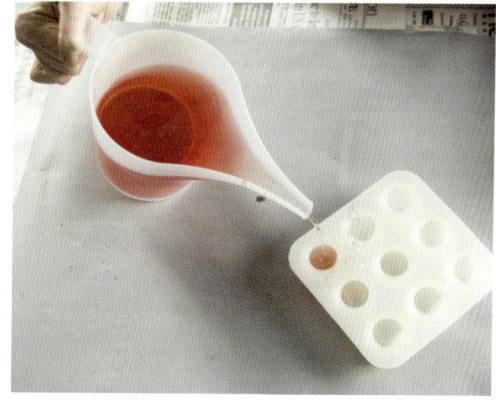

1 와인과 샴페인을 사용하기 전에 먼저 알코올을 날려 보내야 한다. 로제 와인 약 340g(12온스)와 샴페인 약 340g(12온스)를 냄비에 넣고 끓인 후 불을 줄여 15분 정도 우린다. 계속해서 젓는다. 불을 끄고 냄비를 치운다.

2 와인 혼합물이 식으면 약 227g(8온스)만 남기고 나머지는 버린다. 정제수 약 176g(6.2온스)를 와인에 넣고 얼음 트레이에 부은 후 완전히 얼린다.

3 물기가 없는 용기에 수산화나트륨을 정량만큼 넣는다. 얼린 얼음은 별도의 내열성 그릇에 담는다.

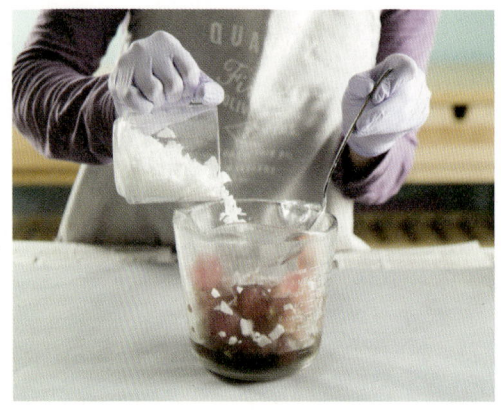
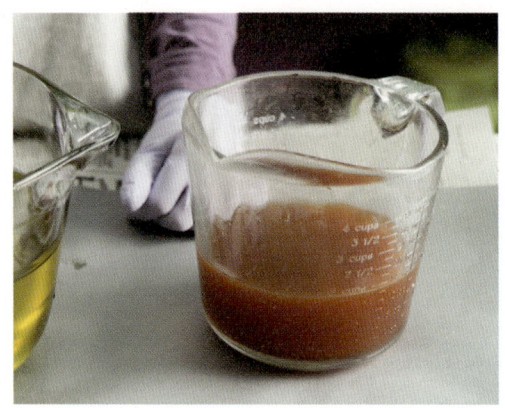

4   수산화나트륨 분말 1큰술을 얼린 와인 조각이 담긴 그릇 위에 뿌리거나 퍼서 넣는다. 천천히 그리고 조심해서 수산화나트륨과 얼음을 저으면 녹기 시작한다. 처음 넣은 수산화나트륨이 녹고 나면 1큰술을 더 넣고 저어서 섞는다. 이 과정을 천천히 반복한다. 10분 정도 소요된다. 수산화나트륨을 너무 빨리 섞으면 혼합물이 끓어오를 수 있다.

5   수산화나트륨을 모두 넣고 얼음을 녹인 후에 소듐락테이트액을 넣고 젓는다. 한쪽에 따로 둔다. 일반적인 가성소다 수용액처럼 탁하다.

비누 혼합물 만들기 MAKE THE SOAP MIXTURE

1   오일과 가성소다 수용액을 모두 섞을 수 있는 넉넉한 크기의 그릇에 피마자 오일, 메도우폼 오일, 스윗 아몬드 오일, 미강 오일, 그리고 퓨어 올리브 오일을 정량만큼 넣는다. 코코넛 오일은 용기째로 데운 다음 필요한 양만큼 액체 오일에 넣는다.

2   가성소다 수용액을 오일에 붓는다. 이때 기포가 생기는 것을 막기 위해 주걱이나 핸드블랜더의 길쭉한 부분 위로 가성소다 수용액을 붓는다. 그릇 바닥에 핸드블랜더의 칼날을 여러 번 두드려 용액 안에 들어 있는 공기를 제거한다. 핸드블랜더가 용액 안에 완전히 잠긴 후에 전원을 켠다. 20초 또는 묽은 트레이스가 만들어질 때까지 핸드블랜더로 용액을 섞는다.

3   3. 비누액을 삼등분해 나누어 담는다. 각 용기에 다음과 같이 안료를 넣는다.
    - A 용기: 티타늄디옥사이드 혼합물 1큰술
    - B 용기: 티타늄디옥사이드 혼합물 1큰술
    - C 용기: 티타늄디옥사이드 혼합물 1작은술, 울트라마린 핑크 옥사이드 혼합물 1큰술, 블랙 옥사이드 혼합물 0.0625작은술

4   에센셜 오일을 똑같은 양으로 나누어 각 용기에 넣는다. 연한 색에서 진한 색의 순서로 핸드블랜더로 2초 정도 에센셜 오일과 안료를 섞는다. 필요한 경우 주걱이나 거품기로 좀 더 젓는다.

몰드에 부은 후 스월 무늬 만들기 POUR AND SWIRL

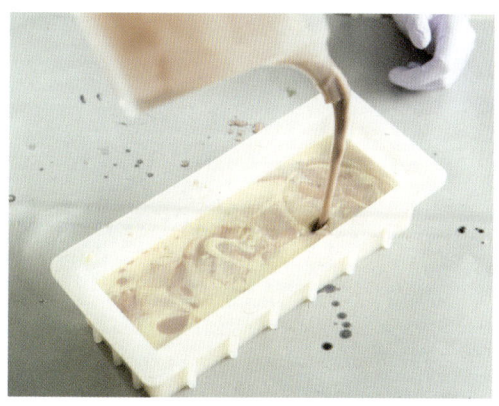
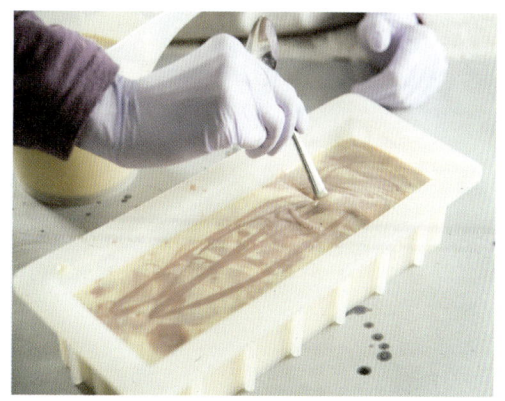

5 A용기는 잠시 옆에 둔다. B용기와 C용기의 비누액을 특별한 순서 없이 무작위로 몰드에 붓는다. 좌우로 붓되 용기의 높낮이를 달리해(용액 바로 위에서부터 15cm 이상까지) 자유롭게 무늬를 만든다. B 용기와 C 용기의 비누액을 다 쓸 때까지 이 과정을 반복한다.

6 숟가락의 손잡이 부분을 살짝 기울여 몰드의 한쪽 모서리에 집어넣는다. 8자 모양을 그리며 숟가락을 위아래로 움직인다.

비누 맨 위 장식하기 PEAK AND EMBED THE TOP

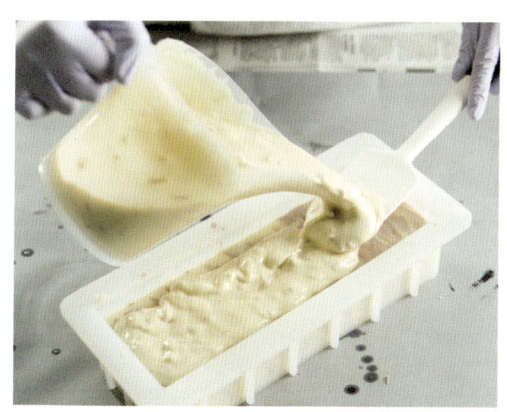
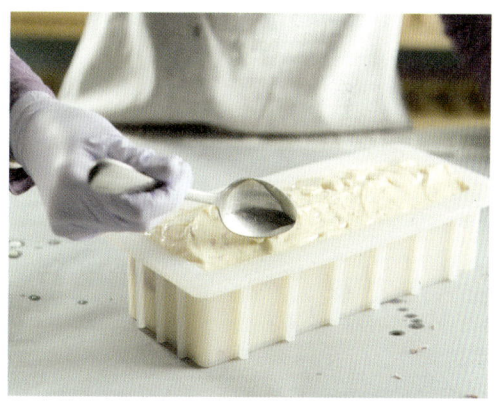

7 남아 있는 하얀색 비누액을 핸드블렌더로 5초 동안 섞어 아주 진한 트레이스를 만든다. 산 모양이 흐트러지지 않고 유지될 정도로 용액이 진해지면 잘게 간 분홍색 비누 0.25컵을 용액에 넣고 젓는다. 비누 맨 위에 용액을 붓는다.

8 숟가락 뒷면으로 가장자리에 있는 비누를 가운데로 끌어와 산봉우리 모양을 만든다. 비누가 아직 걸쭉해지지 않아 모양이 흐트러지면 1~2분 기다린 후 다시 시도한다.

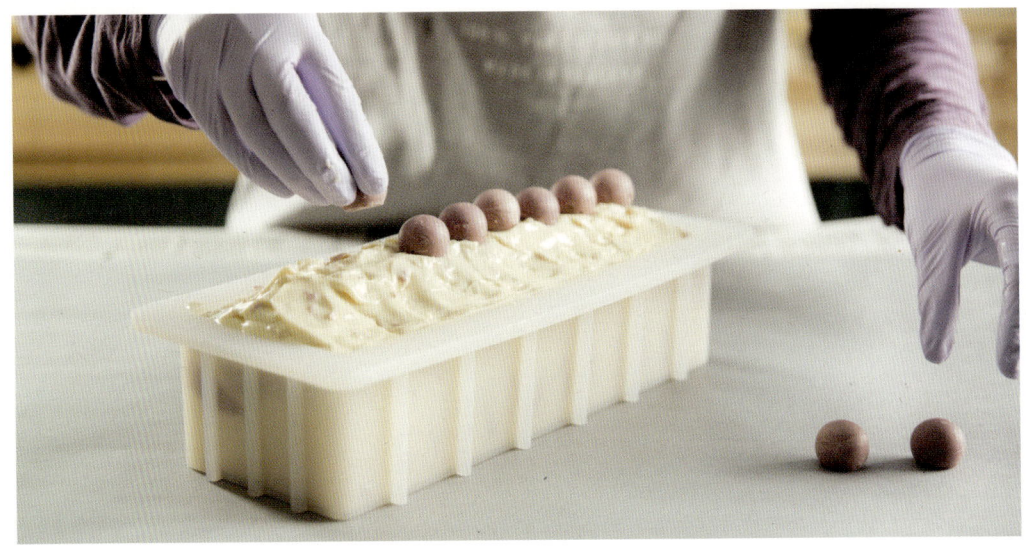

9   비누 맨 위를 뾰족한 산봉우리 모양으로 만들고 난 후에 동그란 분홍색 임베드를 올린다. 1cm 정도 간격을 두면 9개를 모두 올릴 수 있다.

마무리하기 FINAL STEPS

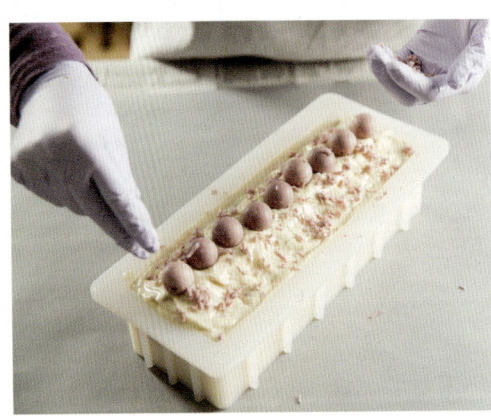

10 99% 소독용 알코올을 뿌린다. 남아 있는 분홍색 비누 조각을 표면 전체에 넓게 뿌린다.

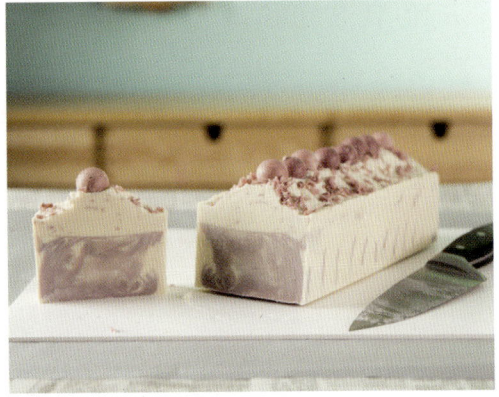

11 48시간 정도 식힌 다음 몰드에서 비누를 꺼낸다. 비누를 옆으로 돌린 후 잘라야 비누 조각이 밀리지 않는다. 환기가 잘 되는 곳에서 4~6주 정도 건조한다. 며칠 간격으로 비누를 뒤집어 윗면과 아랫면이 골고루 마르도록 한다.

코코넛 밀크 사이드웨이 스월 비누

Coconut Milk
SIDEWAYS SWIRL

대략 20개 분량

풍성한 거품이 장점인 비누다. 또한 옆으로 새긴 행거 스월 무늬와 선명한 색깔이 시각적 재미를 준다. 무겁고 크리미한 코코넛 밀크는 비타민을 많이 함유하고 있는데, 특히 피부를 촉촉하고 탱탱하게 만들어주는 비타민 B가 아주 많이 들어 있다. 뿐만 아니라 비누 온도를 올려주는 당분도 많이 들어 있다. 따라서 완성된 비누는 바로 냉동실에 넣어야 한다. 비누가 너무 뜨거워지거나 젤화 단계를 거치면 비누의 색깔이 밝은 갈색으로 변한다(p.34 '젤화 단계란?' 참조). 이 비누를 만들기 전에 냉동실을 정리해 빈 공간을 확보하자.

몰드 및 도구
- 밑판을 밀어서 열 수 있는 2kg짜리 나무 몰드와 실리콘 라이너
- 각기 다른 용액을 부을 수 있는 분할 칸막이
- 스월 무늬용 도구를 만들 옷걸이와 플라스틱 빨대

가성소다 수용액
- 수산화나트륨 약 215g(7.6온스) – 슈퍼팻률 5%
- 정제수 약 255g(9온스) – 얼려서 사용*
- 코코넛 밀크 약 257g(9.1온스) – 얼려서 사용*
- 소듐락테이트액 5큰술(선택 사항)

오일량
- 팜 오일 약 312g(11온스) – 20%
- 코코넛 오일 약 374g(13.2온스) – 24%
- 아보카도 버터 약 45g(1.6온스) – 3%
- 살구씨 오일 약 111g(3.9온스) – 7%
- 녹차씨 오일 약 79g(2.8온스) – 5%
- 햄프시드 오일 약 79g(2.8온스) – 5%
- 퓨어 올리브 일 19.8온스(약 561g) – 36%

에센셜 오일량
- 라임 에센셜 오일 약 62g(2.2온스)
- 로즈마리 에센셜 오일 약 9g(0.3온스)

안료와 첨가물량
- 티타늄디옥사이드 2작은술 – 아보카도 오일 2큰술에 녹여서 사용
- 울트라마린 블루 옥사이드 1작은술 – 아보카도 오일 1큰술에 녹여서 사용
- 울트라마린 핑크 옥사이드 1작은술 – 아보카도 오일 1큰술에 녹여서 사용
- 브릭 레드 옥사이드 1작은술 – 아보카도 오일 1큰술에 녹여서 사용
- 옐로우 옥사이드 1작은술 – 아보카도 오일 1큰술에 녹여서 사용

*물과 코코넛 밀크는 따로 얼려도 되고 섞은 후 얼려도 된다.

Safe Soaping!

· 안전한 비누 만들기를 위해 ·

항상 적절한 보호 장비를 착용할 것.
환기가 잘 되는 공간에서 작업할 것.
집중을 방해하는 요소를 없앨 것(아이와 반려동물이 가까이 다가오지 않도록 할 것).

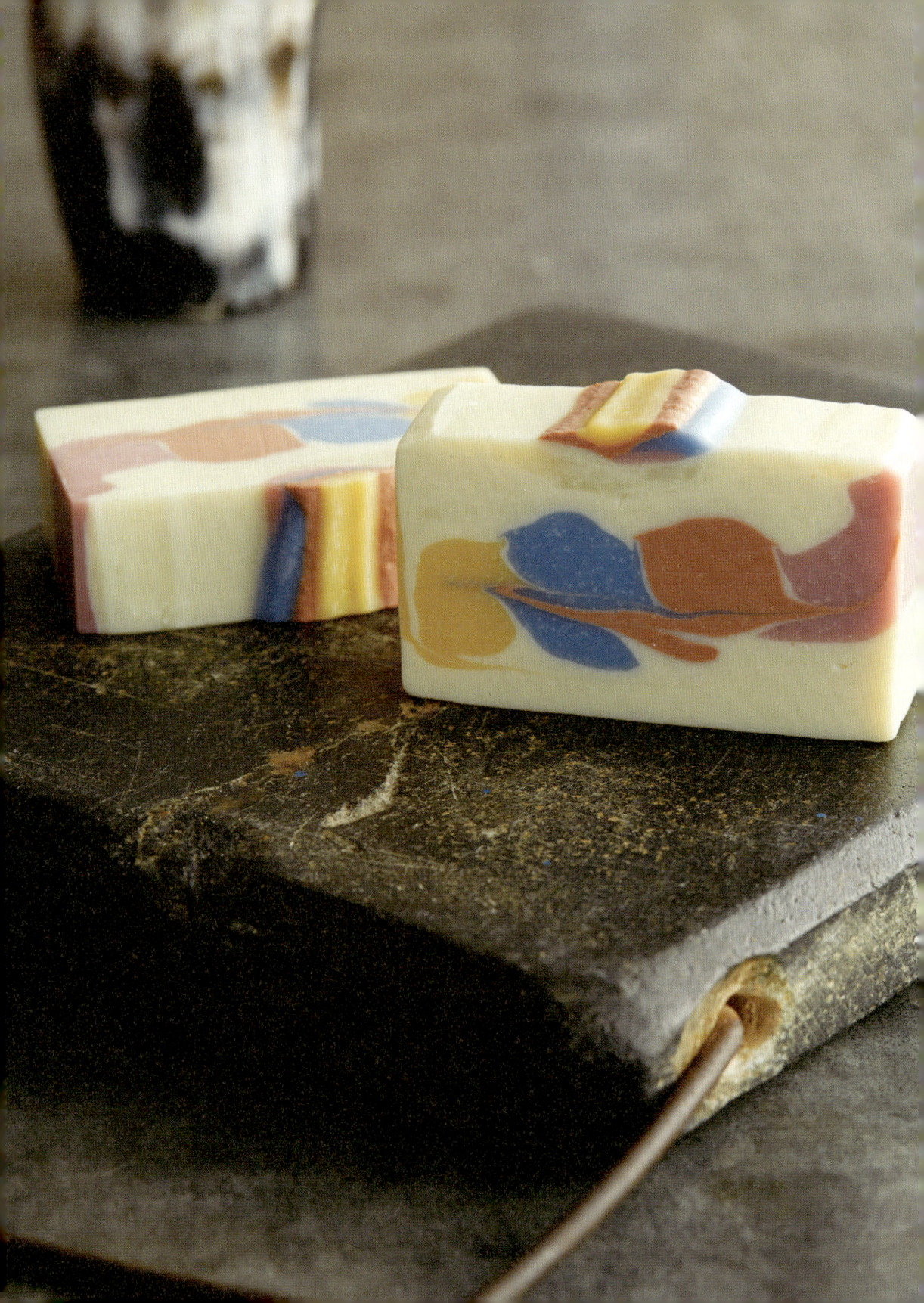

비누 혼합물 만들기 MAKE THE SOAP MIXTURE

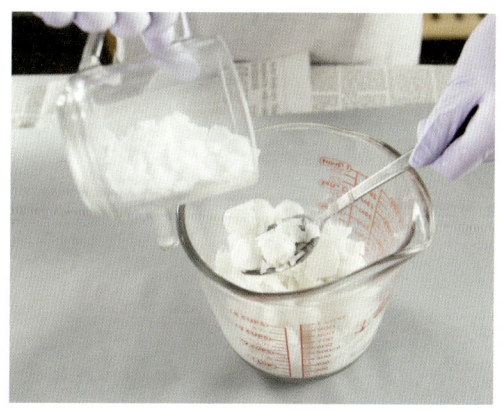
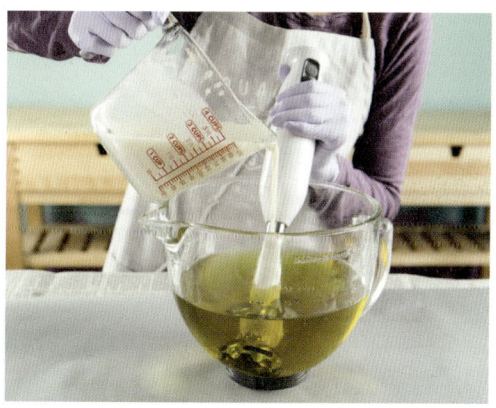

1 얼린 코코넛 밀크와 얼음을 내열 용기에 넣는다. 수산화나트륨 1큰술을 얼음 위에 천천히 뿌린다. 조심해서 1~2분 정도 수산화나트륨과 얼음을 젓는다. 수산화나트륨 1큰술을 더 넣고 계속해서 젓는다. 수산화나트륨과 얼음이 다 녹을 때까지 이 과정을 반복한다. 소듐락테이트액을 사용하는 경우 가성소다 수용액에 넣고 젓는다.
혼합물에서 이상한 냄새가 나거나 색깔이 보일 수 있는데, 이는 수산화나트륨이 코코넛 밀크와 반응하며 나타나는 자연적인 현상이다. 우유가 타지 않도록 가성소다 수용액을 38℃ 이하로 유지해야 한다. 수산화나트륨이 코코넛 밀크와 만나면 빠르게 비누화하므로 가성소다 수용액에 덩어리가 있거나 어느 정도 질감이 느껴질 수 있다.

2 팜 오일을 용기째로 녹인 후 완전히 젓는다. 오일과 가성소다 수용액을 모두 담고 섞을 수 있는 넉넉한 크기의 그릇에 정량만큼 넣는다. 코코넛 오일을 녹인 후 정량만큼 그릇에 넣는다. 뜨거운 오일에 아보카도 버터를 넣고 완전히 녹을 때까지 젓는다. 필요한 경우 버터가 다 녹을 때까지 오일을 데운다. 살구씨 오일과 녹차씨 오일, 햄프시드 오일, 그리고 퓨어 올리브 오일을 넣는다.

Note: 캔에 들어 있는 코코넛 밀크를 살 때는 들어간 재료를 꼼꼼히 살펴봐야 한다. 액체를 걸쭉하게 만드는 시크너인 구아검 또는 카라기난, 당 등의 첨가물이 수산화나트륨과 반응해 트레이스 과정을 촉진시킬 수 있다.

3 오일과 가성소다 수용액이 32~35℃가 되면 가성소다 수용액을 오일에 붓는다. 이때 기포가 생기는 것을 막기 위해 주걱이나 핸드블랜더의 길쭉한 부분 위로 가성소다 수용액을 붓는다. 그릇 바닥에 핸드블랜더의 칼날을 여러 번 두드려 용액 안에 들어 있는 공기를 제거한다. 핸드블랜더가 용액 안에 완전히 잠긴 후에 전원을 켠다. 20초 또는 아주 묽은 트레이스가 만들어질 때까지 핸드블랜더로 용액을 섞는다.

4 에센셜 오일을 전부 넣고 거품기로 젓는다.

안료 첨가하기 ADD COLORANTS

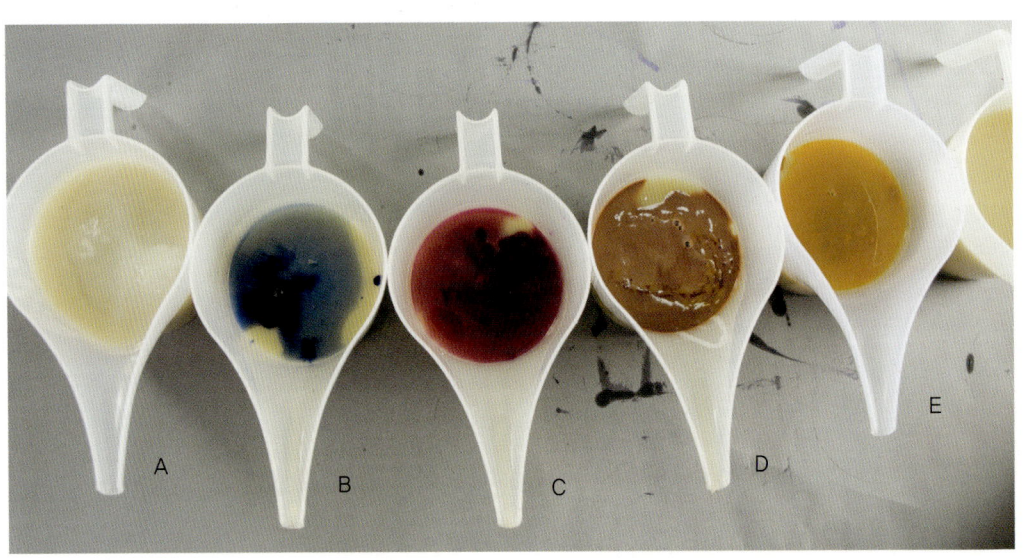

5 비누액을 약 567g(20온스) 용기 2개와 약 283g(10온스) 용기 4개에 나누어 담는다. 약 567g(20온스) 용기 중 하나는 10번에서 사용할 예정이므로 따로 둔다. 나머지 용기에 다음과 같이 안료를 넣는다.

- A 용기 (약 567g/20온스): 티타늄디옥사이드 혼합물 1.5작은술
- B 용기 (약 283g/10온스): 울트라마린 블루 옥사이드 0.5작은술
- C 용기 (약 283g/10온스): 울트라마린 핑크 옥사이드 1.5작은술
- D 용기 (약 283g/10온스): 브릭 레드 옥사이드 0.25작은술, 옐로우 옥사이드 0.5작은술, 티타늄디옥사이드 1.5작은술
- E 용기 (약 283g/10온스): 옐로우 옥사이드 0.5작은술

연한 색에서 진한 색의 순서로 각 용기를 핸드블랜더로 2초 정도 섞는다(무색 비누액은 안 섞어도 된다). 안료를 섞되 트레이스가 걸쭉해지지 않도록 주의한다.

몰드에 붓고 스월 무늬 만들기 POUR AND SWIRL

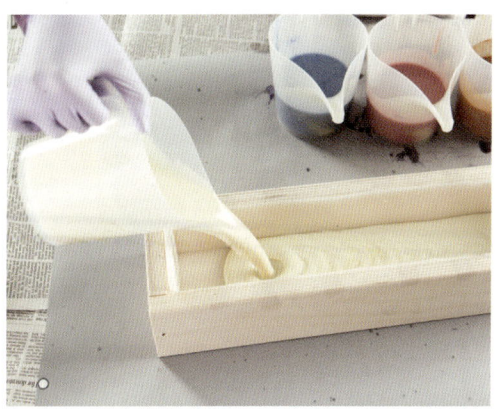

6   A 용기의 용액을 실리콘을 덧댄 몰드에 붓는다. 몰드를 테이블 위로 내리쳐 비누를 평평하게 한다. 분할 칸막이를 몰드 안에 끼워 넣어 크기가 같은 네 부분으로 나눈다.

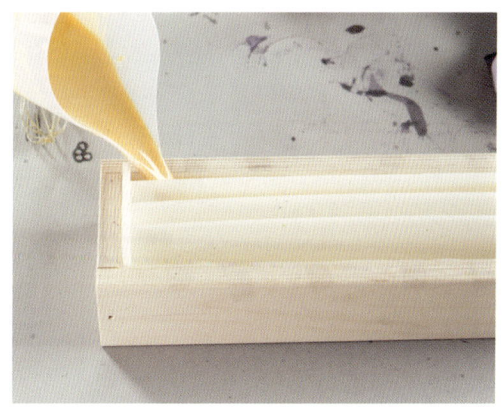

7   옐로우 옥사이드 용액(E 용기)을 가장자리에 있는 칸에 붓는다. 용기 주둥이를 하얀색 비누 층에 최대한 가까이 대고 용액을 붓는다. 아주 천천히 그리고 부드럽게 용액을 부어야 바닥에 있는 비누 층과 섞이지 않는다. 12번에 사용할 용액을 1큰술만 남긴다.

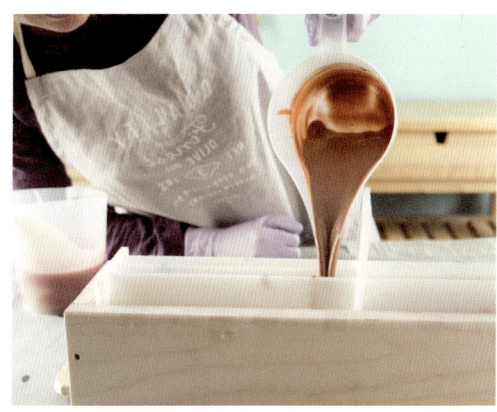

8   나머지 색깔의 용액도 7번과 같은 방법으로 몰드에 붓는다. 노란색, 파란색, 주황색, 그리고 붉은색 순으로 붓는다. 필요한 경우 용액을 거품기로 부드럽게 저은 후 몰드에 붓는다.

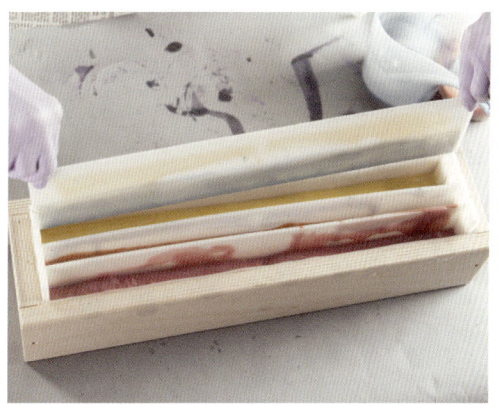

9   모든 용액을 붓고 나면 칸막이를 뺀다. 칸막이가 비누에서 완전히 빠져나올 때까지 하나씩 천천히 위로 들어 올린다. 양쪽 끝에 있는 칸막이도 잊지 않고 뺀다.

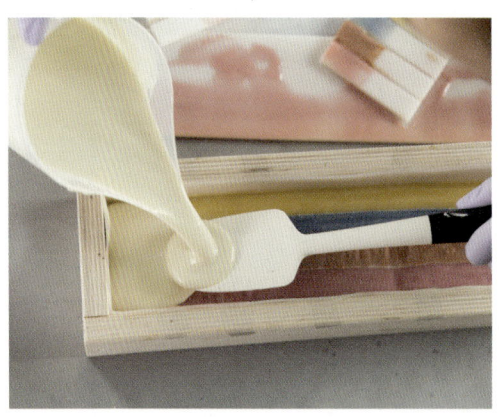 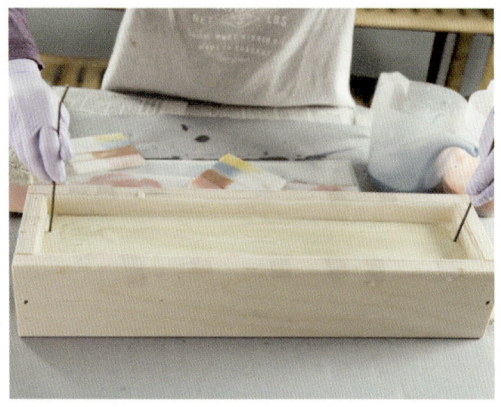

10 B 용기에 따로 두었던 용액에 티타늄디옥사이드 혼합물 1.5작은술을 넣는다. 용액을 최대한 묽게 유지해야 하므로 핸드블랜더로 몇 초만 섞는다. 비누 층을 주걱 위로 천천히 그리고 낮게 부어 색색의 비누 층이 섞이지 않도록 한다.

11 옷걸이로 만든 스월 무늬 도구를 나와 가장 가까이에 있는 면 바로 앞에 꽂은 후 바닥에 닿을 때까지 쭉 집어넣는다. 바닥에 닿은 상태에서 몰드의 반대편까지 쭉 민다. 벽을 따라 1cm 정도 들어 올린 후 내 쪽으로 쭉 잡아당긴다. 다시 벽을 따라 1cm 정도 들어 올린 후 반대편 벽을 향해 일자로 민다. 한 번 더 반복한다. 도구를 벽을 따라 일자로 들어 올린 후 몰드에서 꺼낸다.

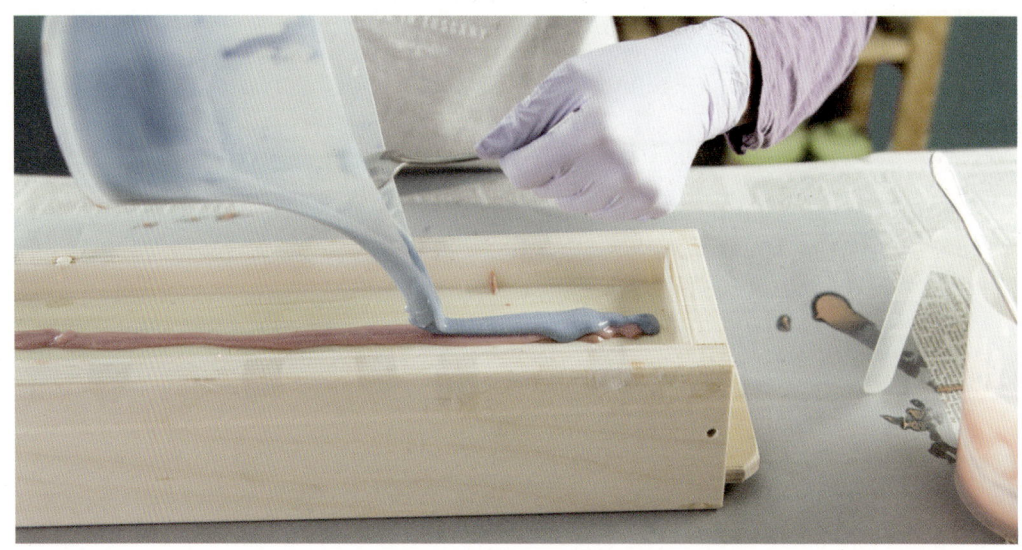

12 비누 윗면의 질감이 마음에 든다면 이제 더 많은 색을 더할 차례다! 산봉우리 가운데를 따라 얇은 일직선이 생기도록 숟가락으로 용액을 붓는다. 층층이 색을 올린다.

마무리하기 FINAL STEPS

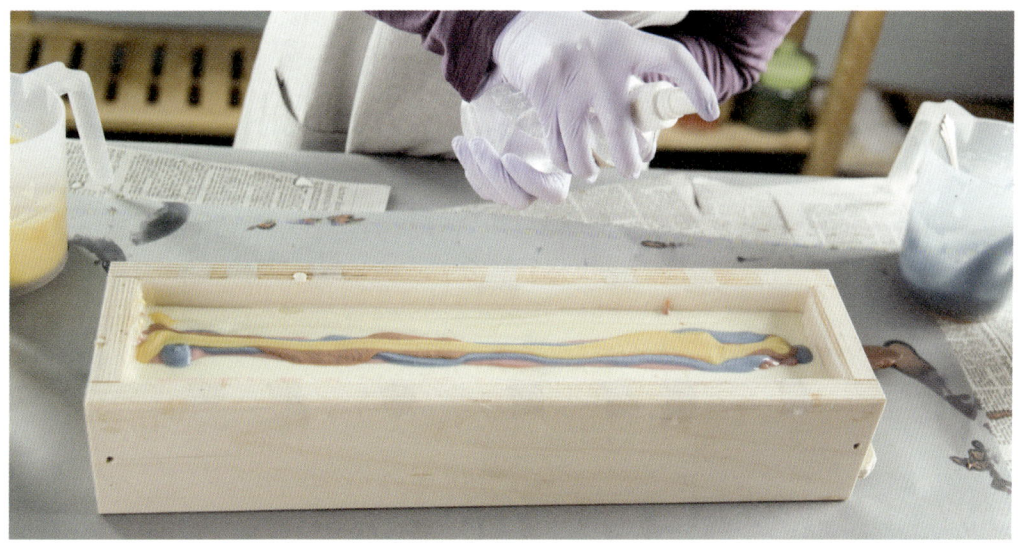

13 몰드 위에 99% 소독용 알코올을 뿌린 후 통째로 냉동실에 8~12시간 정도 넣어 놓는다. 냉동실에서 꺼낸 후에 상온에서 48시간을 더 둔 다음 몰드에서 비누를 꺼낸다.

14 몰드에서 꺼낸 비누를 네모난 모양으로 자른다. 환기가 잘 되는 곳에서 4~6주 정도 건조한다. 며칠 간격으로 비누를 뒤집어 윗면과 아랫면이 골고루 마르도록 한다.

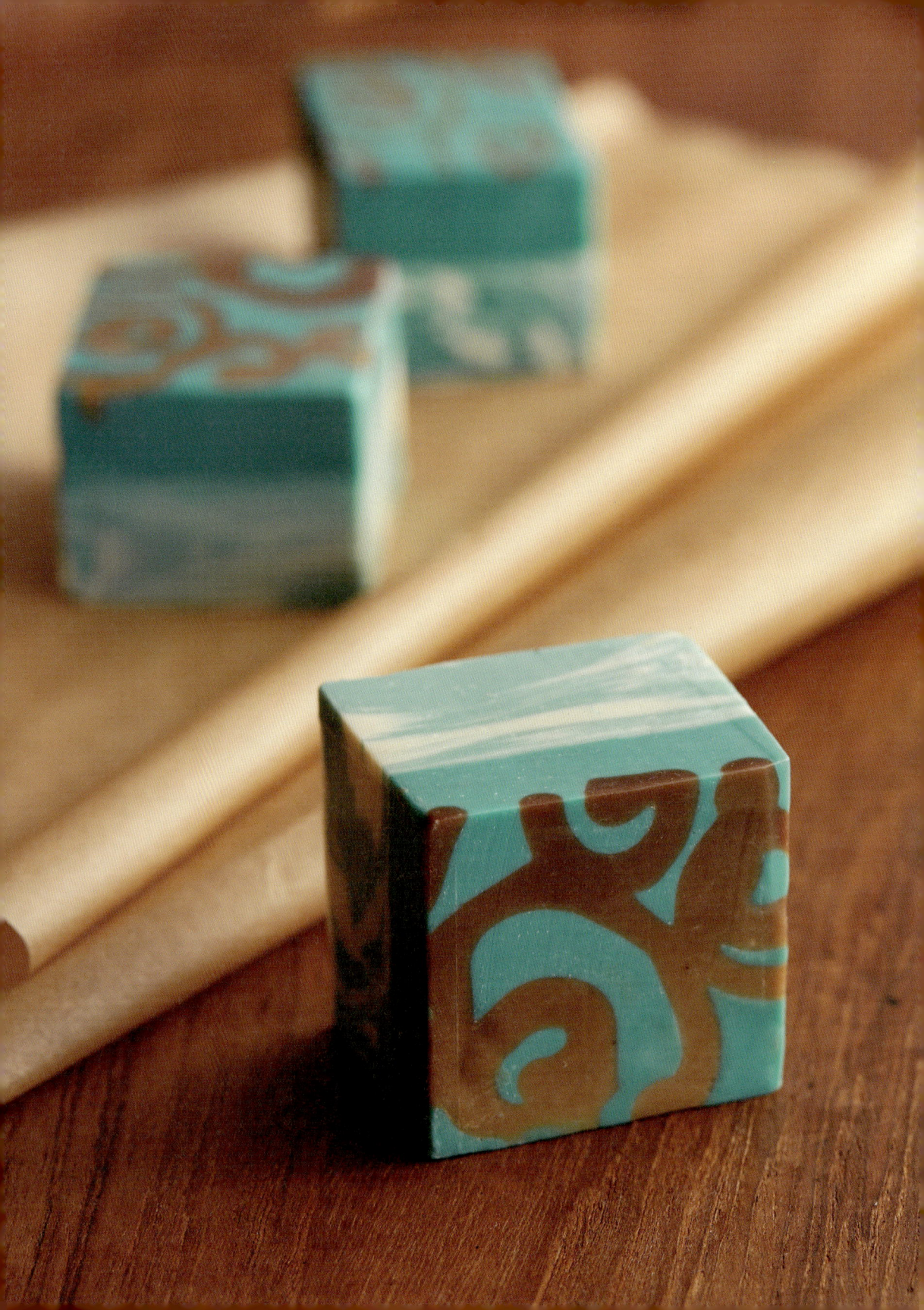

코코아 분말을 넣은 페일 에일 비누

Pale Ale
WITH COCOA POWDER

대략 9개 분량

목욕을 할 때도 맥주를 포기할 수 없는 맥주 애호가에게 잘 어울리는 비누다. 각질 제거에 탁월한 맥주 비누가 만들어내는 부드럽고 매끈한 거품을 즐길 줄 아는 천연비누 전문가에게도 추천할 만하다. 코코아 분말로 다양한 디자인의 스월 무늬를 만들어 예술 감각을 뽐내보자. 레시피에 나온 디자인을 따라 해도 좋고 나만의 패턴을 더해 세상에 단 하나뿐인 비누를 만들어도 좋다. 비누 표면에 기포가 생기는 것을 방지하려면 첫 번째 초록색 비누 층을 묽은 트레이스 상태에서 부어 코코아 분말 스월 주변을 균일하게 감싸도록 해야 한다.

1 단계
코코아 분말 스월 만들기

몰드 및 도구
- 15cm짜리 실리콘 판 몰드
- 스월 디자인을 본뜰 15x15cm 종이
- 소스통
- 추가 비누액을 위한 여분의 몰드(최소 8온스/약 228g을 담을 수 있을 정도의 크기)

오일량
- 팜 오일 약 51g(1.8온스) – 25%
- 코코넛 오일 약 51g(1.8온스) – 25%
- 코코아 버터 약 11g(0.4온스) – 5%
- 스윗 아몬드 오일 약 11g(0.4온스) – 5%
- 퓨어 올리브 오일 약 79g(2.8온스) – 40%

안료량
- 코코아 분말 2작은술 – 스윗 아몬드 오일 2작은술에 녹여서 사용
- 블랙 옥사이드 0.25작은술 – 스윗 아몬드 오일 1작은술에 녹여서 사용

가성소다 수용액
- 수산화나트륨 약 28g(1온스) – 슈퍼팻률 5%
- 페일 에일(영국 맥주) 약 340g(12온스) – 설명에 따라 축소한 수치*

*1단계와 2단계에서 쓰기에 충분하다.

Safe Soaping!

· 안전한 비누 만들기를 위해 ·

항상 적절한 보호 장비를 착용할 것.
환기가 잘 되는 공간에서 작업할 것.
집중을 방해하는 요소를 없앨 것(아이와 반려동물이 가까이 다가오지 않도록 할 것).

페일 에일 준비하기 PREPARE THE PALE ALE

에일을 사용하기 전 최대한 많은 양의 알코올을 날려 보내야 한다. 페일 에일 약 340g(12온스)를 끓인 후 불을 줄여 10분 정도 우린다. 계속해서 젓는다. 단계에 따라 증발하는 액체의 양이 다르다. 1단계에서는 끓인 에일 약 65g(2.3온스)가 필요하고, 2단계에서는 에일 약 116g(4.1온스)가 필요하다.
불을 끈다. 맥주를 4~13℃의 냉장고에 넣고 차갑게 식힌다(맥주는 수산화나트륨과 만나면 매우 높을 열을 발생하는 와인보다 당분이 적게 들어 있다. 와인과 다르게 맥주는 처음부터 얼릴 필요가 없다).

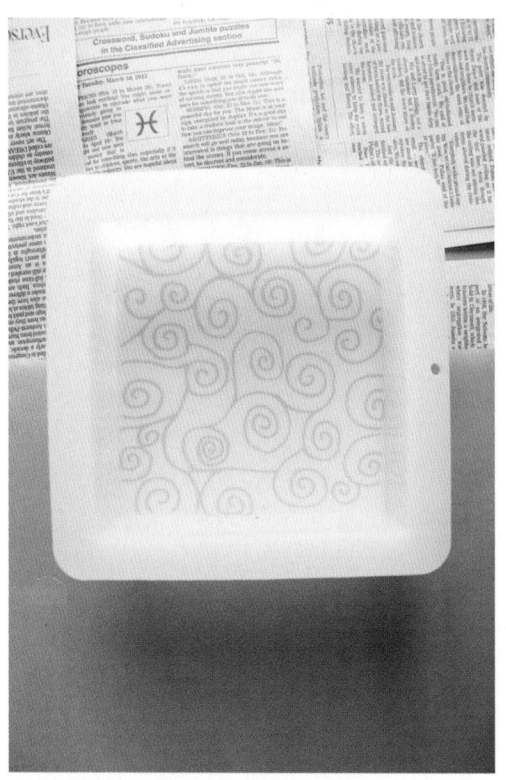

몰드 준비하기 PREPARE THE MOLD

15×15cm 종이에 어둡고 두꺼운 선으로 디자인을 그린다. 종이를 실리콘 몰드 아래(안쪽이 아닌)에 놓고 움직이지 않도록 테이프로 고정한다. 선은 쉽게 알아볼 수 있도록 굵게 그리는 것이 좋다.

비누 혼합물 만들기 MAKE THE SOAP MIXTURE

1   차갑게 식힌 페일 에일 약 65g(2.3온스)에 수산화나트륨을 넣고(순서가 뒤바뀌지 않도록 주의해야 한다) 수산화나트륨이 전부 녹을 때까지 부드럽게 젓는다. 남은 에일은 2단계에서 필요하므로 따로 잘 보관한다.

2   팜 오일을 용기째로 녹인 후 완전히 젓는다. 오일과 가성소다 수용액을 모두 담고 섞을 수 있는 넉넉한 크기의 그릇에 정량만큼 넣는다. 코코넛 오일을 녹인 후 정량만큼 그릇에 넣는다. 뜨거운 오일에 코코아 버터를 넣고 완전히 녹을 때까지 젓는다. 필요한 경우 버터와 분말이 다 녹을 때까지 오일을 데운다. 퓨어 올리브 오일과 스윗 아몬드 오일을 넣는다.

3   오일의 온도가 35~38℃ 사이고 가성소다 수용액의 온도가 52~54℃ 사이가 되면 가성소다 수용액을 오일에 붓는다. 이때 기포가 생기는 것을 막기 위해 주걱이나 핸드블랜더의 길쭉한 부분 위로 가성소다 수용액을 붓는다. 그릇 바닥에 핸드블랜더의 칼날을 여러 번 두드려 용액 안에 들어 있는 공기를 제거한다. 핸드블랜더가 용액 안에 완전히 잠긴 후에 전원을 켠다. 10초 또는 아주 묽은 트레이스가 만들어질 때까지 핸드블랜더로 용액을 섞는다.

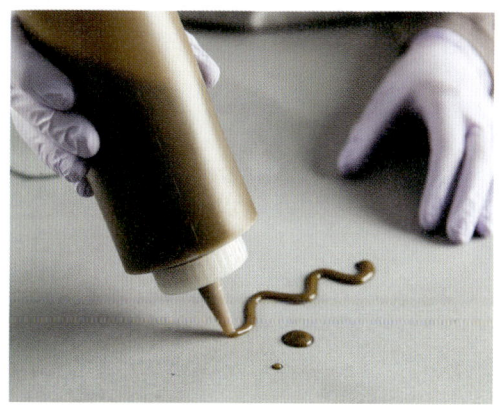 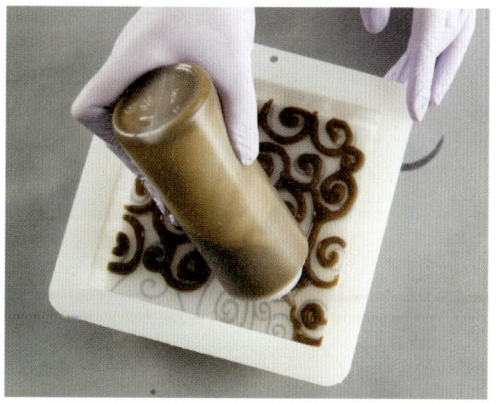

4 코코아 분말 혼합물 3작은술과 블랙 옥사이드 혼합물 0.0625작은술을 넣는다. 40초 또는 걸쭉한 트레이스가 만들어질 때까지 핸드블랜더로 섞는다.

5 비누액을 소스통에 담는다. 빈 종이 위에 스월 무늬를 테스트해본다. 용액이 흐르지 않고 모양을 그대로 유지하면 디자인을 그리기 시작한다. 반면에 무늬가 번지거나 소스통에서 용액이 뚝뚝 떨어진다면 몇 분 더 기다렸다가 다시 시도한다.

6 미리 그려놓은 디자인을 그대로 본떠 패턴을 그린다. 선이 너무 굵으면 디자인이 잘 안 보일 수 있으므로 소스통은 가볍게 쥐고 짜야 한다.
패턴을 모두 그리고 나면 몰드를 한쪽에 두고 바로 2단계를 시작한다.

7 적은 양의 비누액은 핸드블랜더로 섞기 어려우므로, 1단계에서는 필요한 양보다 더 많은 비누액을 만들도록 레시피를 설계했다. 남는 비누액은 여분의 몰드에 부어 4~6주 동안 건조한 후 필요에 따라 사용하면 된다.

2 단계
메인 비누 만들기

가성소다 수용액
- 수산화나트륨 약 96g(3.4온스) – 슈퍼팻률 5%
- 정제수 약 116g(4.1온스) – 차갑게 식혀 사용
- 앞서 증발시킨 페일 에일 약 116g(4.1온스) – 차갑게 식혀 사용
- 소듐락테이트액 2작은술(선택 사항)

오일량
- 팜 오일 약 175g(6.2온스) – 25%
- 코코넛 오일 약 142g(5온스) – 20%
- 코코아 버터 약 37g(1.3온스) – 5%
- 스윗 아몬드 오일 약 37g(1.3온스) – 5%
- 미강 오일 약 108g(3.8온스) – 15%
- 퓨어 올리브 오일 약 213g(7.5온스) – 30%

안료량
- 티타늄디옥사이드 2작은술 – 스윗 아몬드 오일 2큰술에 녹여서 사용
- 하이드레잇 크롬 그린 2작은술 – 스윗 아몬드 오일 2큰술에 녹여서 사용

에센셜 오일량
- 로즈마리 에센셜 오일 약 14g(0.5온스)
- 버가못 에센셜 오일 약 14g(0.5온스)

비누 혼합물 만들기 MAKE THE SOAP MIXTURE

1 천천히 수산화나트륨을 물과 에일에 붓고(순서가 뒤바뀌지 않도록 주의해야 한다) 수산화나트륨이 완전히 녹을 때까지 천천히 젓는다. 소듐락테이트액을 사용한다면 수산화나트륨 혼합액에 넣고 잘 섞이도록 젓는다. 용액이 투명해질 때까지 한쪽에 따로 둔다.

2 팜 오일을 용기째로 녹인 후 완전히 젓는다. 오일과 가성소다 수용액을 모두 담고 섞을 수 있는 넉넉한 크기의 그릇에 정량만큼 넣는다. 코코넛 오일을 녹인 후 정량만큼 그릇에 넣는다. 뜨거운 오일에 코코아 버터를 넣고 완전히 녹을 때까지 젓는다. 필요한 경우 버터와 분말이 다 녹을 때까지 오일을 데운다. 퓨어 올리브 오일과 스윗 아몬드 오일, 그리고 미강 오일을 넣는다.

3 오일과 가성소다 수용액이 54~57℃가 되면 수산화나트륨 혼합액을 오일에 붓는다. 이때 기포가 생기는 것을 막기 위해 주걱이나 핸드블랜더의 길쭉한 부분 위로 가성소다 수용액을 붓는다. 그릇 바닥에 핸드블랜더의 칼날을 여러 번 두드려 용액 안에 들어 있는 공기를 제거한다. 핸드블랜더가 용액 안에 완전히 잠긴 후에 전원을 켠다. 25초 또는 묽은 트레이스가 만들어질 때까지 핸드블랜더로 용액을 섞는다.

4 에센셜 오일 혼합물 전부를 넣고 거품기로 섞는다.

색을 낸 후 몰드에 붓기 COLORING AND POURING

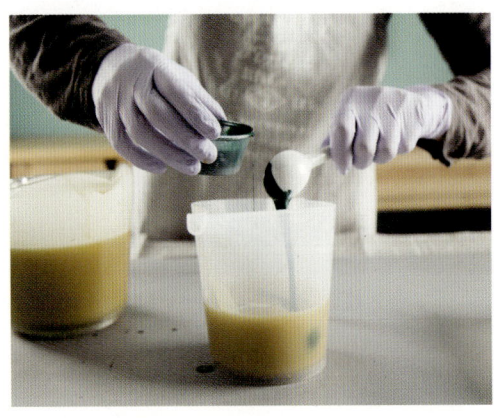 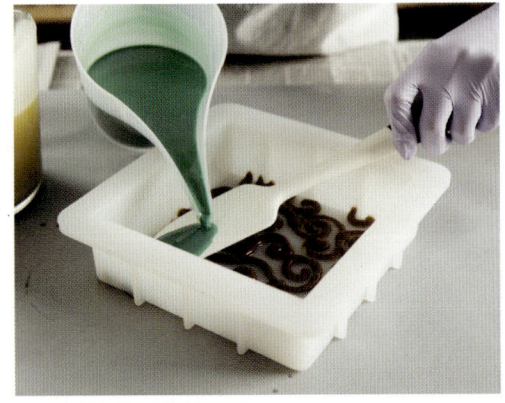

5 1컵(300ml)이 조금 넘는 비누액을 주둥이가 길어 액체를 편리하게 따를 수 있는 용기에 붓는다. 티타늄디옥사이드 혼합물 1작은술과 하이드레잇 크롬 그린 혼합물 2작은술을 넣는다. 핸드블랜더로 5초 정도 섞는다.

6 1단계에서 만들었던 갈색 스월 무늬 위에 주걱을 대고 용기를 최대한 낮춰서 천천히 조심스럽게 초록색 비누액을 붓는다. 몰드를 테이블 위로 살짝 내리쳐 기포를 제거한다.

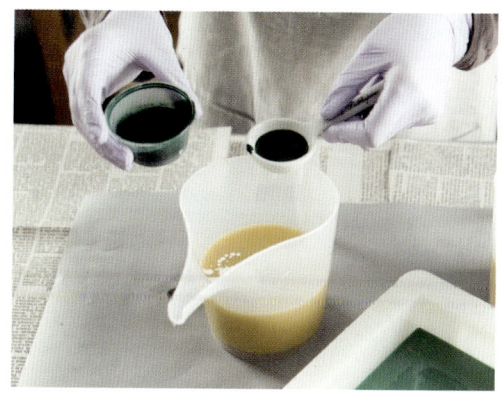 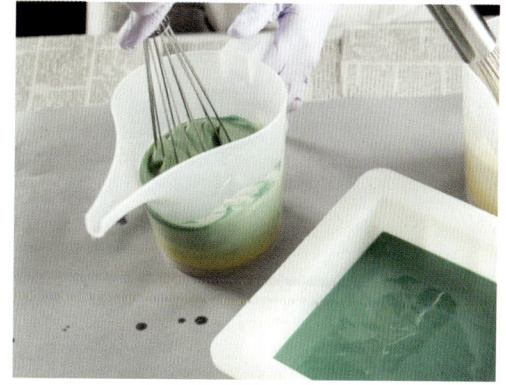

7 비누액을 이등분해 나누어 담는다. 각 용기에 다음의 안료를 넣는다.
   - A 용기: 티타늄디옥사이드 혼합물 1작은술, 하이드레잇 크롬 그린 혼합물 2작은술
   - B 용기: 티타늄디옥사이드 혼합물 1.5작은술

8 각 용기를 3초 정도 거품기로 젓는다.

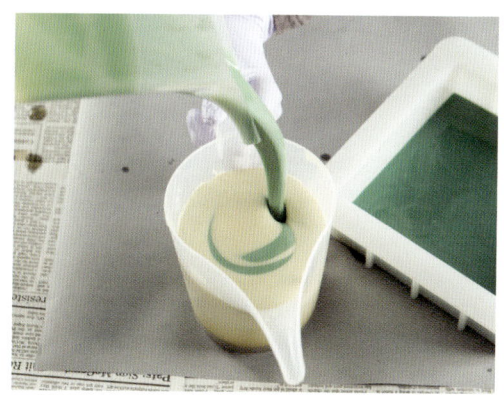 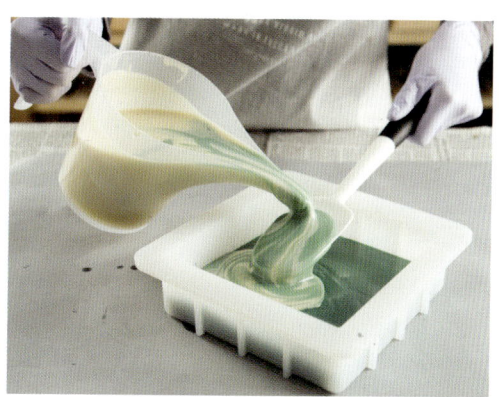

9 하얀색 비누액에 초록색 비누액을 나선 모양을 그리며 붓는다. 최소 15cm 정도 거리를 두고 부어야 초록색 비누액이 하얀색 비누액 안으로 깊숙이 스며들 수 있다.

10 초록색 비누층 위에 주걱을 대고 조심스럽게 초록색과 하얀색을 섞은 비누액을 붓는다.

마무리하기 FINAL STEPS

11 몰드 위에 99% 소독용 알코올을 뿌린 후 최소 48시간 정도 식힌 다음 몰드에서 비누를 꺼낸다.

12 몰드에서 꺼낸 비누를 날카로운 칼로 네모난 모양으로 자른다. 환기가 잘 되는 곳에서 4~6주 정도 건조한다. 며칠 간격으로 비누를 뒤집어 윗면과 아랫면이 골고루 마르도록 한다.

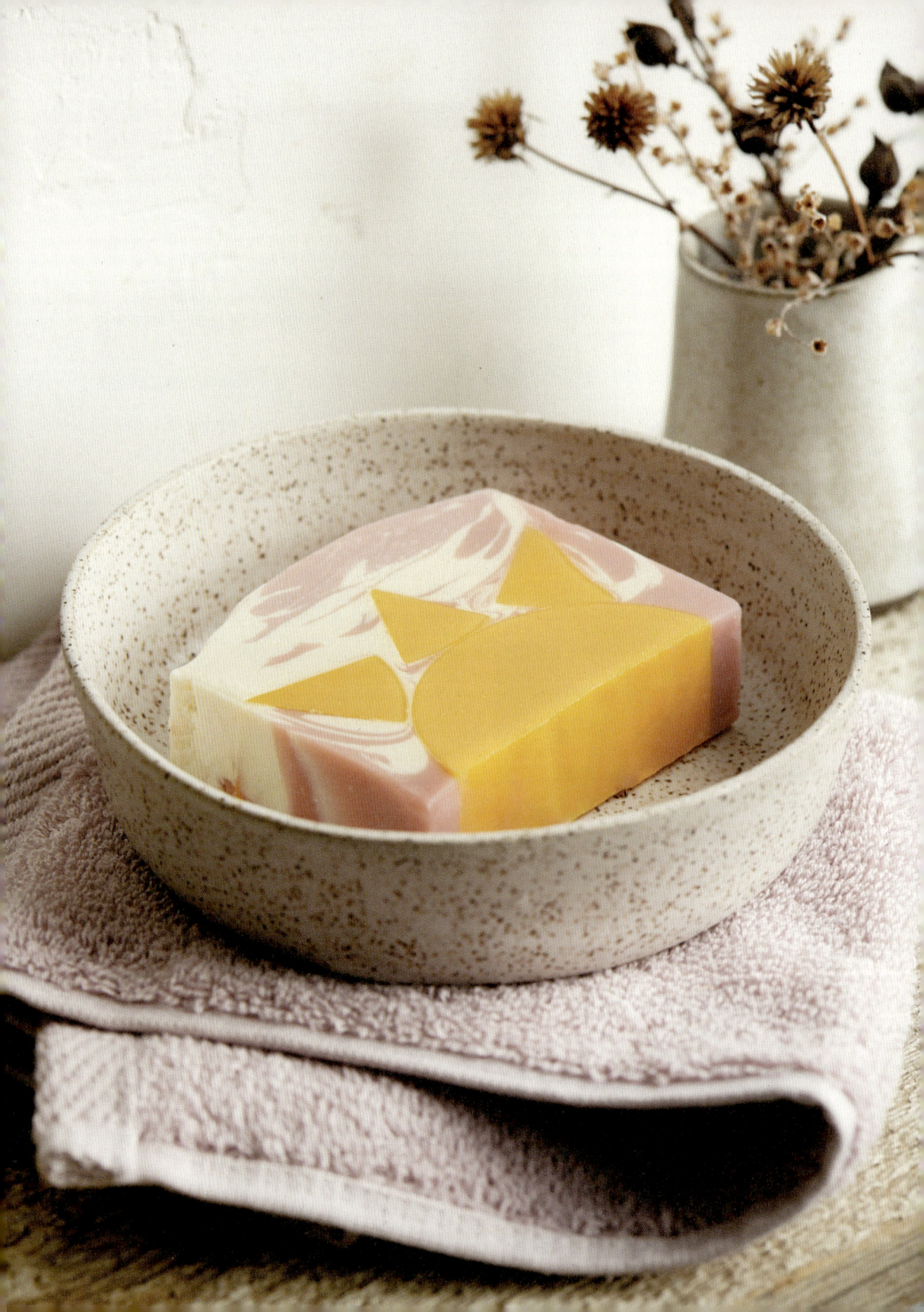

산양유로 만든 노을 모양 비누

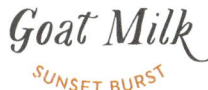

대략 12개 분량

산양유는 오랫동안 천연비누 만들기에 쓰인 단골 재료로, 카프릴산과 카프릭 트리글리세라이드가 함유되어 있어 피부에 수분과 영양분을 공급한다. 산양유의 단백질 가닥은 다른 우유보다 길이가 짧아 피부에 더 빨리 흡수된다. 또한 산양유에는 젖산과 비타민 A, D, 그리고 B6가 들어 있다.

1 단계
임베드 만들기

몰드
- 칸이 6개인 반기둥 실리콘 몰드

가성소다 수용액
- 수산화나트륨 약 68g(2.4온스) – 슈퍼팻률 5%
- 정제수 약 134g(4.6온스)
- 소듐락테이트액 1.5작은술(선택사항)

오일량
- 팜 오일 약 111g(3.9온스) – 23%
- 코코넛 오일 약 122g(4.3온스) – 25%
- 코코아 버터 약 48g(1.7온스) – 10%
- 아보카도 오일 약 26g(0.9온스) – 5%
- 포마스 올리브 오일* 약 179g(6.3온스) – 37%

안료와 첨가물량
- 산양유 분말 약 20g(0.7온스) – 설명에 따라 정제수 약 28g(1온스)에 녹여서 사용
- 밀봉 가능한 티백에 넣은 아나토씨 2큰술

에센셜 오일량
- 오렌지 10x 에센셜 오일** 약 20g(0.7온스)

Note: 이 비누의 아름다운 디자인에 들어가는 임베드는 사용하기 48시간 전에 만들어 굳혀야 하므로 미리 준비해야 한다.

*국내에서는 구하기 어려우므로 퓨어 올리브 오일로 대체 가능하다.
**오렌지 에센셜 오일로 대체 가능하다.

Safe Soaping!
· 안전한 비누 만들기를 위해 ·

항상 적절한 보호 장비를 착용할 것.
환기가 잘 되는 공간에서 작업할 것.
집중을 방해하는 요소를 없앨 것(아이와 반려동물이 가까이 다가오지 않도록 할 것).

오일 준비하기 PREPARE THE OILS

팜 오일을 용기째로 녹인 후 완전히 젓는다. 오일과 가성소다 수용액을 모두 담고 섞을 수 있는 넉넉한 크기의 그릇에 정량만큼 넣는다. 코코넛 오일을 녹인 후 정량만큼 그릇에 넣는다. 뜨거운 오일에 코코아 버터를 넣고 완전히 녹을 때까지 젓는다. 필요한 경우 전자레인지에 10초 간격으로 데운다. 아보카도 오일과 포마스 올리브 오일을 넣는다.

밀봉 가능한 티백에 아나토씨를 넣고 오일에 담근다. 오일을 이중냄비에 넣고 중불로 2시간 정도 끓여 아나토씨의 색깔이 오일에 충분히 우러나오도록 한다. 오일은 38~40.5℃까지 식힌 후 티백을 꺼낸다.

산양유 준비하기 PREPARE THE GOAT MILK

정제수 약 28g(1온스)를 32~38℃ 사이로 데운다. 산양유 분말을 따뜻한 물에 넣고 거품기로 젓는다. 신선한 산양유를 쓴다면 이 단계는 건너뛰어도 좋다.

> *Note:* 산양유가 타는 것을 예방하기 위해 이 레시피는 분말 형태의 산양유의 농축액을 사용한다. 이렇게 하면 수산화나트륨에 바로 섞지 않고도 더 많은 양의 우유를 사용할 수 있다. 수산화나트륨이 이미 오일과 반응해 활동성이 떨어져 있는 트레이스 상태에서 농축액을 넣는다. 신선한 산양유를 쓰는 경우에는 1번을 참조하자.

비누 혼합물 만들기 MAKE THE SOAP MIXTURE

1. 천천히 수산화나트륨을 물에 붓고(순서가 뒤바뀌지 않도록 주의해야 한다) 수산화나트륨이 완전히 녹을 때까지 천천히 젓는다. 소듐락테이트액을 사용한다면 수산화나트륨 혼합액에 넣고 잘 섞이도록 젓는다. 용액이 투명해질 때까지 한쪽에 따로 둔다.
신선한 산양유를 쓰려면, 산양유 5.6온스(약 162g)를 큐브 모양으로 얼린다. 수산화나트륨을 얼린 산양유 위에 뿌린 후 수산화나트륨이 다 녹을 때까지 젓는다. 정제수는 넣지 않는다. 이 단계를 진행했다면 3번은 건너뛰어도 좋다.

2. 오일과 가성소다 수용액이 38~40.5℃가 되면 수산화나트륨 혼합액을 오일에 붓는다. 이때 기포가 생기는 것을 막기 위해 주걱이나 핸드블랜더의 길쭉한 부분 위로 가성소다 수용액을 붓는다. 그릇 바닥에 핸드블랜더의 칼날을 여러 번 두드려 용액 안에 들어 있는 공기를 제거한다. 핸드블랜더가 용액 안에 완전히 잠긴 후에 전원을 켠다. 20초 또는 묽은 트레이스가 만들어질 때까지 핸드블랜더로 용액을 섞는다.

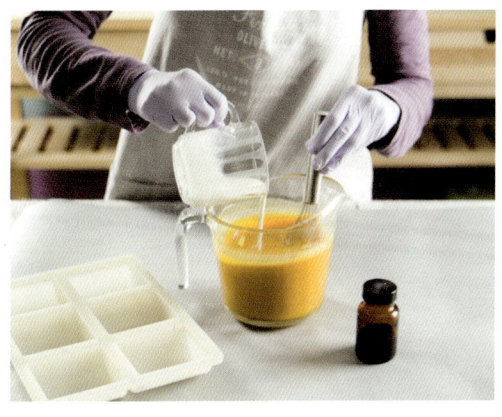 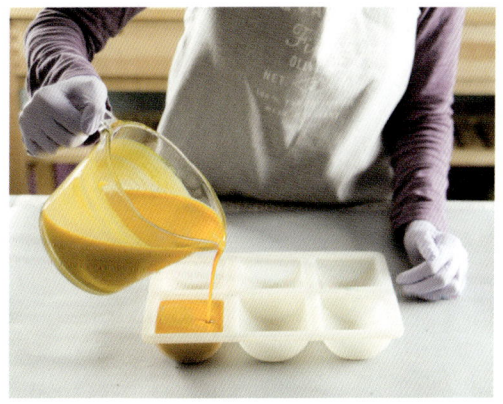

3 산양유와 에센셜 오일 전부를 비누액에 넣고 거품기로 젓는다. 신선한 산양유를 사용한다면 에센셜 오일만 넣으면 된다.

4 몰드의 각 칸을 가득 채운다. 몰드 위에 99% 소독용 알코올을 뿌린 후 48시간 정도 식힌 다음 몰드에서 비누를 꺼낸다.

임베드 자르기 CUT THE EMBEDS

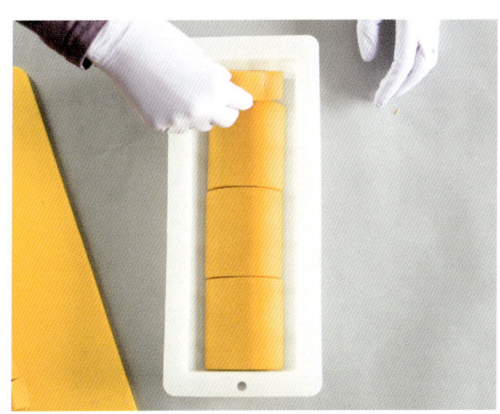 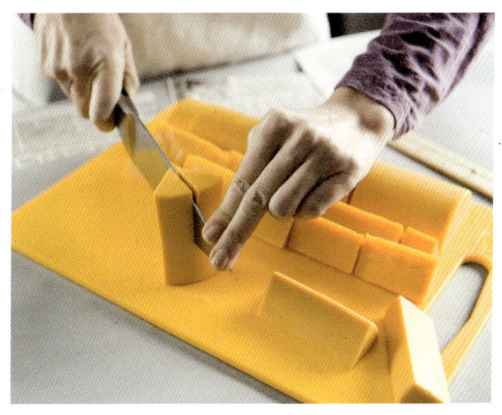

5 몰드 안에 임베드 3개를 평평한 부분이 바닥을 향하도록 놓는다. 3cm 정도의 공간이 남는다. 4번째 임베드를 3cm로 잘라 남는 부분에 끼워 넣는다.

6 이제 5cm짜리 조각과 온전한 임베드 2개가 남아있을 것이다. 세로로 길게 사등분해 자른다. 각 임베드마다 4개의 길고 가는 삼각형이 만들어진다.

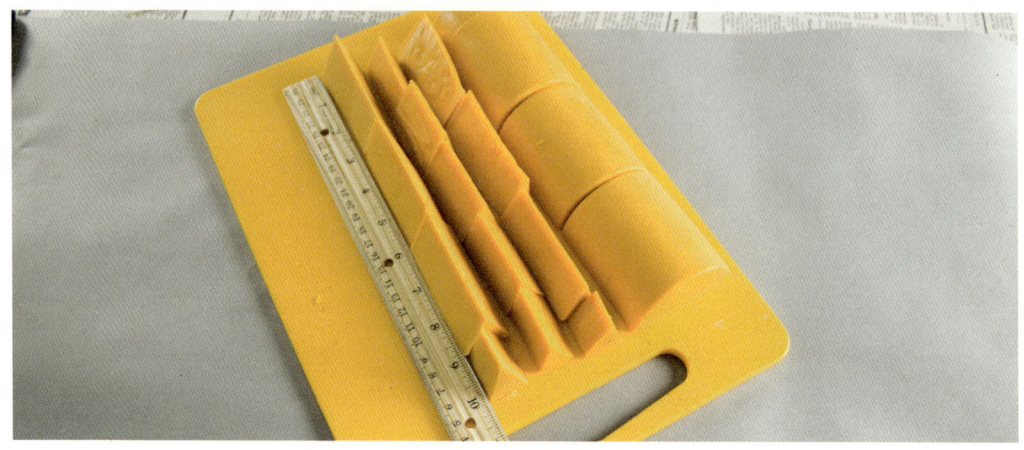

7 삼각형 모양의 임베드를 몰드에서 꺼낸 반원 모양의 비누 옆에 놓고 크기와 길이가 잘 맞는지 확인한다. 필요한 경우 삼각형을 잘라 3줄의 '햇살'을 완성한다. 일렬로 정리해놓으면 몰드에 용액을 부을 때 배치하기 쉽다.

2 단계

백그라운드 비누 만들기

몰드
· 25cm짜리 직사각형 실리콘 몰드

가성소다 수용액
· 수산화나트륨 약 96g(3.4온스) – 슈퍼팻률 5%
· 정제수 약 179g(6.3온스)
· 소듐락테이트액 2작은술(선택 사항)

오일량
· 팜 오일 약 108g(3.8온스) – 15%
· 코코넛 오일 약 179g(6.3온스) – 25%
· 스윗 아몬드 오일 약 37g(1.3온스) – 5%
· 미강 오일 약 179g(6.3온스) – 25%
· 퓨어 올리브 오일 약 213g(7.5온스) – 30%

에센셜 오일량
· 버가못 약 14g(0.5온스)
· 라벤더 40/42 에센셜 오일* 약 20g(0.7온스)

안료와 첨가물량
· 산양유 분말 약 28g(1온스) – 설명에 따라 정제수 약 57g(2온스)에 녹여서 사용
· 티타늄디옥사이드 2작은술 – 스윗 아몬드 오일 2큰술에 녹여서 사용
· 울트라마린 핑크 옥사이드 3작은술 – 스윗 아몬드 오일 3큰술에 녹여서 사용

*저온법 비누의 색을 더욱 오랫동안 지속하기 위한 목적으로 만든 혼합물로 일반적인 라벤더 오일을 사용해도 상관없다.

산양유 준비하기 PREPARE THE GOAT MILK

정제수 약 28g(1온스)를 32~37℃ 사이로 데운다. 산양유 분말을 따뜻한 물에 넣고 거품기로 젓는다. 신선한 산양유를 쓴다면 이 단계는 건너뛰어도 좋다.

비누 혼합물 만들기 MAKE THE SOAP MIXTURE

1. 천천히 수산화나트륨을 정제수에 붓고(순서가 뒤바뀌지 않도록 주의해야 한다) 수산화나트륨이 완전히 녹을 때까지 천천히 젓는다. 소듐락테이트 액을 사용한다면 수산화나트륨 혼합액에 넣고 잘 섞이도록 젓는다. 용액이 투명해질 때까지 한쪽에 따로 둔다.
신선한 산양유를 쓰려면, 산양유 약 235g(8.3온스)를 큐브 모양으로 얼린다. 수산화나트륨을 얼린 산양유 위에 뿌린 후 수산화나트륨이 다 녹을 때까지 젓는다. 정제수는 넣지 않는다. 4번은 건너뛰어도 좋다.

2. 팜 오일을 용기째로 녹인 후 완전히 젓는다. 오일과 가성소다 수용액을 모두 담고 섞을 수 있는 넉넉한 크기의 그릇에 정량만큼 넣는다. 코코넛 오일을 녹인 후 정량만큼 그릇에 넣는다. 스윗 아몬드 오일, 미강 오일, 그리고 퓨어 올리브 오일을 넣는다.

3. 오일과 가성소다 수용액이 35~38℃가 되면 수산화나트륨 혼합액을 오일에 붓는다. 이때 기포가 생기는 것을 막기 위해 주걱이나 핸드블랜더의 길쭉한 부분 위로 가성소다 수용액을 붓는다. 그릇 바닥에 핸드블랜더의 칼날을 여러 번 두드려 용액 안에 들어 있는 공기를 제거한다. 핸드블랜더가 용액 안에 완전히 잠긴 후에 전원을 켠다. 20초 또는 묽은 트레이스가 만들어질 때까지 핸드블랜더로 용액을 섞는다.

색은 낸 후 몰드에 붓기 COLOR AND POUR

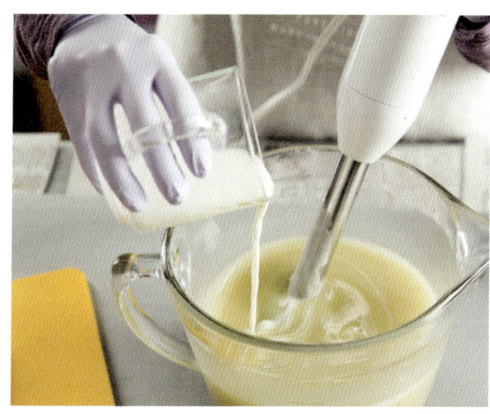 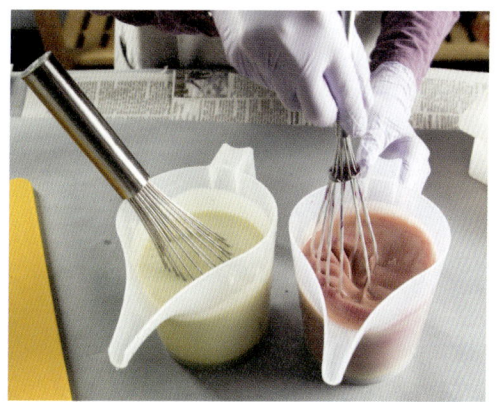

4. 산양유와 에센셜 오일 전부를 비누액에 넣고 거품기로 젓는다. 신선한 산양유를 사용한다면 에센셜 오일만 넣으면 된다.

5. 비누액을 이등분해 나누어 담는다. 각 용기에 다음의 안료를 넣는다.
   - A 용기: 티타늄디옥사이드 혼합물 1작은술
   - B 용기: 울트라마린 핑크 옥사이드 혼합물 1작은술

노을 모양 만들기 CREATE THE SUNBURSTS

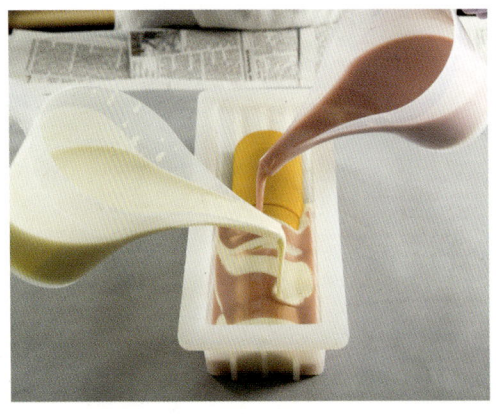

6 반원 모양의 임베드 위에 분홍색과 하얀색 비누액을 아무렇게나 선을 그리며 붓는다. 비누액이 임베드와 비슷한 높이가 되면 멈춘다.

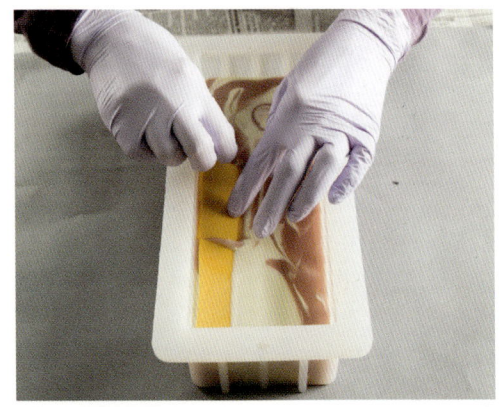

7 '햇살' 임베드 중 첫 번째 줄(1단계, 임베드 만들기 7번)을 일렬로 배치한다. 삼각형의 한 변이 반원 모양의 임베드와 닿거나 거의 닿을 정도로 가깝게 놓는다. 단, 임베드가 몰드의 벽과 닿지 않도록 주의한다. 자칫 잘못하면 완성된 비누가 깨질 수도 있다.

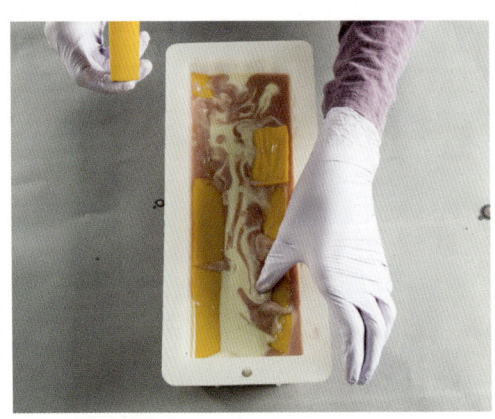

8 비누 반대편에도 7번과 똑같은 방법으로 임베드를 넣는다.

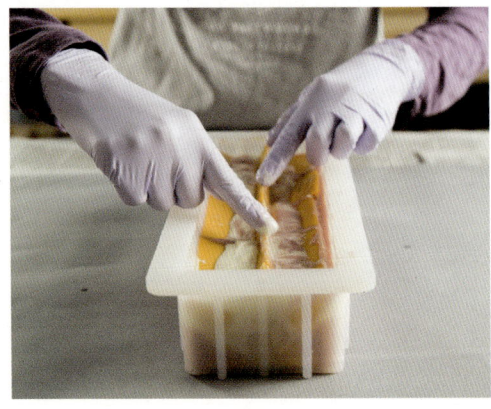

9 비누 가운데에 마지막 임베드를 일렬로 넣는다.

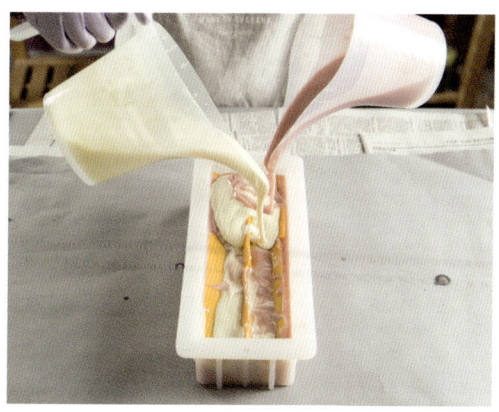
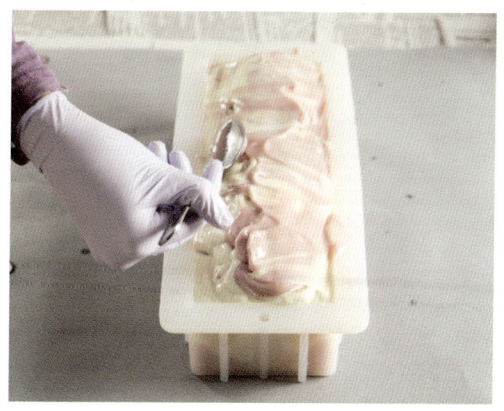

10 임베드 위로 분홍색과 하얀색 비누액을 동시에 부어 몰드를 가득 채운다.

11 남은 용액을 핸드블랜더로 5~10초 정도 또는 걸쭉한 트레이스가 만들어질 때까지 섞은 다음 숟가락으로 퍼서 비누 위에 올린다. 숟가락 뒷면으로 가장자리에 있는 비누를 가운데로 끌어와 둥근 산봉우리 모양을 만든다.

마무리하기 FINAL STEPS

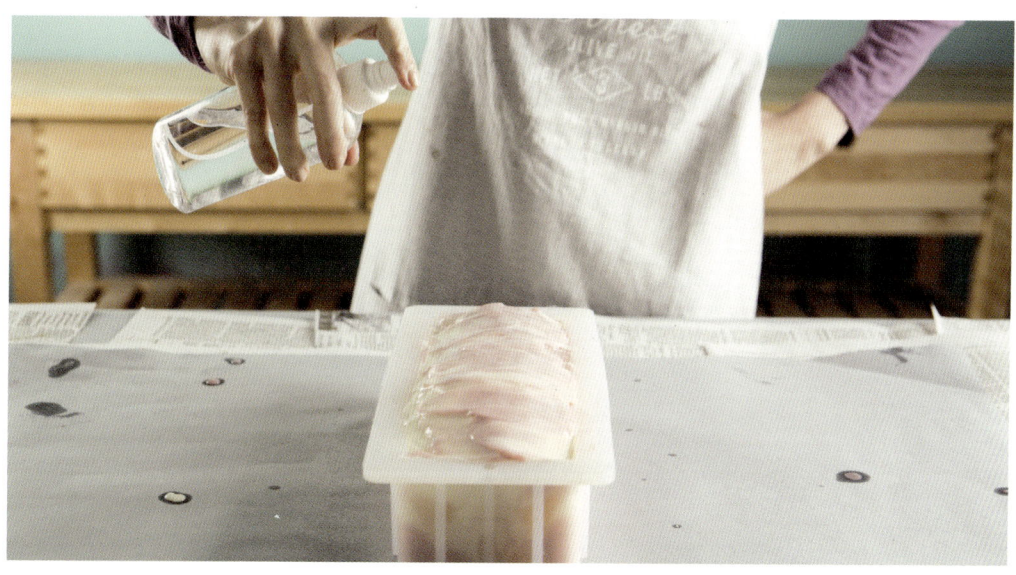

12 몰드 위에 99% 소독용 알코올을 뿌린 후 상온에서 최소 48시간 정도 식힌 다음 몰드에서 비누를 꺼낸다. 몰드에서 꺼낸 비누를 네모난 모양으로 자른다. 환기가 잘 되는 곳에서 4~6주 정도 건조한다. 며칠 간격으로 비누를 뒤집어 윗면과 아랫면이 골고루 마르도록 한다.

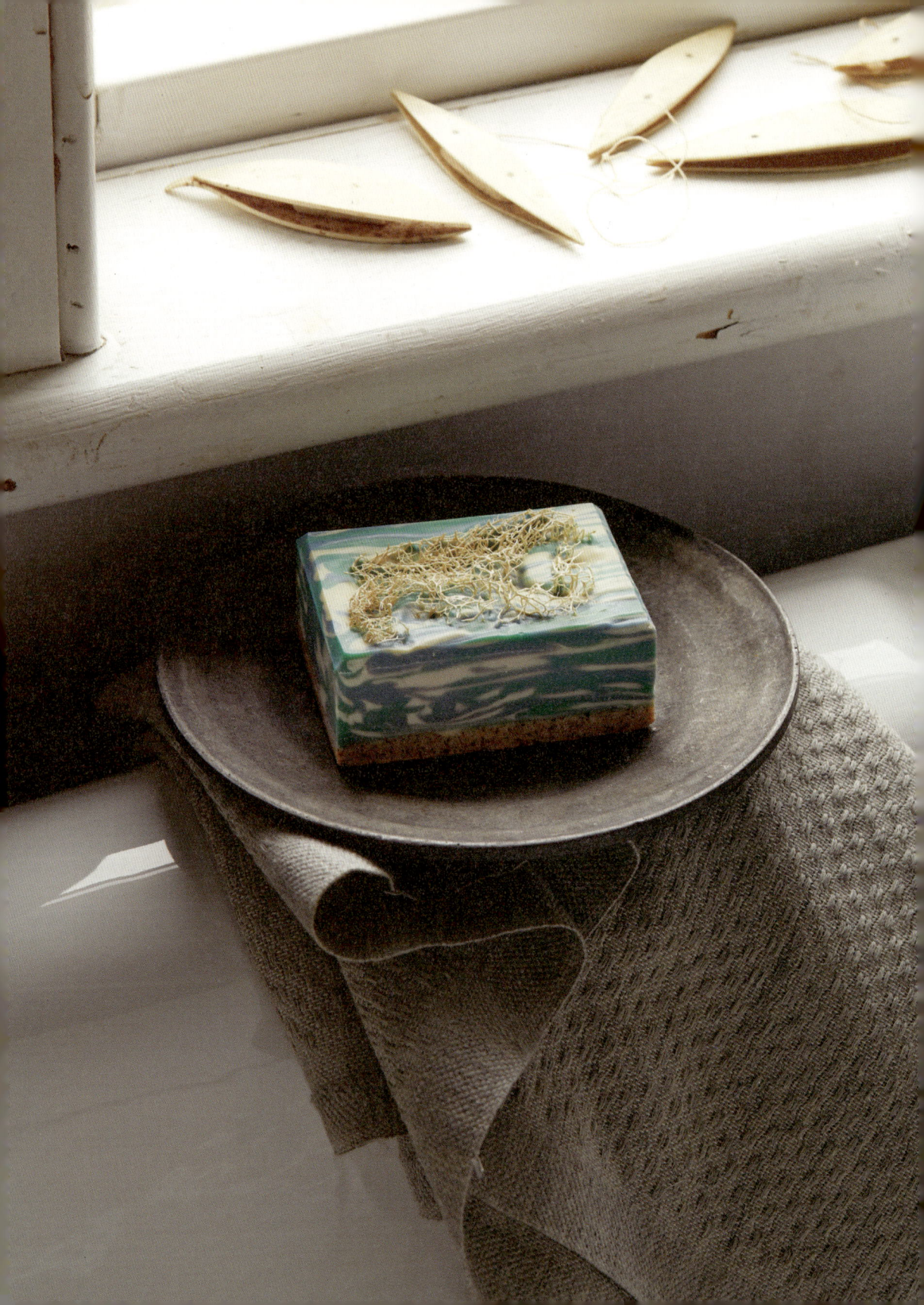

다크 에일 루파 비누

Dark Ale
LOOFAH BARS

9개 분량

남녀노소의 사랑을 받는 대담하고 아름다운 디자인의 비누다. 스피어민트와 상쾌한 향이 패츌리와 완벽하게 조화를 이루어 평소에 패츌리를 싫어하는 사람도 거부감 없이 사용할 수 있다. 다크 에일(흑맥주)을 풍성한 거품을 내는 데 도움을 주고 비누 바닥에 호두 분말로 만든 층과 맨 위에 루파(천연 수세미)로 만든 층이 각질을 말끔하게 제거한다. 다크 에일은 미리 준비해두어야 하므로 이 레시피를 따라 할 때는 작업 시간을 하루 더 늘리는 것이 좋다.

몰드
- 9개의 칸을 나눌 수 있는 버치우드 몰드와 라이너
- 소스통 2개

가성소다 수용액
- 수산화나트륨 약 128g(4.5온스) – 슈퍼팻률 5%
- 정제수 약 153g(5.4온스)
- 다크 에일 약 283g(10온스) – 설명에 따라 알코올을 증발시키면 약 153g(5.4온스)가 남는다
- 소듐락테이트액 1작은술(선택 사항)

오일량
- 타마누 오일 약 28g(1온스) – 3%
- 녹차씨 오일 약 48g(1.7온스) – 5%
- 미강 오일 약 224g(7.9온스) – 24%
- 퓨어 올리브 오일 약 374g(13.2온스) – 40%
- 코코넛 오일 약 236g(8.3온스) – 25%
- 시어 버터 약 28g(1온스) – 3%

에센셜 오일량
- 스피어민트 에센셜 오일 약 20g(0.7온스)
- 패츌리 에센셜 오일 0.8온스(약 22g)

안료와 첨가물량
- 루파 슬라이스 9개 – 3×5×1.2cm*
- 티타늄디옥사이드 2작은술 – 녹차씨 오일 2큰술에 녹여서 사용
- 호두 분말 2작은술
- 하이드레잇 크롬 그린 1작은술 – 녹차씨 오일 1큰술에 녹여서 사용
- 울트라마린 블루 1작은술 – 녹차씨 오일 1큰술에 녹여서 사용

*루파는 천연물이므로 하나당 자를 수 있는 슬라이스의 개수가 다르지만, 루파 스펀지 2개면 충분하다.

Safe Soaping!

· 안전한 비누 만들기를 위해 ·

항상 적절한 보호 장비를 착용할 것.
환기가 잘 되는 공간에서 작업할 것.
집중을 방해하는 요소를 없앨 것(아이와 반려동물이 가까이 다가오지 않도록 할 것).

에일 준비하기 PREPARE THE ALE

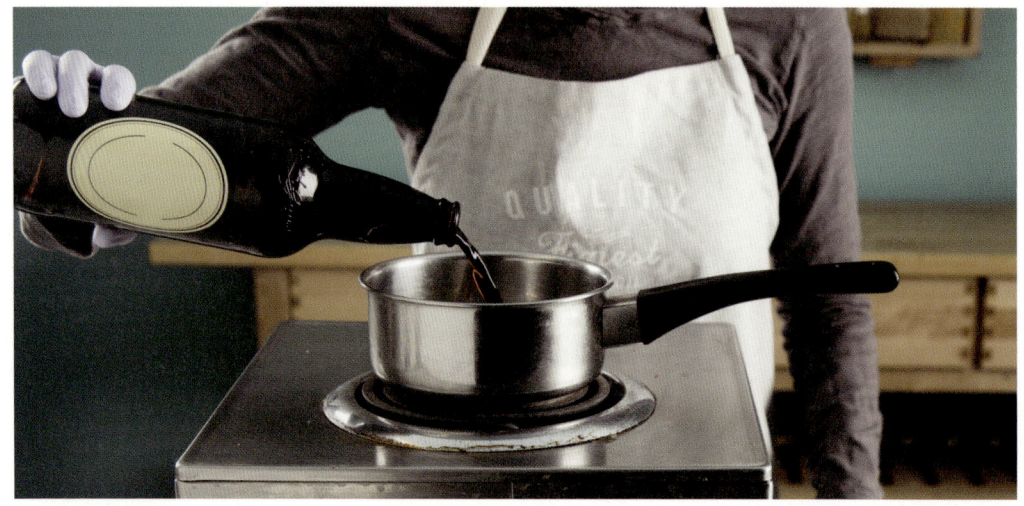

에일을 사용하기 전 최대한 많은 양의 알코올을 날려 보내야 한다. 에일을 끓인 후 불을 줄이고 10분 정도 우린다. 계속해서 젓는다. 에일이 식으면 약 153g(5.4온스)를 측량해 냉동실에 넣고 큐브 모양으로 얼린다.

루파 준비하기 PREPARE THE LOOFAH

동그란 모양 대신 납작한 루파를 구입했다면, 루파를 차가운 물에 넣어 불린 다음 완전히 말려 비누 만들기에 사용한다. 몰드에 비누를 부을 때는 칸막이를 사용하지 않지만, 루파 조각을 가장 아름답게 조합하는 방법을 찾을 때 유용하게 쓰인다. 시작하기 전에 칸막이를 실리콘 라이너 안쪽에 넣는다. 사인펜으로 실리콘 라이너의 가장자리에 칸막이의 위치를 작게 표시한다. 사인펜 자국은 비누를 완성한 후 99% 소독용 알코올로 쉽게 지울 수 있다.

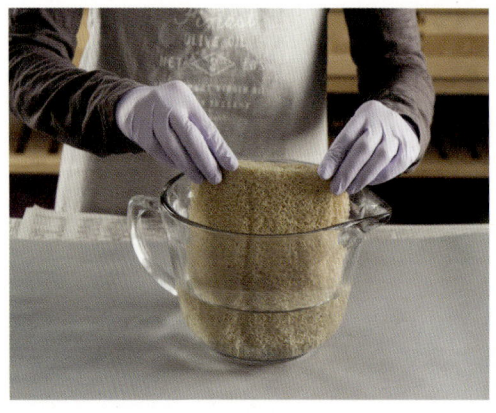
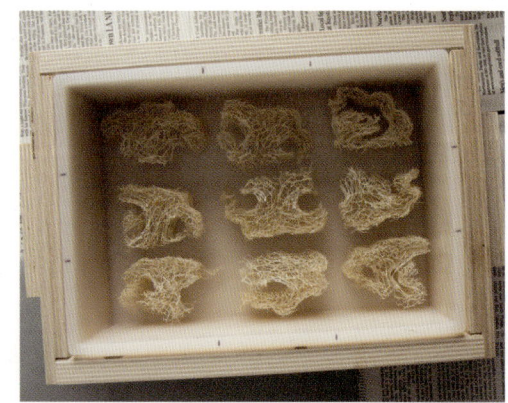

비누 혼합물 만들기 MAKE THE SOAP MIXTURE

1   얼린 다크 에일과 물의 필요한 양을 계산한다. 얼음 위에 수산화나트륨 1큰술 정도를 뿌린 뒤 부드럽게 젓는다. 수산화나트륨이 얼음을 녹이기 시작한다. 1분 정도 저은 다음 수산화나트륨을 1큰술 더 넣는다. 수산화나트륨을 모두 넣을 때까지 수산화나트륨을 조금씩 넣고 젓는 것을 반복한다. 수산화나트륨 덩어리가 녹을 때까지 혼합물을 계속해서 젓는다.

2   소듐락테이트액을 사용하는 경우라면 가성소다 수용액에 넣고 잘 섞이도록 젓는다. 한쪽에 두고 식힌다.

3   오일과 가성소다 수용액을 모두 담고 섞을 수 있는 넉넉한 크기의 그릇에 타마누 오일, 녹차씨 오일, 미강 오일, 그리고 퓨어 올리브 오일을 정량만큼 넣는다. 별도의 용기에 코코넛 오일이 액체가 될 때까지 녹인다. 시어 버터 위에 뜨거운 오일을 붓고 시어 버터가 녹을 때까지 젓는다. 뜨거운 오일 혼합액을 액체 오일에 넣는다.

4   오일과 가성소다 수용액이 43~49℃가 되면 수산화나트륨 혼합액을 오일에 붓는다. 이때 기포가 생기는 것을 막기 위해 주걱이나 핸드블랜더의 김쭉한 부분 위로 가성소다 수용액을 붓는다. 그릇 바닥에 핸드블랜더의 칼날을 여러 번 두드려 용액 안에 들어 있는 공기를 제거한다. 핸드블랜더가 용액 안에 완전히 잠긴 후에 전원을 켠다. 10초 또는 묽은 트레이스가 만들어질 때까지 핸드블랜더로 용액을 섞는다.

섞은 후 몰드에 붓기 MIX AND POUR

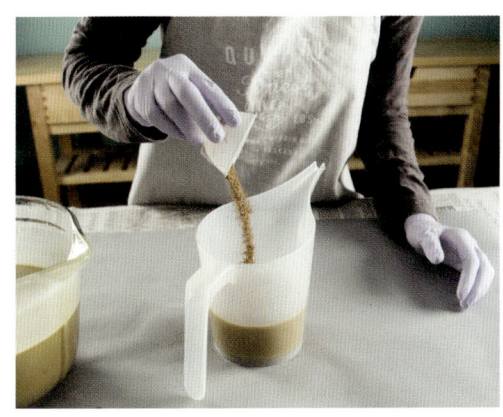 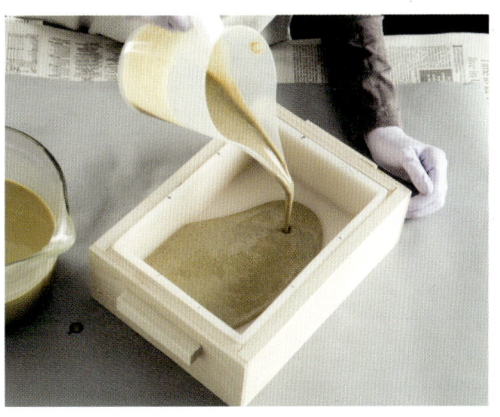

5   티타늄디옥사이드 1큰술과 에센셜 오일 혼합물 전부를 넣은 후 거품기로 젓는다. 비누액의 1컵 (300ml) 정도를 작은 용기에 담는다. 이 비누액에 호두 분말을 넣고 15초 정도 핸드블랜더로 섞는다.

6   걸쭉해진 비누액을 실리콘 라이너를 깐 몰드의 바닥부터 채워 넣는다.

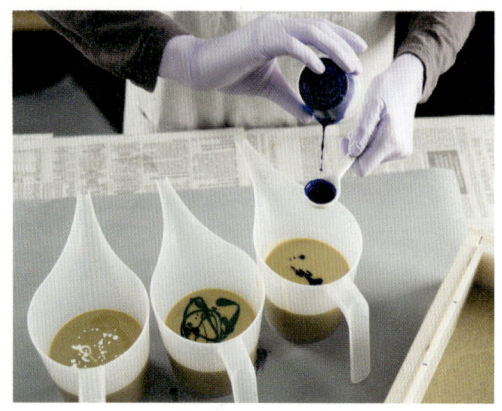 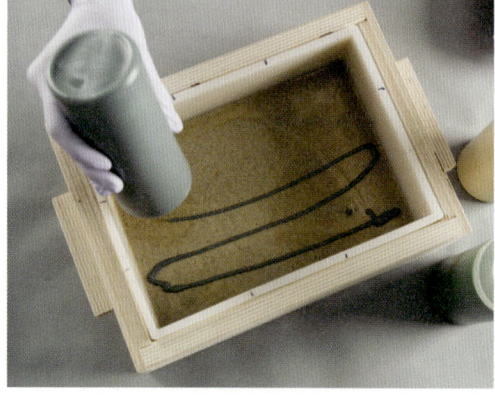

7   비누액을 삼등분해 나누어 담는다. 각 용기에 다음의 안료를 넣고 핸드블랜더로 2초 정도 빠른 속도로 섞는다.
- A 용기: 남아 있는 티타늄디옥사이드 혼합물 1큰술
- B 용기: 하이드레잇 크롬 그린 혼합물 2작은술 전부
- C 용기: 울트라마린 블루 혼합물 2작은술

8   각 비누액을 소스통에 담는다. 갈색 비누 층 위에 한 색깔씩 부드럽게 긴 선을 그린다. 비누 층이 서로 섞이지 않도록 소스통을 비누에 최대한 가까이 댄 채로 사용한다. 비누액을 다 쓸 때까지 색깔을 번갈아가며 비누 표면에 선을 그린다.

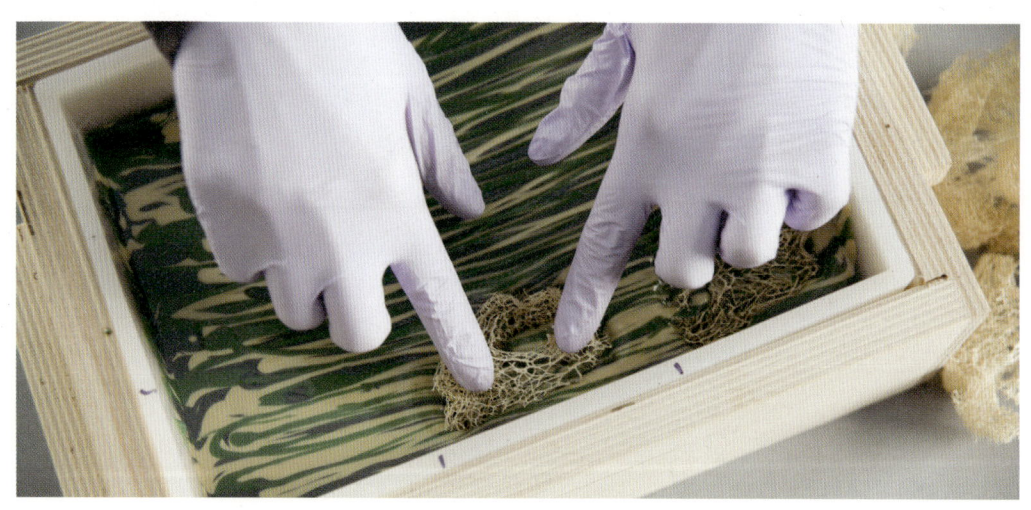

9   조심스럽게 루파를 비누 위에 꾹 누른다. 아까 표시한 눈금 안에 루파가 들어가도록 주의하며 루파가 비누 밖으로 0.6cm 정도 튀어나오도록 한다.

마무리하기 FINAL STEPS

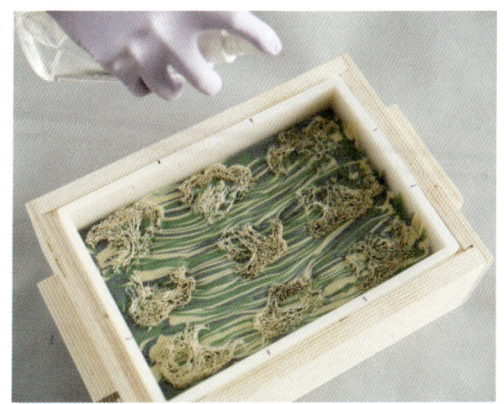
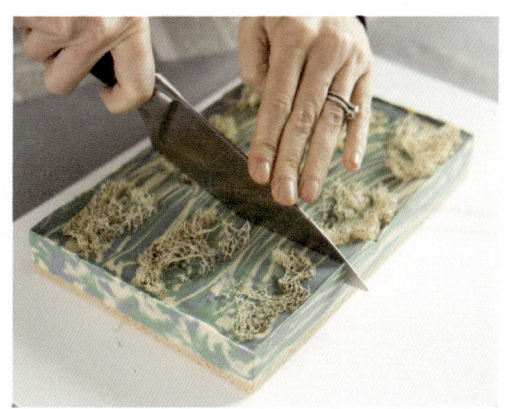

10 소다회가 생기지 않도록 몰드 위에 99% 소독용 알코올을 뿌린다. 완성된 비누가 부드러운 편이므로, 48~72시간이 지난 후에 몰드에서 비누를 꺼낸다.

11 몰드에서 비누를 꺼내기 전에 사인펜 표시를 따라 칼로 살짝 자국을 낸다. 비누를 꺼낼 때 비누가 실리콘 라이너에 달라붙으면 하루 정도 더 둔 후 다시 시도한다.

12 자국난 선을 따라 비누를 자른다. 환기가 잘 되는 곳에서 4~6주 정도 건조한다. 며칠 간격으로 비누를 뒤집어 윗면과 아랫면이 골고루 마르도록 한다.

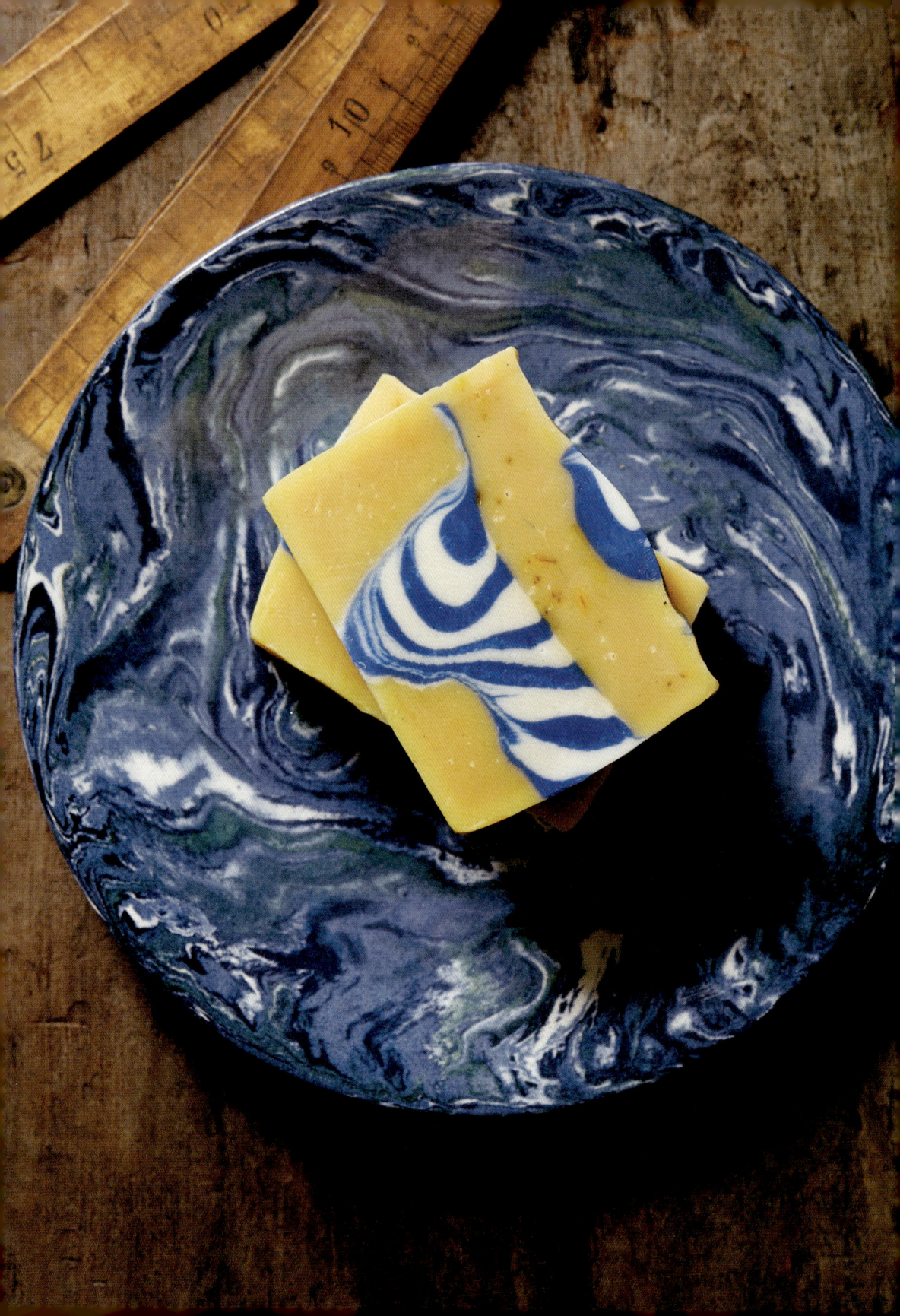

얼룩말 무늬의 민들레 비누

Dandelion
ZEBRA STRIPES

대략 8개 분량

민들레를 그저 잡초라고 생각한다면 큰 오산이다. 민들레의 푸른 잎에는 영양분이 많아 옛날부터 다양한 질병의 증상을 고치는 치료제로 쓰여져 왔다. 또한 꽃잎은 비누의 촉감을 부드럽고 순하게 만들고 선명한 색을 더해 얼룩말 무늬를 더욱 돋보이게 한다.

몰드 및 도구
- 1kg짜리 나무 몰드와 실리콘 라이너
- 길이 12cm에 몰드의 넓이에 맞춰 자른 서류 봉투 1장
- 젓가락 또는 비슷한 크기의 스월 무늬용 도구

가성소다 수용액
- 수산화나트륨 약 96g(3.4온스) – 슈퍼팻률 5%
- 민들레 인퓨전 약 235g(8.3온스) – 정제수 약 283g(10온스)에 민들레 약 14g(0.5온스)를 우린 액
- 소듐락테이트액 2작은술(선택 사항)

오일량
- 복숭아씨 오일 약 57g(2온스) – 8%
- 미강 오일 약 99g(3.5온스) – 14%
- 해바라기 오일 약 108g(3.8온스) – 15%
- 퓨어 올리브 오일 약 269g(9.5온스) – 38%
- 코코넛 오일 약 179g(6.3온스) – 25%

안료와 첨가물량
- 아나토씨 1작은술 – 해바라기 오일* 약 28g(1온스)에 녹여서 사용
- 민들레 꽃 2큰술
- 티타늄디옥사이드 1작은술 – 해바라기 오일 1큰술에 녹여서 사용
- 울트라마린 블루 옥사이드 1작은술 – 해바라기 오일 1큰술에 녹여서 사용

에센셜 오일량
- 2번 증류한 페퍼민트 에센셜 오일 약 11g(0.4온스)
- 라임 에센셜 오일 약 17g(0.6온스)

*p.50~p.51에 인퓨즈 오일을 만드는 방법이 나와 있다.

Note: 화학물질을 뿌리지 않은 민들레를 사용해야 한다. 또한 비누에 넣기 전에 민들레를 꼼꼼하게 씻어야 한다.

Safe Soaping!
· 안전한 비누 만들기를 위해 ·
항상 적절한 보호 장비를 착용할 것.
환기가 잘 되는 공간에서 작업할 것.
집중을 방해하는 요소를 없앨 것(아이와 반려동물이 가까이 다가오지 않도록 할 것).

민들레 인퓨전 준비하기 PREPARE THE DANDELION INFUSION

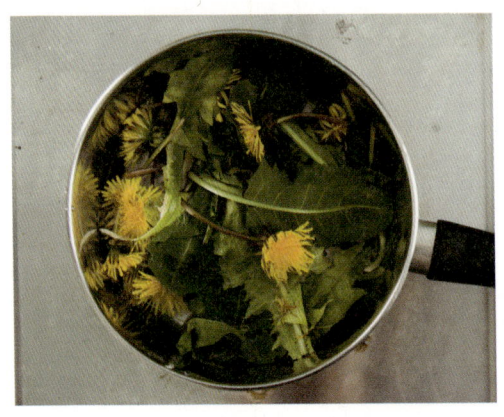

민들레(줄기, 잎, 그리고 꽃) 약 14g(0.5온스)를 정제수 약 283g(10온스)와 함께 냄비에 넣고 중불로 물이 살짝 노란빛을 띨 때 가지 15분 정도 끓인다. 민들레를 건져낸 뒤 약 235g(8.3온스)를 측량해 상온에서 식힌다.

비누 혼합물 만들기 MAKE THE SOAP MIXTURE

1 천천히 수산화나트륨을 식힌 민들레 인퓨전에 붓고(순서가 뒤바뀌지 않도록 주의해야 한다) 수산화나트륨이 완전히 녹을 때까지 천천히 젓는다. 수산화나트륨 때문에 물의 색깔이 밝은 주황색과 노란색을 띤다. 소듐락테이트액을 사용한다면 가성소다 수용액에 넣고 잘 섞이도록 젓는다. 한쪽에 두고 식힌다.

2 오일과 가성소다 수용액을 모두 담고 섞을 수 있는 넉넉한 크기의 그릇에 복숭아씨 오일, 미강 오일, 해바라기 오일, 그리고 퓨어 올리브 오일을 정량만큼 넣는다. 코코넛 오일을 전자레인지에 넣고 30초 간격으로 데워서 녹인 다음 다른 오일과 섞는다.

3 오일과 가성소다 수용액이 43~49℃가 되면 수산화나트륨 혼합액을 오일에 붓는다. 이때 기포가 생기는 것을 막기 위해 주걱이나 핸드블랜더의 길쭉한 부분 위로 가성소다 수용액을 붓는다. 그릇 바닥에 핸드블랜더의 칼날을 여러 번 두드려 용액 안에 들어 있는 공기를 제거한다. 핸드블랜더가 용액 안에 완전히 잠긴 후에 전원을 켠다. 25초 또는 아주 묽은 트레이스가 만들어질 때까지 핸드블랜더로 용액을 섞는다.

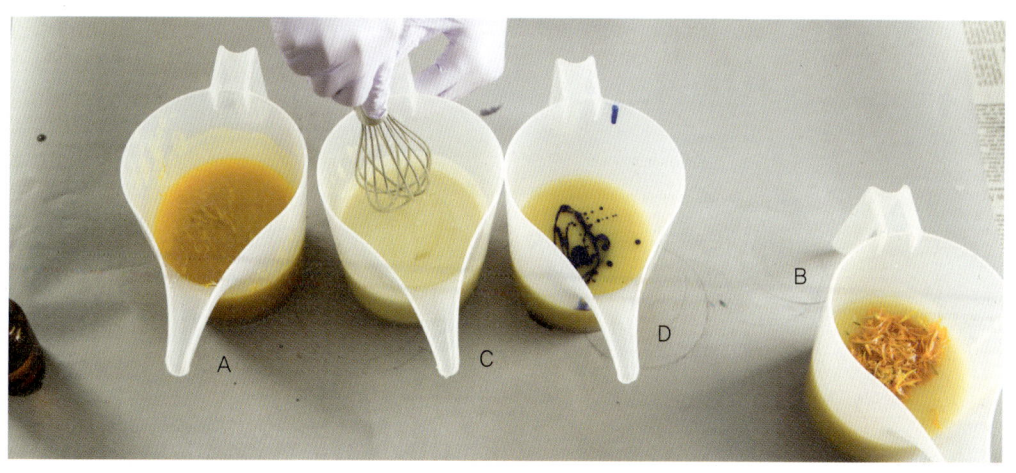

4   비누액을 사등분한 다음 안료와 첨가물을 넣는다.
　　 –A 용기: 아나토 혼합물 1큰술, 민들레 꽃 1큰술, 에센셜 오일 4분의 1
　　 –B 용기: 아나토 혼합물 1큰술, 민들레 꽃 1큰술, 에센셜 오일 4분의 1
　　 –C 용기: 티타늄디옥사이드 혼합물 2작은술, 에센셜 오일 4분의 1
　　 –D 용기: 울트라마린 블루 혼합물 0.5작은술, 에센셜 오일 4분의 1

몰드에 붓고 얼룩말 무늬와 스월 무늬 넣기 POUR, STRIPE, AND SWIRL

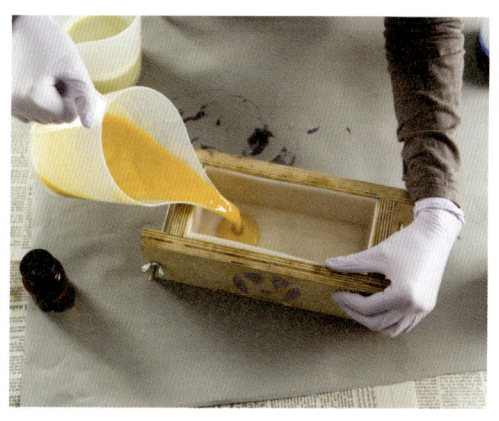
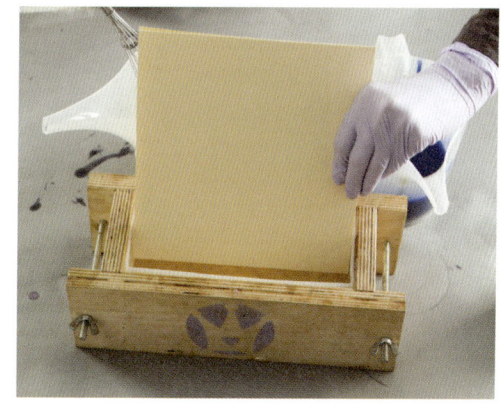

5   A용기를 핸드블랜더로 20초 정도 섞은 다음 몰드에 붓는다. 다른 색깔의 비누액이 트레이스 상태가 되지 않도록 거품기로 젓는다.

6   기울인 마닐라 봉투를 맨 밑에 있는 비누 층 표면에 가져다댄다. 첫 번째 비누 층 깊숙이 들어가지 않도록 주의할 것.

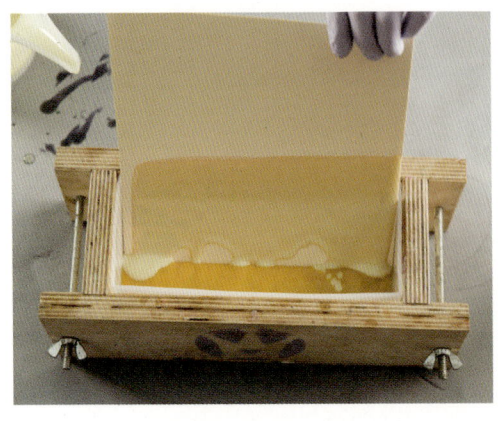 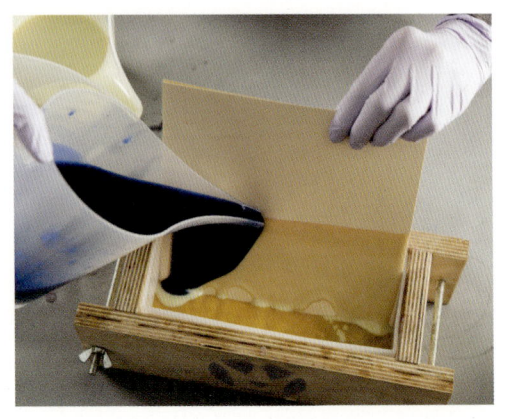

7   하얀색 비누액(C 용기)을 마닐라 봉투 위로 붓는다. 종이 위로 흘러내려 첫 번째 비누 층과 섞이도록 한다.

8   봉투를 움직이지 않은 채 파란색 비누액(D 용기)을 종이 위로 흘려보낸다. 종이를 타로 흘러내린 비누액인 하얀색 비누 층과 섞인다.

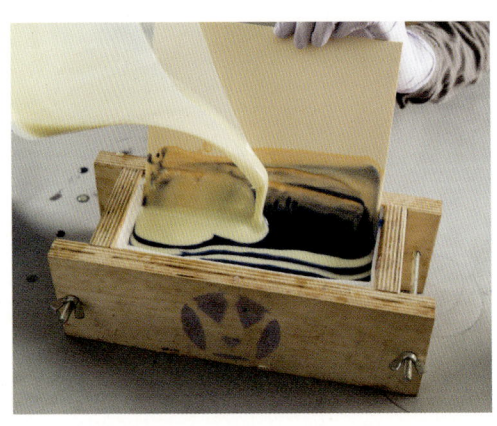 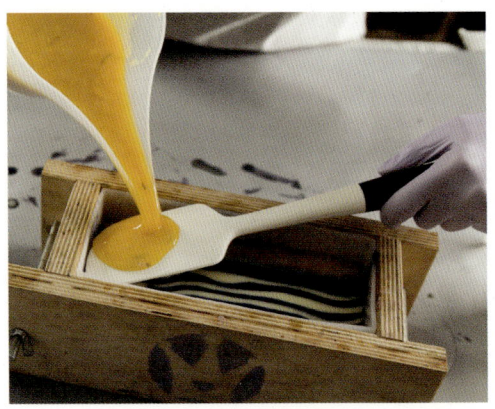

9   7번과 8번을 반복하며 색깔별로 5줄씩을 만든 다음 봉투를 뺀다. 각 용기에는 4분의 1컵 정도의 용액이 남아 있어야 한다.

10   남아 있는 노란색 비누액(B 용기)을 거품기로 저어 부드럽게 만든다. 용기를 최대한 낮춰 천천히 뒤집은 주걱 위로 용액을 붓는다. 비누액을 전부 부어 파란색과 하얀색 비누 층을 완전히 덮는다.

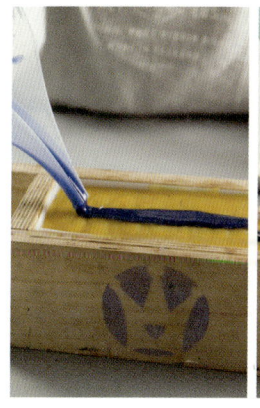 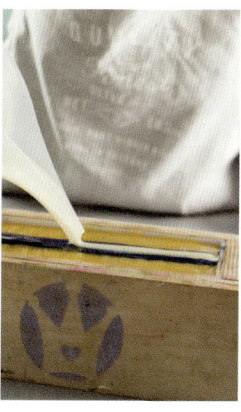 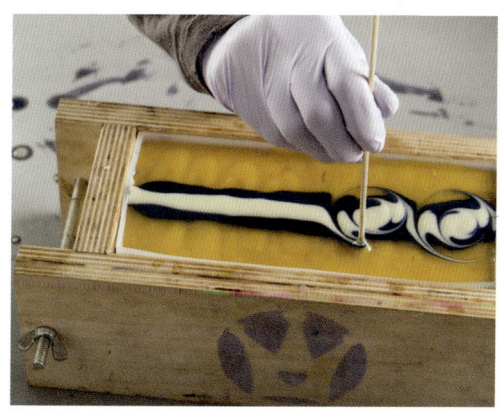

11 남아 있는 파란색 비누액으로 노란색 비누의 한 가운데에 굵은 선을 그린다.

12 파란색 선 위에 하얀색 선을 얇게 그린다. 하얀색 선 양옆으로 파란색 선이 보이는지 확인한다.

13 몰드의 끝에서 2.5cm 정도 떨어진 하얀색 선 위로 젓가락을 꽂은 후 0.6cm 정도 집어넣는다. 하얀색 선에서부터 시작해 파란색 선까지 젓가락을 나선 모양으로 움직여 스월 무늬를 만든다. 젓가락을 들어 올려 비누액을 닦고 다시 반복한다. 비누 표면에 여러 개의 스월 무늬를 만든다.

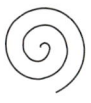

마무리하기 FINAL STEPS

14 소다회가 생기지 않도록 99% 소독용 알코올을 비누 윗면에 뿌린다.

15 적어도 4~5일 정도 식힌 다음 몰드에서 비누를 뺀다. 이 레시피는 다양한 액체 오일을 사용하므로, 비누가 자리를 잡으려면 더 오랜 시간이 필요하다. 비누가 라이너에 붙어 떨어지지 않을 때는 24시간 정도 더 둔 후에 다시 시도한다.

16 몰드와 라이너에서 꺼낸 비누를 옆으로 돌린 후 잘라야 파란색과 하얀색 선이 노란색 안으로 밀리지 않는다. 환기가 잘 되는 곳에서 4~6주 정도 건조한다. 며칠 간격으로 비누를 뒤집어 윗면과 아랫면이 골고루 마르도록 한다.

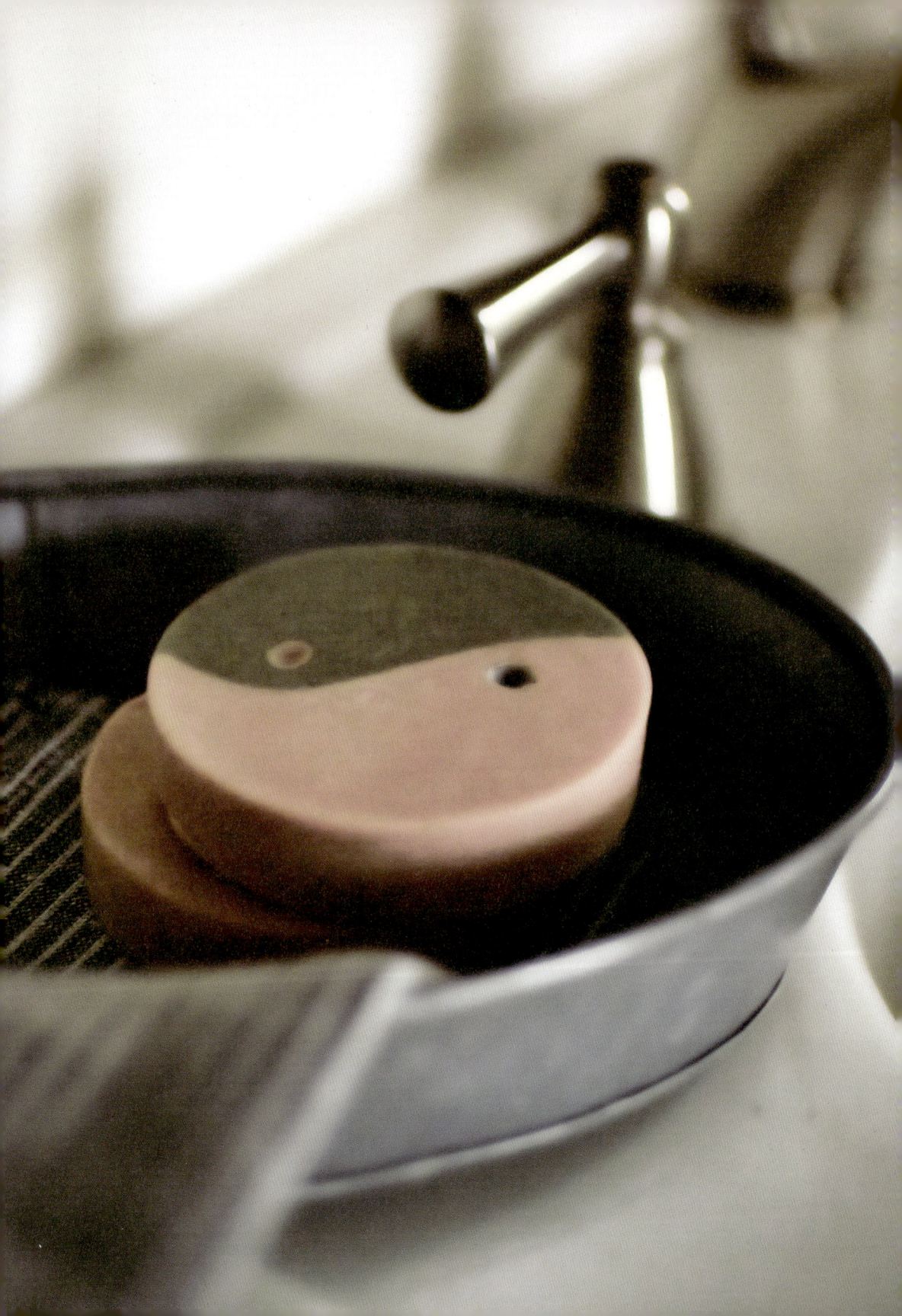

백포도주 & 적포도주로 만든 음양 비누

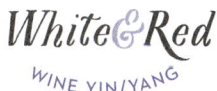

12개 분량

독특한 스타일의 비누로 사람들의 시선을 사로잡을 수 있다. 중국철학에서는 서로 정반대인 음과 양이 상호 보완작용을 한다고 여기는데, 이 비누는 이러한 음과 양의 개념을 아주 멋지게 표현한다. 백포도주와 적포도주가 만나 아름다운 검은색과 분홍색 빛을 발한다. 게다가 항산화 물질이 가득해 피부에도 아주 좋다.

1 단계 : 메인 비누 만들기

백포도주 레시피

몰드 및 도구
- 칸이 12개인 동그란 모양의 실리콘 몰드
- 칸막이로 사용할 서류 봉투 2장
- 반으로 자른 플라스틱 빨대 12개
- 테이프

가성소다 수용액
- 수산화나트륨 약 65g(2.3온스) – 슈퍼팻률 7%
- 백포도주 약 255g(8온스) – 설명에 따라 알코올을 증발시키고 나면 약 79g(2.8온스)가 남는다
- 정제수 약 79g(2.8온스)
- 소듐락테이트액 1작은술(선택 사항)

오일량
- 팜 오일 약 73g(2.6온스) – 15%
- 코코넛 오일 약 96g(3.4온스) – 20%
- 메도우폼 오일 약 26g(0.9온스) – 5%
- 쎄서미 오일 약 48g(1.7온스) – 10%
- 미강 오일 약 74g(2.6온스) – 15%
- 퓨어 올리브 오일 약 170g(6온스) – 35%

안료량
- 로즈 클레이 1작은술 – 정제수 1큰술에 녹여서 사용
- 숯분말 1작은술 – 메도우폼 오일 1큰술에 녹여서 사용

에센셜 오일량
- 라벤더 40/42 에센셜 오일* 약 20g(0.7온스)

*저온법 비누의 색을 더욱 오랫동안 지속하기 위한 목적으로 만든 혼합물로 일반적인 라벤더 오일로 대체 가능하다.

Note: 와인은 반드시 미리 준비해두어야 하므로 이 비누를 만드는 데 총 이틀이 걸린다. 또한 도움의 손길이 꼭 필요한 레시피로, 몰드에 비누를 붓는 동안 누군가가 칸막이를 잡아준다면 훨씬 수월하게 디자인을 완성할 수 있다.

Safe Soaping!

· 안전한 비누 만들기를 위해 ·

항상 적절한 보호 장비를 착용할 것.
환기가 잘 되는 공간에서 작업할 것.
집중을 방해하는 요소를 없앨 것(아이와 반려동물이 가까이 다가오지 않도록 할 것).

적포도주 레시피

가성소다 수용액
- 수산화나트륨 약 65g(2.3온스) – 슈퍼팻률 7%
- 적포도주 약 255g(8온스) – 설명에 따라 알코올을 증발시키고 나면 약 79g(2.8온스)가 남는다
- 정제수 약 79g(2.8온스)
- 소듐락테이트액 1작은술(선택 사항)

오일량
- 팜 오일 약 73g(2.6온스) – 15%
- 코코넛 오일 약 96g(3.4온스) – 20%
- 메도우폼 오일 약 26g(0.9온스) – 5%
- 쎄서미 오일 약 48g(1.7온스) – 10%
- 미강 오일 약 74g(2.6온스) – 15%
- 퓨어 올리브 오일 약 170g(6온스) – 35%

에센셜 오일량
- 블랙 페퍼 에센셜 오일 약 20g(0.7온스)

몰드 준비하기 PREPARE THE MOLD

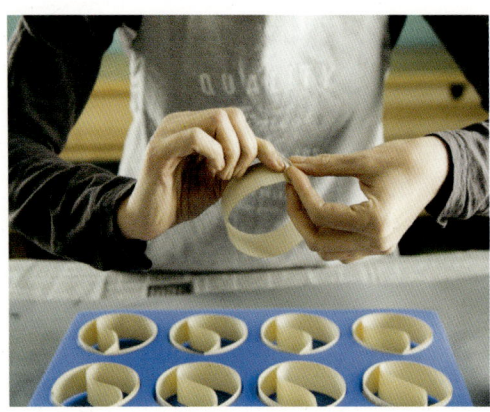 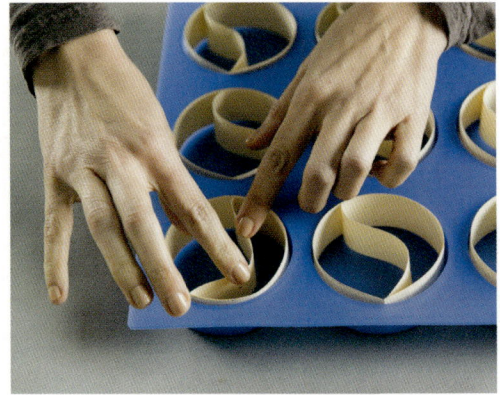

몰드를 도마 위에 올린다. 서류봉투를 잘라 폭 4cm, 길이 43cm로 잘라 총 12개를 만든다. 정확하게 일자로 자르지 않으면 비누액이 칸막이 아래에서 샐 수 있으니 주의하자.

1. 자른 조각을 반으로 접은 후 동그란 칸의 안쪽 둘레를 따라 종잇조각을 넣는다. 종잇조각이 겹쳐져도 상관없다. 칸마다 반복한다.

2. 종잇조각을 반으로 접은 곳에서 2.5cm 정도 내려온 부분의 종이 두 겹 중 안쪽 종이만 잡아 가운데로 당긴다. 음과 양을 나타내는 무늬가 완성된다.

3. 음양 무늬를 예쁘게 잘 잡은 후에 두 손가락으로 조심스럽게 칸막이를 잡고 몰드에서 뺀 다음 테이프로 모양을 고정한다. 몰드 안에 다시 칸막이를 집어넣는다.

와인 준비하기 PREPARE THE WINES

와인을 비누에 넣기 전에 먼저 최대한 많은 양의 알코올을 날려 보내야 한다. 와인 약 227g(8온스)를 작은 냄비에 넣은 후(와인을 섞지 말 것) 끓인다. 불을 줄인 후 5~10분 정도 더 끓인다. 불을 끈다. 와인을 담은 용기를 얼음을 넣은 그릇 안에 넣거나 15.5℃의 냉장고에 넣어 차갑게 식힌다.

비누 혼합물 만들기 MAKE THE SOAP MIXTURE

1. 차갑게 식힌 끓인 백포도주 약 79g(2.8온스)를 내열 용기에 담는다. 백포도주에 정제수 약 79g(2.8온스)를 넣는다. 천천히 수산화나트륨을 물-와인 혼합물에 넣는다(순서가 뒤바뀌지 않도록 주의해야 한다). 매번 수산화나트륨을 조금씩 더한 후 수산화나트륨이 전부 녹을 때까지 부드럽게 젓는다. 수산화나트륨과 와인을 섞을 때 강력한 불쾌한 냄새가 나는데, 아주 정상적인 반응이며 완성된 비누에는 냄새가 남지 않는다. 혼합물을 한쪽에 놔두고 54℃ 이하까지 식힌다. 소듐락테이트액을 사용한다면 가성소다 수용액에 넣고 잘 섞이도록 젓는다.

2. 팜 오일과 코코넛 오일을 용기째로 녹인 후 오일과 가성소다 수용액을 모두 담고 섞을 수 있는 넉넉한 크기의 그릇에 정량만큼 넣는다. 메도우폼 오일과 세사미 오일, 미강 오일, 그리고 퓨어 올리브 오일을 용기에 넣는다. 오일이 탁하면 전자레인지에 넣고 15초 간격으로 데운다. 전자레인지를 멈출 때마다 잘 젓는다.

3. 1번과 2번을 반복해 적포도주를 섞는다. 이번 단계가 끝나면 적포도주-가성소다 수용액 혼합물 1개, 백포도주-가성소다 수용액 혼합물 1개, 그리고 오일 혼합물 2개가 완성된다.

4. 오일과 가성소다 수용액 혼합액의 온도가 49℃ 이하로 내려가면, 천천히 적포도주-가성소다 수용액 혼합물과 백포도주-수산화나트륨 혼합물을 각각의 오일 혼합물에 넣는다. 이때 기포가 생기는 것을 막기 위해 주걱이나 핸드블랜더의 길쭉한 부분 위로 가성소다 수용액을 붓는다. 그릇 바닥에 핸드블랜더의 칼날을 여러 번 두드려 용액 안에 들어 있는 공기를 제거한다. 핸드블랜더가 용액 안에 완전히 잠긴 후에 전원을 켠다. 먼저 백포도주 비누액을 핸드블랜더로 10초 정도 섞는다. 그런 다음 적포도주 비누액을 핸드블랜더로 10초 동안 섞는다. 두 개의 비누액 모두 묽은 트레이스 상태가 된다.

색을 낸 후 몰드에 붓기 COLOR AND POUR

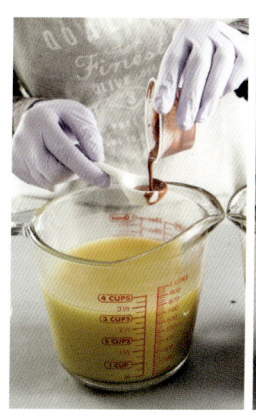
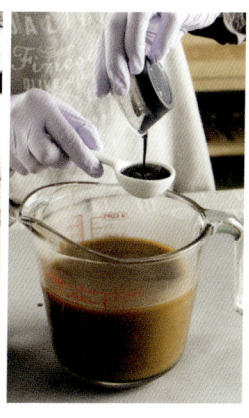
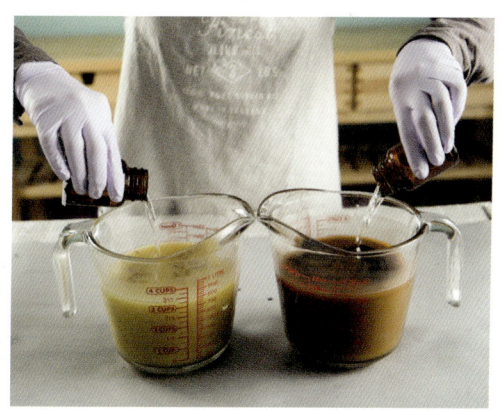

5. 백포도주 비누액에 로즈 클레이 혼합액 1.5작은술을 넣는다.
적포도주 비누액에 숯분말 혼합액 1큰술을 넣는다.

6. 라벤더 에센셜 오일은 백포도주 비누액에, 블랙페퍼 에센셜 오일은 적포도주 비누액에 넣는다. 색이 연한 비누액부터 거품기로 저어 안료와 에센셜 오일을 섞은 다음, 색이 짙은 비누액을 섞는다.

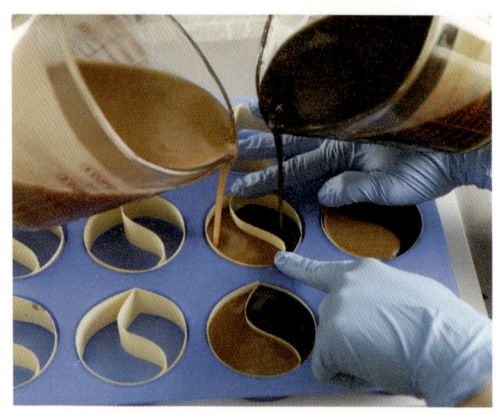
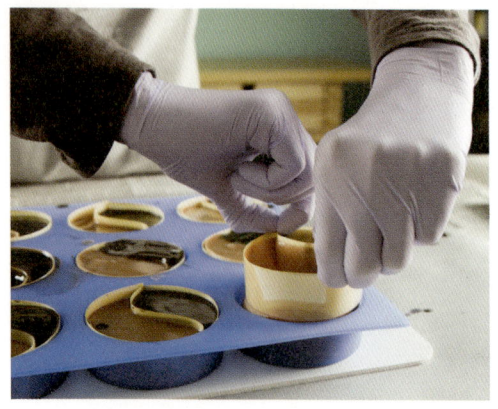

7   친구에게 종이 칸막이를 꾹 눌러달라고 부탁한 후 조심스럽게 검은색과 분홍색 비누액을 하나의 칸에 한꺼번에 붓는다. 종이 칸막이를 중심으로 검은색과 분홍색을 반대편에 부어 음양 무늬를 완성한다. 검은색과 분홍색의 높이가 같도록 한다. 칸마다 같은 방법으로 음양 무늬를 채운다.

8   아주 조심스럽게 칸막이를 뺀다. 가운데 칸막이의 한쪽 끝을 잡고 빠르지만 조심스럽게 위로 올려 비누에서 꺼내 바로 쓰레기통에 버린다. 비누마다 이를 반복한다.

Note: 칸막이가 몰드보다 더 깊다는 점을 기억하면서 각 칸을 어떻게 채우고 있는지 주의 깊게 살펴봐야 한다. 비누액을 너무 많이 부으면 칸막이를 뺄 때 몰드 밖으로 쏟아질 수 있다.

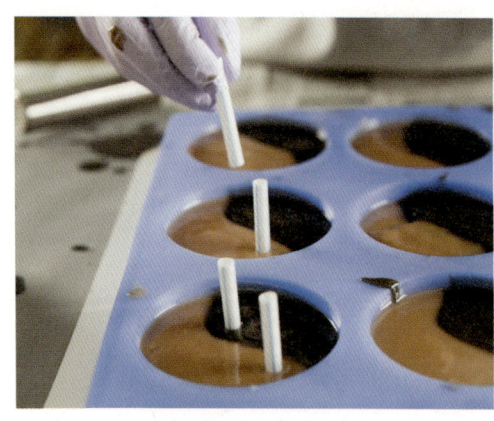
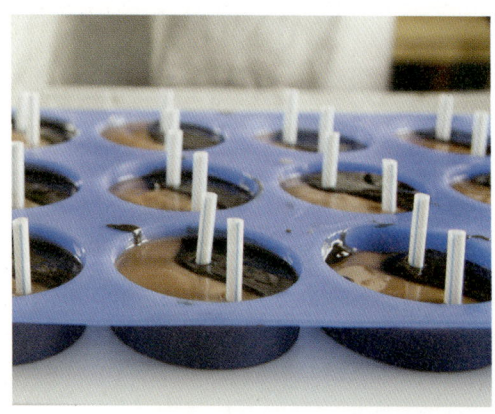

9   각 비누에 빨대 두 개를 꽂는다. 하나는 분홍색 쪽에서 툭 튀어나온 부분의 한가운데에, 다른 하나는 검은색 쪽에서 툭 튀어나온 부분의 한가운데에 꽂는다.

10 비누를 24시간 동안 놔둔 다음 빨대를 뺀다.

11 조심스럽게 빨대를 돌린 다음 위로 들어 올려 비누에서 뺀다. 빨대 속 부분이 빨대와 함께 빠지지 않았을 때는 작은 젓가락 또는 비슷한 크기의 도구로 뽑아낸다. 메인 비누 안에 채워 넣을 비누가 밑으로 샐 위험이 있으니 몰드의 바는 빼지 않는다.

2 단계
구멍 채우기

도구
· 미니블랜더
· 스포이트 2개
· 적어도 약 170g(6온스)가 들어가는 여분의 몰드

가성소다 수용액
· 수산화나트륨 약 17g(0.6온스)
· 정제수 약 37g(1.3온스)

오일량
· 코코넛 오일 약 113g(4온스)

안료량
· 로즈 클레이 0.25 작은술 – 물 0.75 작은술에 녹여서 사용
· 숯분말 0.25 작은술 – 퓨어 올리브 오일 0.75 작은술에 녹여서 사용한다

비누 혼합물 만들기 MAKE THE SOAP MIXTURE

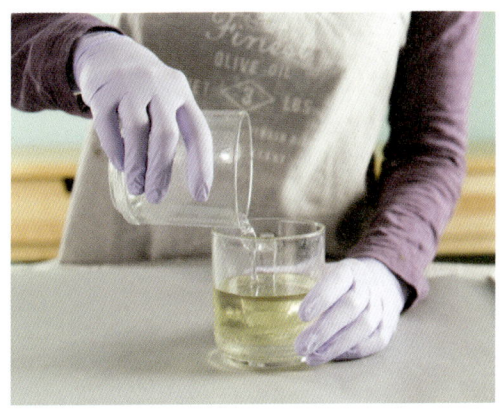 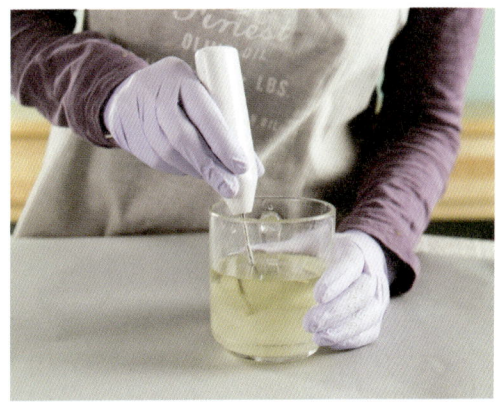

1 천천히 수산화나트륨을 물에 넣는다(순서가 뒤바뀌지 않도록 주의해야 한다). 수산화나트륨이 전부 녹을 때까지 부드럽게 젓는다. 한쪽에 두고 식힌다.

2 코코넛 오일을 용기째로 녹인 후 오일과 가성소다 수용액을 모두 담고 섞을 수 있는 넉넉한 크기의 그릇에 정량만큼 넣는다. 길쭉한 용기를 사용하면 훨씬 수월하게 적은 양의 비누액을 섞을 수 있다.

3 오일의 온도가 32~35℃가 되고 가성소다 수용액의 온도가 54~57℃ 사이가 되면 천천히 조심스럽게 가성소다 수용액을 오일에 넣는다. 트레이스가 만들어질 때까지 미니블랜더 또는 핸드블랜더로 섞는다. 이 레시피는 트레이스 상태를 빨리 만들기 위해 코코넛 오일을 100% 사용한다.

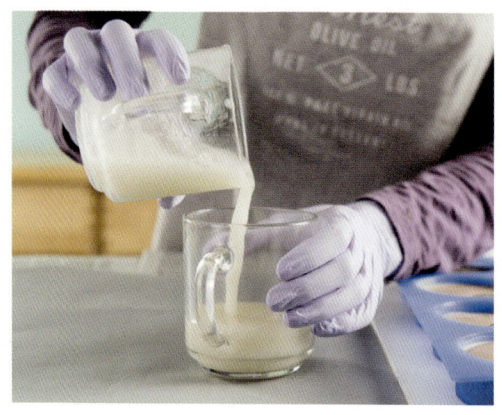

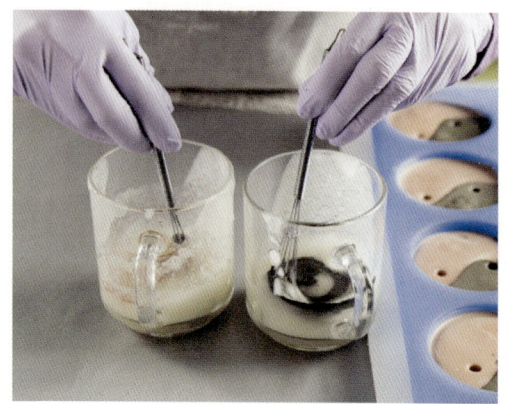

4 비누가 트레이스 상태가 되면 반으로 나눠 안료를 섞는다.

5 용기 하나에는 로즈 클레이 혼합액 0.5작은술을 넣고, 다른 용기에는 숯분말 혼합액 0.5작은술을 넣는다. 각 용기를 잘 섞는다.

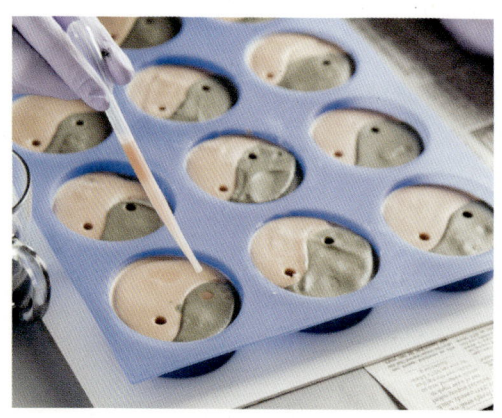

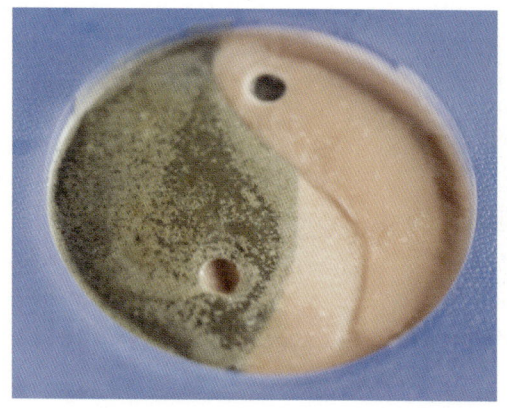

6 스포이트로 반대되는 색을 구멍에 채워 넣는다. 검은색 비누에는 분홍색 용액을, 분홍색 비누에는 검은색 용액을 넣는다.

7 남는 용액은 여분의 몰드에 붓는다.

8 48시간 정도 놔둔 후에 몰드에서 비누를 뺀다. 환기가 잘 되는 곳에서 4~6주 정도 건조한다. 며칠 간격으로 비누를 뒤집어 윗면과 아랫면이 골고루 마르도록 한다.

Index

* 이 책의 천연비누 레시피에 사용한 재료들을 표기했습니다.

ㄱ
감자   185
그린 크롬옥사이드   115, 121
꼭두서니 뿌리 분말   53, 111
꿀   46, 89
끓인 커피 분말   125

ㄴ
녹색 산화크롬   165, 175, 179
녹색 제올라이트 점토   125
녹차씨 오일   165, 199, 221
누에고치 섬유   165

ㄷ
다크 에일(흑맥주)   221
더치 프로세스 코코아 분말   93
두 번 증류한 페퍼민트 에센셜 오일   73, 129, 227

ㄹ
라드   155
라벤더 40/42 에센셜 오일   115, 137, 143, 165, 175, 179, 185, 213, 233
라임 에센셜 오일   175, 199, 227
레몬   93
레몬그라스 에센셜 오일   30, 169
로제 와인   193
로즈 제라늄   193
로즈 클레이   53, 73, 233
로즈마리 에센셜 오일   105, 169, 207
루파(천연 수세미)   221
리치아 에센셜 오일   151,
리치아 쿠베바 에센셜 오일   85, 93, 143

ㅁ
말려서 갈은 네틀   85
말린 야로우 분말   85
말린 자초 분말   137
망고 버터   40, 97, 105, 129, 151
메도우폼 오일   40, 175, 193, 233
미강 오일   42, 73, 85, 93, 97, 107, 111, 133, 161, 169, 179, 193, 207, 213, 221, 227, 233
민들레 꽃   227
민들레 인퓨전   227

ㅂ
바나나   97
바질 에센셜 오일   125, 175
발삼 페루 에센셜 오일   97, 133
백포도주   233
버가못 에센셜 오일   105, 207
버건디 옥사이드   193
버터밀크   89
베이 라우렐 에센셜 오일   189
벤토나이트 클레이   81
복숭아씨 오일   42, 227
분말 형태의 베이스 비누   185
브라운 옥사이드   185
브릭 레드 옥사이드   199
블랙 옥사이드   143, 169, 189, 193, 207
블랙 페퍼 에센셜 오일   77, 111, 233
블루베리   151

ㅅ
산양유 분말   213
살구씨 오일   39, 85, 97, 199
상온 상태의 노른자   143
샴페인   193
숯분말   129, 133, 151, 155, 233
스윗 아몬드 오일   43, 93, 97, 143, 151, 175, 193, 207, 213
스피룰리나 분말   53, 73, 105, 115, 125
스피어민트 에센셜 오일   221
시나몬 에센셜 오일   99
시더우드 에센셜 오일   179
시어 버터   42, 81, 99, 115, 121, 169, 185, 189, 190, 221
시어 오일   85
쎄서미 오일   233

ㅇ
아나토 인퓨전   93, 105, 115, 169
아나토씨   213
아니스 에센셜 오일   151

Index

아몬드 밀크 161
아보카도 버터 73, 143, 189, 199
아보카도 오일 39, 89, 165, 169, 175, 185, 199, 213
알로에베라잎, 액상 알로에베라 179
야로우 분말 53, 105
양귀비씨 105
엘레미 에센셜 오일 161
옐로우 옥사이드 30, 97, 115, 175, 199
오렌지 10x 에센셜 오일 77, 175, 213
오렌지필 분말 125
오이, 오이 껍질 115
우유 68, 161, 175, 199
울트라마린 바이올렛 옥사이드 155, 161, 185
울트라마린 블루 옥사이드 151, 165, 189, 199, 221, 227
울트라마린 핑크 옥사이드 143, 155, 185, 193, 199, 213
유칼립투스 에센셜 오일 121
임베드 105, 151, 155, 161, 169, 185, 193, 213
잉글리시 브랙퍼스트 189

ㅈ

자초 분말 53, 73, 137, 169
잘게 썬 여러 가지 색깔의 비누 조각 161
적포도주 233
정제 밀납 오일 85
정제 코코아 버터 93, 179
정제수로 만든 화이트 티 121
정제한 햄프시드 오일 137
주니퍼 베리 에센셜 오일 151, 155
쪽 분말 53, 169

ㅊ

치아 시드 오일 105

ㅋ

카렌듈라 꽃잎 105
카마 에센셜 오일 혼합물 89
캐놀라 오일 39, 89, 125, 129, 143, 151, 165, 169, 189
캐모마일 에센셜 오일 85
캐모마일을 우린 포마스 올리브 오일 81
커피 버터 40, 133
컴프리 분말 53, 73

코코넛 밀크 199
코코넛 오일 30, 39, 73, 85, 89, 93, 97, 105, 111, 121, 125, 129, 133, 137, 143, 151, 155, 161, 165, 169, 175, 185, 189, 193, 199, 207, 213, 221, 227, 233
코코아 버터 39, 97, 111, 133, 155, 193, 207, 213
코코아 분말 53, 93, 207
콜로이달 오트밀 46, 81
클라리세이지 에센셜 오일 85, 155

ㅌ

타마누 오일 221
터서 실크 47, 89, 165
토마토 페이스트 129
티타늄디옥사이드 85, 93, 97, 111, 115, 121, 137, 143, 151, 155, 161, 165, 169, 175, 179, 185, 189, 193, 199, 207, 213, 221, 227
티트리 에센셜 오일 129, 185

ㅍ

파프리카 분말 53, 125
팔마로사 에센셜 오일 165
팜 오일 30, 41, 42, 73, 93, 97, 105, 111, 125, 137, 143, 151, 161, 165, 175, 179, 185, 199, 207, 213, 233
팜씨 분말 – 93, 97, 143, 185
패츌리 에센셜 오일 115, 221
페일 에일(영국 맥주) 207
펜넬 에센셜 오일 137
포마스 올리브 오일 41, 81, 85, 89, 97, 105, 129, 133, 137, 151, 155, 193, 213
퓨어 올리브 오일 30, 41, 73, 77, 93, 97, 105, 111, 115, 121, 143, 151, 155, 161, 165, 175, 179, 189, 193, 199, 207, 213, 221, 227, 233
피마자 오일 39, 73, 81, 133, 143, 161, 179, 193

ㅎ

하이드레잇 크롬 그린 207, 221
해바라기 오일 43, 89, 169, 227
햄프시드 오일 40, 199
헤이즐넛 오일 43, 129
호두 분말 97, 185, 221
홍차 189
휘핑크림 97